『子どものからだと心 白書2020』の編集にあたって

JN076563

　今年は、東京オリンピック・パラリンピックの話題が連日ニュースになるはずでした。ところが、オリンピック・パラリンピックは1年延期。"新型コロナウイルス"一色の1年になってしまいました。子どもたちも突然の臨時休校にはじまり、不要不急の外出自粛を迫られ、慣れないオンラインでの授業や課題に追われることになりました。およそ3カ月の休校後に分散登校を経て再開された生活でも、7時間授業や土曜日授業が設定されたり、夏休みが短縮されたり、多くの学校行事等が中止や変更を余儀なくされたりといった状況が続いています。そればかりか、休み時間に大声を出したり、給食の時間におしゃべりをしたりといったことが禁止されているとも聞きます。これでは、子どもたちの"からだと心"がこれまで以上に悲鳴をあげても不思議ではありません。未知のウイルスが子どもの"からだと心"に及ぼす影響が心配されている所以です。正に、緊急事態です。

　このような緊急事態下では、現実を直視することが大切です。だからこそ、子どもの"からだと心"の現実を映し出す本書の役割の大きさを例年以上に痛感します。ただ、おおよそ月1回のペースで行われる編集委員会も、今年は対面で行うことができません。慣れないオンラインでの会議を繰り返してきました。そして今年も、いつでも、どこでも、誰とでも、"いま"の子どもたちについて議論することができる一冊をつくり上げることができました。一刻も早い事態の終息を願いつつ、今年も『子どものからだと心白書』をお届けします。

　とうぜん、今年は、多くのページを"新型コロナウイルス"の話題に割くことになりました。

　第1部「"証拠"と"筋書き"に基づく今年の子どものからだと心」では、子どものからだと心・連絡会議と日本体育大学体育研究所とによるコロナ緊急調査の速報をはじめ、政府の新型コロナウイルス感染症対策分科会のメンバーでもある岡部信彦氏（川崎市健康安全研究所所長）の新型コロナウイルス感染症の解説、子どもを取り巻くさまざまな現場の声を所収することができました。それだけでなく、"環境保健"、"エデュケーショナル・マルトリートメント"、"性の多様性"、"子どもの意見表明"、"新たな学校環境"、"親子の居場所"、"電磁波"、"震災"に関するトピックスではwithコロナ・postコロナ時代の子どもたちの育ちや学びを、"スポーツ虐待"、"スポーツ障害"に関するトピックスでは来年開催予定の東京オリンピック・パラリンピック後のレガシーを議論するきっかけを提供してくれると思います。

　また、続く第2部「子どものからだと心の基本統計」でも、例年の経年データを追加できただけでなく、やはりコロナ禍での子どもの「生存」、「保護」、「発達」、「生活」を意識したページづくりを心がけ、関連のページを所収することができました。いずれも子どもたちの"いま"を映し出し、未来を考えるうえで貴重な資料であること間違いなしです。どうぞ、各地での学習会、教員養成課程等での教科書や参考書等で大いにご活用くだされればと思います。

　さらに第3部は、昨年12月に開催された「第41回子どものからだと心・全国研究会議」の特別講演録です。昨年の全国研究会議では、「"子ども期"の発見と子どもの権利」と題する特別講演を堀尾輝久氏（東京大学名誉教授、子どもの権利条約市民・NGOの会代表）にお願いしました。いま読み返しても、やはり子どもたちの"いま"を映し出し、withコロナ・postコロナ時代を考えるうえで貴重な講演であったと思います。併せて、ご活用くだされればと思います。

　最後になりましたが、コロナ禍の生活でそれぞれが手探りの毎日を送るなか、本書への執筆やデータ、資料の掲載を快諾してくださったみなさま、ならびに講演録の所収を快諾してくださった堀尾輝久氏にこの場を借りて厚くお礼申し上げます。また、編集委員だけでなく、編集協力委員、協力スタッフ、さらには編集工房ソシエタスの田口久美子さん、ハンプティ・ダンプティのみなさんのお力添えがなければ、今年も本書の発行はできませんでした。「すべては、子どもの"からだと心"のために！」の一心で本書の編集に尽力してくださったすべてのスタッフに心より感謝申し上げます。本当に、ありがとうございました。

　本書がきっかけになって、子どものからだと心の"いま"を知り、withコロナ・postコロナ時代の育ちと学びの議論が全国各地で展開されることを期待したいと思います。

2020年11月8日

『子どものからだと心 白書2020』編集委員会

編集委員長　野井真吾

目　次　Contents

第1部　"証拠"と"筋書き"に基づく今年の子どものからだと心

■トピックス

【新型コロナ】

【生存】

【保護】

【発達】

【生活】

【震災】

第2部 子どものからだと心の基本統計

目次　Contents

第3部 「第41回子どものからだと心・全国研究会議」特別講演録

『第41回子どものからだと心・全国研究会議』
子どものからだと心の危機の克服を目指して …… 151
──人類の知恵を集めて子どもをいきいきさせよう──

「"子ども期"の発見と子どもの権利 ── 子どもが子どもらしく生きる時代を」
堀尾輝久・東京大学 名誉教授，子どもの権利条約市民・NGOの会 代表

資　料

1

“証拠”と“筋書き”に基づく今年の子どものからだと心

新型コロナ

速報！ コロナ緊急調査
──withコロナ、postコロナ時代の「育ち」と「学び」を考える！

コロナ緊急調査WG（**野井真吾**・日本体育大学教授、**鹿野晶子**・日本体育大学准教授、**田村史江**・日本体育大学大学院博士前期課程大学院生、**榎本夏子**・日本体育大学大学院博士後期課程大学院生、**田中 良**・日本体育大学助教、**中島綾子**・文教大学付属小学校養護教諭、**下里彩香**・港区立東町小学校養護教諭、**吉永真理**・昭和薬科大学教授）

はじめに

新型コロナウイルス感染症のパンデミック（世界的大流行）は、世界中の人々の生活を否応なしに一変させました。とうぜん、日本の子どもたちも例外ではありません。日本では、2月27日、首相の独断で全国の小学校、中学校、高等学校、特別支援学校等の臨時休校が要請されました。この日を境に、子どもたちは突然学校に行けなくなり、大好きな友だちや先生と会えなくなってしまいました。年度末の時期とも重なったことから気持ちの整理ができないまま、新年度を迎えなければならない状況にもなってしまいました。一時は、「緊急事態宣言」も発出されて不要不急の外出禁止が要請され、子どもたちの居場所や行動はますます制限されることになってしまいまし

た。さらに、ようやく登校が再開された現在も、かつてとはまったく異なる学校生活を余儀なくされています。正に、緊急事態です。もちろん、このような事態は日本の子どもたちだけのことではありません。4月8日、国連子どもの権利委員会は、パンデミックが子どもに及ぼす重大な身体的、感情的、心理的影響を警告し、「子どもの権利」を保護するよう各国に要請しています。

このような状況を踏まえて、「子どものからだと心・連絡会議」と「日本体育大学体育研究所」は、突然の臨時休校が子どもの"からだと心"に及ぼす影響の緊急調査を実施することにしました。まずは、子どもが置かれている現実を知る必要があると思ったからです。そこで本稿では、その緊急調査の結果を基に、withコロナ、postコロナ時代の

子どもの「育ち」と「学び」について考えてみたいと思います。

緊急調査の方法

緊急調査に際して最初に議論したことは、調査方法についてでした。休校中であることから、いつものように先生方を通じて質問紙を配布、回収することができません。加えて、目に見えないウイルスへの警戒から、質問紙を介した感染も心配です。そのため、今回の緊急調査では調査校からURLとQRコードを各家庭にメール配信したうえで、調査フォームに直接アクセスして回答を寄せてもらうことにしました。

その結果、急な呼びかけであったにもかかわらず、5月の休校中調査には、埼玉、東京、神奈川、静岡の公立小学校、中学校が31校も参加してくれ、2,423組の小中学生とその保護者の声を集めることができました。その後、およそ3カ月間に及んだ休校措置が解かれて、多くの地域で学校が再開されたのは5月下旬のことでした。分散登校からはじまり、次第にいつもの日常を取り戻すのかと思いきや、そうともいかずに窮屈な学

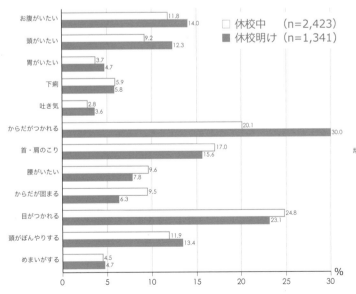

▲図1：からだの状態の訴え率
注；「よくあてはまる」と「あてはまる」の回答の合算

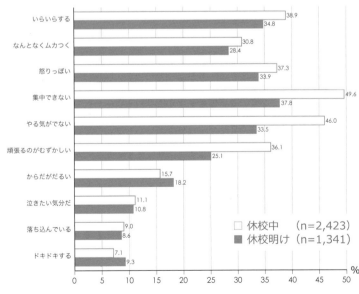

▲図2：心の状態の訴え率
注；「よくあてはまる」と「あてはまる」の回答の合算

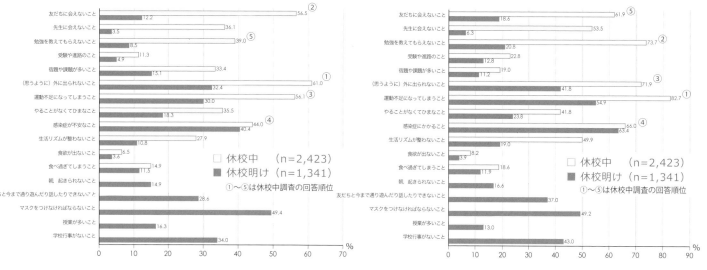

▲図3：子どもが困っていること（困り事）　　　▲図4：保護者が心配なこと（心配事）

校生活が強いられるなか、休校明け調査が行われたのは6・7月のことでした。この調査にも、1,341組の小中学生と保護者が回答してくれました。

休校中は生活リズムが乱れる！

そもそも、休日は大人であっても生活リズムが乱れがちです。そこで、学年段階別にみた就床時刻、起床時刻の分布を集計してみました（P.140）。すると、いずれの学年段階においても、休校中に比べて休校明けの分布が早い時間に移行している様子を確認することができました。

また、同ページ（P.140）には、睡眠問題の回答率も掲載されています。そこでは、「朝起きられない」も、「寝つきが悪い」も、「夜中に目が覚めやすい」も、やはりすべての学年段階で休校中に比して休校明けの訴えが減少したのです。

このような結果から、休校中は生活リズムが後ろ倒しになり、睡眠問題が生起される様子がわかりました。

休校中はストレスが増し、学校が再開されるとからだが悲鳴をあげる！

また、今回の緊急調査では、突然の休校が"からだと心"に及ぼす影響が多方面で心配されていたことから、それらについても尋ねました。結果は、図1、

図2のとおりです。

ご覧のように、からだの状態では12項目中7項目（お腹がいたい、頭がいたい、胃がいたい、吐き気、からだがつかれる、頭がぼんやりする、めまいがする）で休校中よりも休校明けで高い訴え率を示しました。また、スクリーンタイムの増加を心配させる「目がつかれる」が、休校中（24.8％）も、休校明け（23.1％）も高値を示す結果も気になりました。対して、心の状態では、10項目中8項目（いらいらする、なんとなくムカつく、怒りっぽい、集中できない、やる気がでない、頑張るのがむずかしい、泣きたい気分だ、落ち込んでいる）で休校明けよりも休校中が高い訴え率を示しました。

これらの結果から、休校中はストレスが増して、休校明けはからだが悲鳴をあげていることがわかりました。

休校中は子どもの困り事、親の心配事が増す！

さらに、子どもたちの困り事についても尋ねてみました（図3）。それによると、同一項目で比較できるすべての項目（12項目）で、休校中に比して休校明けの困り事が減少している様子を確認することができました。このような結果は、保護者の心配事（図4）でも同じでした。

ただ、休校中調査における子どもの困り事と保護者の心配事の上位5項目

を見比べてみると、「(思うように) 外に出られないこと」と「運動不足になってしまうこと」、ならびに「友だちに会えないこと」と「勉強を教えてもらえないこと」の順位が入れ替わっている様子も窺えました。このような結果は、大人の認識とは異なる子どもからみた学校の存在意義を教えてくれているようにも思います。

長期自粛生活で肥満、視力不良が増加……？

他方、健康診断の結果にも変化がありそうです。図5、6には、学校健康診断の結果を基に、同校における昨年度（2019年度）と今年度（2020年度）のローレル指数を、図7、8には同じく裸眼視力1.0未満の者の割合を示しました。

これらの図が示すように、身長、体重から算出したローレル指数は、女子でこそ9学年中5学年（小学3、5、中学1、2、3年生）で増加している程度でしたが、男子では小学3年生を除く学年で軒並み増加している様子が確認されました。どうやら、長期自粛生活による身体活動量の低下は、特に、男子でその影響を大きく受けると言えそうです。

一方、裸眼視力1.0未満の者の割合については、9学年中男子が6学年（小学1、3、4、5、中学1、3年生）で、女子が5学年（小学1、2、5、中学1、

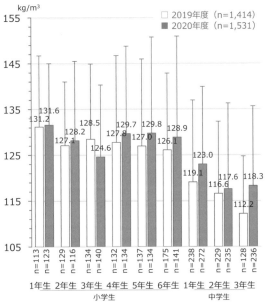

▲図5：ローレル指数（男子）

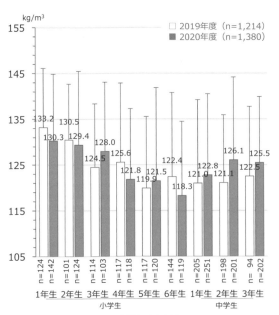

▲図6：ローレル指数（女子）

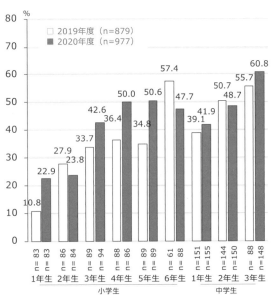

▲図7：裸眼視力1.0未満の者の割合（男子）
注；矯正視力のみ測定者の割合も加算

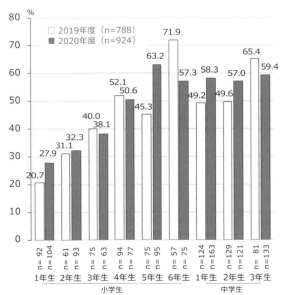

▲図8：裸眼視力1.0未満の者の割合（女子）
注；矯正視力のみ測定者の割合も加算

なくなった反面、およそ３カ月ぶりの学校生活にからだが適応しきれていない様子を教えてくれてもいます。

ところが、このような現状において、学習の遅れを心配する報道があまりに多いのも気になります。もちろん、今回の休校により遅れた学習を保障することは大切なことです。ただ、学校再開に伴って７時間目や土曜日の授業が実施されていたり、学校行事が中止されたり、夏休みが大幅に短縮されたり、休み時間や給食でのおしゃべりが禁止されていたりといったことを耳にすると、学校再開後に身体的な不調を抱えている子どもたち、あるいは、減少したとはいえ、不安な気持ちを抱えている子どもたちをさら

２年生）で増加している様子が示されました。

周知のとおり、今年度はいつもと同じ時期に学校健康診断を実施することができませんでした。また、これらの結果は、2019年度と2020年度の対象者が異なりますし、そもそも有意な差なのか否かについても検討が必要です。そのため、結果の解釈は慎重であるべきですが、それでも心配な結果であるように思うのです。このようなことから、現在も

これらのデータ収集に努めています。併せて、体力・運動能力のデータ収集にも努めています。

精神的な「密」を！

以上のように、コロナ禍という未曾有の事態に子どもの"からだと心"が大きなダメージを受けたのは確かと言えます。また、休校明けは学校再開を待ち望んでいた子どもたちの気持ちが満たされて、生活リズムが整い、困り感も少

に追い込んでしまうことにならないかが心配です。まずは、子どもの"からだと心"に寄り添うことが大切なのではないでしょうか。そしてそのためには、少人数学級の早期実現や養護教諭の複数配置、教員の加配等こそが真に必要な対策と言えないでしょうか。

もとより、昨年（2019年）３月に国連子どもの権利委員会によって示された「日本政府第４・５回都合報告書に関する最終所見」（CRC/C/JPN/CO/4-5）

では、そのパラグラフ20（a）において「社会の競争的な性格により子ども時代と発達が害されることなく、子どもが子ども時代を享受することを確保するための措置を取ること」が勧告されています。これが日本の現状です。100年に１度の緊急事態下にある現在、それほどまでに学習の遅れに固執する必要があるのかさえ疑問に思えてきます。

また、そもそも、子どもは群れて育つものです。換言すると、「３密（密閉、密集、密接）」が子どもを育ててきたとも言えます。そのため、withコロナ時代の日常においては、身体的な「３密」を回避しつつ、子どもの声に耳を傾けてそれに寄り添い精神的な「密」をどのようにつくり出していくかが当面の課題として問われています。いまこそ、運動会や学芸会等の学校行事をどうするか、休み時間や部活動のあり方をどうしたらよいか等々といったことを子どもたちと一緒に考えてみてはどうでしょうか。

高校生の声に端を発した９月入学の議論でしたが、彼ら、彼女らの真の主張は「９月に入学したい」ということではなく、「当たり前の学校生活を送りたい」、「子ども時代を送りたい」ということでした。このような主張は、上記「最終所見」の勧告とも共通しており、至極当然の立派な意見表明であったと思います。にもかかわらず、大人たちはその主張を制度改正の議論にすり替えてしまいました。これでは、同「最終所見」のパラグラフ22「（略）子どもの意見が適切に重視されることを確保するよう締約国に要請する。本委員会は、さらに、聞かれる権利を子どもが行使することを可能とする環境を提供すること、（略）参加を積極的に促進すること」との勧告とも逆行して、ますます子どもたちが口を閉ざしてしまうことにならないかが心配です。

子どもが求める真の「育ち」と「学び」！

周知のとおり、"education"の語源はラテン語の"educere"にあります。"educere"の「e」は外へ、「ducere」は引き出すという意味です。つまり、"education"とは、それぞれの子どもたちがもっている能力を外へ引き出すことを意味します。子どもたちの能力をどう引き出すかを考えれば、勉強を詰め込むことにはならないはずです。実際、通常の「教育」ができなかった休校中も、子どもたちはいろいろなことを学んでいたはずです。普段はできないお菓子づくりに挑戦してみたことも、気分転換に出かけた散歩で草木の名前を覚えたことも、学校がないと生活リズムが乱れてしまうことに気づいたことも大事な学びです。子どもの声に耳を傾けてそれに寄り添い、無意識のうちに学んだことを意識化することで真の学び、真の"education"につながるとも思うのです。

2016年１月22日に閣議決定された第５期科学技術基本計画では、わが国が目指すべき未来社会の姿として、狩猟社会（Society 1.0）、農耕社会（Society 2.0）、工業社会（Society 3.0）、情報社会（Society 4.0）に続く「超スマート社会」、いわゆる「Society 5.0」の構想が提唱されています。このような社会変革が子どもの「学び」を変化させることは想像に難くありません。2018年６月、文科省が「学校ver.3.0」と称される新時代の学びの方向性として、「個別最適化された学び」、「基礎的読解力、数学的思考力などの基盤的な学力や情報活用能力の習得」、「文理分断からの脱却」を示すに至ったのはそのためです。

ただ、たとえば、「個別最適化された学び」というと聞こえはいいかもしれませんが、要は、目の前のPCに提示された問題を解いて、それに正解したら次はこの問い、このように間違えたら次はこの問い、こう間違えたらその人の次の問いはこれ、というようなものです。そう考えると、長期間に亘った今回の休校では、「学校Ver.3.0」に向けてのパイロット研究が行われていたとも言えます。今回の結果とそこで見えてきた課題を踏まえて、今後は「個別最適化学習」に向けて、一気にこの改革が加速することも予想できます。実際、文科省は、これまで2023年度までとしていた１人１台のPC整備を前倒しして、今年度中にその実現を目指すとしています。４月７日のことです。

翻って、ヒトは動物です。動物は"動く物"と書くように、元来動かなければヒトにも人間にもなれません。私たち人類が森から草原に飛び出し、外界の敵から身を守りながら獲物を探していた時代は、１日に10〜15kmは移動していたと言います。また、ヒトは一人で進化してきたわけではありません。家族や仲間と協力、共存しながら進化してきました。そのことは、Society 5.0（超スマート社会）が到来しても同じです。むしろ、そのような社会になればなるほど、そのことを強く自覚しておく必要があると思います。

裏を返すと、不要不急の外出自粛を要請され、友だちと会うことさえ制限された長期休校は、子どもに課せられた想像できないほどの試練であったと思います。と同時に、休校中調査において、「（思うように）外に出られないこと」、「友だちに会えないこと」に困っているとの子どもの声は、私たちが人間であること、ヒトであること、動物であることを敏感かつ本能的に感じて、私たちに教えてくれているようにも思うのです。

ともあれ、まずは緊急調査の結果が示す子どもたちの現実を直視することから始めてみる必要があると思います。そして、今回の緊急事態がwithコロナ、postコロナ時代の子どもたちの真の「育ち」と「学び」を考え直し、そのために子どもが子どもらしく過ごすことができる「子ども時代」を確実に保障する契機になることを期待したいと思います。

新型コロナウイルス感染症(COVID-19)を理解し、これからの付き合い方を考える
—— 新興再興感染症の現状と対策を考える

岡部信彦・川崎市健康安全研究所 所長

はじめに

まさに今、わが国だけではなく世界は新型コロナウイルス感染症（Corona Virus Disease: 2019: COVID-19）に揺さぶられています。欧米や南米諸国に比較すると、幸いわが国は目下（2020.10）のところ人口当たりの感染者、死亡者ははるかに少なくすんでいます。自粛要請が効いたのか、生活環境や文化的背景・医療体制などの相違か、あるいは人種差などなのか、いろいろ推測が飛び交いますが、その理由はいまだ不明です。

新型コロナだけではありません。2009年の新型インフルエンザ発生のときは、先進諸国の中でも致死率は1/10〜1/100に留まり、「日本だけなぜ？」というのは、当時も今の新型コロナについても囁かれるところですが、正確な答えはありません。わが国の多くの人々の予防に関する関心の高さ、注意深さ、日常の清潔意識の高さが、その答えではないかと思っているところです。

コロナウイルスとは？ 新型コロナウイルスとは？

コロナウイルスはポピュラーなウイルスで、家畜や野生動物などに感染しさまざまな疾患を引き起こしますが、種特異性が高く、種の壁を越えて他の動物に感染することはほとんどありません。人に感染するコロナウイルスはこれまでに6種類が知られており、4種類は一般的なかぜ症状の10〜15％（流行期は35％）を占めるという、人にとっては当たり前のウイルスで、冬季に流行のピークがみられます。しかし他の2種類は重症化しやすいウイルスで、2003年に流行した重症急性呼吸器症候群（Severe Acute Respiratory Syndrome: SARS）の原因であるSARS-CoVと、2012年に報告された中東呼吸器症候群（Middle East Respiratory Syndrome: MERS）の原因であるMERS-CoVがあります。前者はアジアを中心として世界に広がり、約8,000人の患者（致死率約10％）が発生しましたが自然界から消え去りました。後者はおもに中東地域で今も流行し、発生以来これまでに約2,500人の患者発生（致死率約35％）があります。アジアでは2015年に韓国で186人の感染者（致命率約20％）が発生しましたが、ほどなく終息しています。

今回世界規模で大流行(パンデミック)しているCOVID-19の原因ウイルスは、2019年12月に中国武漢市で発生した原因不明の肺炎患者から新たに見つかった第7番目の人に感染するコロナウイルスで、2020年2月に「SARS-CoV-2」と命名されました。このウイルスはコウモリを起源として人に感染をするようになったと考えられていますが、真相はまだ解明されていません。

おもな症状と予後

潜伏期間は1〜14日（ほとんどが5日間前後）。発症時は発熱や咳が中心で、息切れや倦怠感を訴えることもあります。発熱はインフルエンザのように急に高熱が出るよりも、かぜのようにだらだらと続くことが多いようです。咽頭痛、頭痛、筋肉痛、味覚・嗅覚障害、下痢などがみられることもありますが、一般的なウイルス感染症と変わりがありません。味覚・嗅覚障害は「ジュースを飲んでも水みたいだ」「化粧品の香りが全くわからない」などかなり強い訴えがあります。

検査によって確定された患者の約80％が軽症で、症状がほとんどみられないことも多くあります。発症から5〜7日目を境に病状が進行する場合と、改善する場合とに分かれます。肺炎を併発すると、10％程度は呼吸状態が悪化し、酸素投与や集中治療（ICU管理）が必要となります。なかには病状が急速に進行することもあるので、症状の変化に注意が必要です。重症になるのはほとんどが高齢者で、若者・中年層の多くは元気に回復しています。基礎疾患のある人は、症状進行のリスクが高まるので、より注意する必要があります。国内では、2020年3月15日〜4月30日の致死率は3.1％、7月1日〜8月15日の致死率は0.3％と改善がみられていますが、これには医療機関や行政機関が患者への対応に経験を積んできた、早期発見ができるようになってきた、若年層での感染が多かった、高齢者が自身の感染予防に注意を払うようになってきたなど、さまざまな要因が考えられますが、多くの人々が注意するようになったことは大きい要素かと思います。

小児は不思議に世界的に感染者数が少なく、軽症ないし自覚症状がないことが多く、重症化の割合も極めて低くあります。また大人から小児への感染がありますが、子どもたち同士での感染の拡大も、大人に比べると低くなっています。もちろん油断は禁物ですが、ハラハラドキドキしなくてはいけない状況ではありません。なお欧米で、小児（といっても学童以上の年齢）に川崎病に類似した症状が多くみられるとの報告がありますが、欧米の川崎病様症状は、日本で乳幼児に多い川崎病とは異なるようです。なお国内では現在川崎病の増加はみられていません。

おもな感染経路と予防

新型コロナウイルスのおもな感染経路

は、感染した人が咳やくしゃみをしたときや大きな声で会話をしたときに口や鼻から飛び出る飛沫を介して、人から人へと伝播すると考えられています。飛沫は通常1〜2m以内で落下するため、感染者から2m以上離れていれば感染の可能性は低くなります。最近になって「エアロゾル感染（マイクロエアロゾル感染）」も重要であるということもわかってきました。「エアロゾル感染」とは、飛沫よりも小さく、感染者の口の外に飛び出て空気中に一時的に漂う微細な粒子を介する感染のことを言います。エアロゾルは十分な換気があれば吹き飛ばされて大気中に拡散し消滅すると考えられています。広い屋外を歩いたり、感染対策のとられている店舗での買い物や食事、十分に換気された電車での通勤・通学であれば、「エアロゾル感染」が起こる可能性は非常に低いと考えられており、その点では「三密を避ける」ということは妥当な方法です。

「三密を避ける」ですが、案外その理由は一般の人々に理解されていないことがあります。学校のクラスや会社でインフルエンザにかかった人が一人発生すると、あっという間に同級生や同僚たちに広がりますが、新型コロナウイルス感染は、それほどの感染の広がりがありません。感染者の8割は、他の人に感染させることはなく、一人の感染者がいるところが換気が不十分な環境（密閉空間）で、多数の人が集まり（密集状態）、狭い距離で大きな声でしゃべったり歌ったり（密接）という状態が重なっているほどリスクが高まるという調査結果から「三密（三つの密）を避けましょう」と薦められることになりました。

人と人の距離が十分に保てない、つまり飛沫感染を起こしやすい距離（1〜2m）以内にいるときは、マスクをすることによって感染者は飛沫を飛ばさないように、非感染者にとっては飛沫の吸引をしにくくするという意味が高くなります。一方、三密が避けられているような所、人と人の間隔が十分空いているよう

な所、特に戸外や風通しの良い所では、マスクをつける意味は極めて少なくなります。そのようなところではマスクを外し、歩きながら良い空気を吸うことも健康のために大切です。

また、手をよく洗うということは感染症予防の基本の「キ」ですが、新型コロナウイルス感染者が触れた場所・物などからの接触感染もあり得るので、感染者が接触した可能性のある場所を消毒することは意味あることであり、またそのようなものに触れた可能性から、手指衛生（手洗い、消毒）をすることは、感染のリスクを下げることになります。

PCRなどの検査

PCR（Polymerase Chain Reaction）検査とは、ウイルスや細菌などの微生物を構成する遺伝子（核酸）の一部を大量に増幅し、既知のウイルスや細菌の遺伝子と一致するかどうかを見る方法です。感染力のあるウイルスそのものを見つけ出す方法（ウイルスの分離）は、感染を証明する最も確かな方法ですが、手間と時間がかかるので、これに代わってウイルスの遺伝子の一部があるかどうかを迅速に調べる方法として登場したのがPCR法です。非常に鋭敏で短時間でできるためいろいろな方面で利用されるようになりましたが、壊れたウイルスの断片が少しあるだけでもPCR陽性になる、つまりPCR陽性＝感染力あり、とは限らないところに注意が必要です。新型コロナウイルスの場合、症状が現れる2日前くらいからウイルスそのものもみつかり、PCRが陽性になります。発症から10日ほど経つとウイルスそのものはほとんど消え去りますが、人には感染性がないほどの微量のウイルスあるいは破壊されたウイルスの断片のみがさらに2〜3週間は残存することがあるため、感染力はないけれどPCR検査は陽性であるという現象が続くことが稀ではないこともわかってきました。

ウイルスの表面のたんぱく質を測定するのが抗原検査で、インフルエンザの迅

速診断検査と同様の検査法も登場し、診療現場で検査ができるようになりました。PCRに比べると簡便ですが、抗原検査陰性でもPCRを行うと陽性になることがある、ということもわかってきました。感度が低いのですが、その場合のウイルス量は低く、感染力は非常に弱いということもわかってきたため、感染力の有無を見るためにはこの方法も良いのではないかと検討されています。

抗体は、病気から回復するあたりから血液中に現れてくるので、今感染しているかどうかという検査には不向きですが、感染したことがあるかどうかを調べるためには良い方法です。

まだ生まれて間もないウイルスなので、十分解明されているわけではありませんが、10カ月足らずの間に、いろいろなことが理解されるようになってきました。検査法も一つだけの方法に頼るのではなく、その特徴を知り使い分けられる必要があります。

治療方法とワクチン

現在国内で承認された治療薬は2種類ですが、症状の軽い人は、ほぼ無治療で回復します。重症者には、人工呼吸器やECMO（エクモ）と言われる体外人工肺などが用いられます。新型コロナウイルスそのものへの効果を期待する抗ウイルス薬については開発中です。

ワクチン開発は、これまでにない製造法などで国内メーカーを含めて世界中で研究開発が進められています。わが国では、目下海外2メーカーが開発しているワクチンについて、開発が成功し大量生産が可能になった場合に、国民すべてにほぼ行き渡る1億2千万人分を購入する契約が進められています。その効果と安全性については現在治験中で、過度の期待も、行き過ぎた不安も現段階では無用です。また、国内で接種が始まるとしたときの接種にかかわる法律事項、優先接種者、接種方法などについて、現在検討が進められています。

これまでの新興・再興感染症への対応と新型コロナウイルス感染症

　海外で発生した感染症が新興感染症や再興感染症として世界中で話題となることはよくあり、最近は2～3年に一度のペースで起きています。ここ20年では1997年に香港で発生した鳥インフルエンザ（インフルエンザウイルスA/H5N1）の人への感染がまず挙げられます。鳥インフルエンザウイルスが直接人に感染するということがわかって世界中の話題となり、これをきっかけに世界の感染症対策、特に新型インフルエンザ対策が大きく変化しました。

　冒頭にも述べた2003年に流行したSARSは、私たちに大きなインパクトを残しました。SARS感染者の多くは中国など東アジアの人々でしたが、それらの国で院内感染対策などを徹底し新規感染者数が徐々に減り、SARSという病気は消え去りました。なお日本国内では1例の発生もありませんでした。

　2003年当時は不明の感染症や新たに発生した感染症に関する情報を世界で迅速に共有し、対策を行うという仕組みはありませんでした。そこでWHOはSARSを機に、国際保健規則（inter-national health regulations: IHR）を改正し、世界に影響を与えるような感染症を含む健康被害についての届けを求め、分析、情報提供が行われるようにしました。またその事象が世界の公衆衛生上の脅威となり得るものについては、PHEIC: Public Health Emergency of International Concern（国際的に懸念される公衆衛生上の緊急事態）宣言を行い世界に注意を喚起する、ということが行われるようになりました。PHEIC宣言が実際に活用されたのは2009年の新型インフルエンザ（インフルエンザウイルスA/H1N1）の世界流行時（パンデミック）です。日本でも二千万人を超える多くの感染者が出て、相当の社会的混乱が起きましたが、インフルエンザに対する迅速診断キットはすでに普及しており、治療薬のオセルタミビルやザナミビルも広く流通し、ワクチンも製造され、医療機関は平時の体制のままなんとか凌げた、ということがありました。また重症化の指標となる人口10万人あたりの死亡率は日本は0.16と先進諸国のなかでも最も低かった、ということもありました。

　その後もエボラ出血熱やMERS、ジカ熱などの流行が世界でありましたが、すべて日本から遠い地で起き、日本への直接的影響は低くすみました。日本でSARSやMERSの感染者がいなかったのは素晴らしいことですが、逆に当時大きな影響を受けた国や地域に比べると、日本全体の雰囲気としては感染症に対する危機感が喚起されなかった、というようにも感じています。

ウイルスとの付き合い方を冷静に考える

　日本で今後新規感染者数がある程度減っても、ゼロになるわけではなさそうなので、国内のどこかで感染が続く可能性はあります。また今後、渡航制限が解かれて海外との行き来が再び増えてくれば、海外では日本より大きい流行をしているところが多く、そこからまたウイルスが持ち込まれる可能性もあります。人が集まる場所が増えれば感染リスクも上がります。感染症はワクチンや特効薬があればかなりコントロールできますが、何もないときは人との距離を空ける、いわゆるソーシャルディスタンス（フィジカルディスタンス）という原始的な方法が有効なので、これを上手に生かしていくことも重要かと思います。とはいえ、感染予防のために家にずっとこもっていたのでは生活が成り立ちませんし、気も滅入る、経済活動も止まってしまう。そこはウイルスの存在を認めつつ注意をして、できることから日常生活を元に戻す、あるいは新しい生活をつくり出してゆく、というような考えで、現在はいろいろなものが再開されています。感染リスクは残念ながらゼロにはできません。新型コロナウイルス感染症、COVID-19という病気、その原因であるウイルスを冷静によく理解したうえで、上手な付き合い方を考えていかなくてはいけないと思います。何よりも感染した方のほとんどは回復するので、焦らないように落ち着いて経過を見ていただく。また重症化のサインを見落とさないようにして、重症化の可能性のある人は速やかにきちんと入院し本格的な治療が受けられるよう、医療体制を充実しておくことは言うまでもありません。

　基礎疾患のある人はリスクが高いので、できるだけ良いコンディションにしておくことは重要です。基礎疾患のある人は主治医の先生と相談をしながら欠かさずに治療を続ける、健康な人（健康と思いこんでいる人）も定期的に健診を受けることは大切です。新型コロナウイルスのワクチンはまだ実用化されていませんが、ワクチンで防げる感染症は数多くあります。これらワクチン接種を忘れないように受けておくこと、子どもたちには受けさせておくこと、つまり普段の健康への注意が最も重要になります。

誹謗中傷・差別偏見への注意

　感染症は見えないものへの不安から、感染者あるいは感染者の家族、学校など感染者のいたところなどを対象に、誹謗中傷・差別偏見などが残念ながら起きてしまうことが実際にあります。最初の人はそれほど強く言ったつもりはなくても、ネット情報などで、あっという間に内容が膨れ上がって広がってしまうことがあります。病気は誰もがかかる可能性があります。かかった人の早い回復を皆で祈り（見舞う）、治ったら回復を皆で喜ぶ（快気を祝う）ということの大切さを思い出し、また子どもたちに伝えていただければと思います。そして、感染者に対する差別や偏見、誹謗中傷にあたるような言葉や行動は良くないことであることを、ことに教育の場では、強く普段から伝えていただきたいと思います。人々の優しさは、治療薬やワクチンと並んで、ウイルスとの闘いの強い武器になります。

緊急企画「現場の声」

　あらゆる分野で新型コロナウイルスへの対応が迫られています。ただ、目の前のことに奔走するあまり、他の現場で何が行われているのか、何に困っているのか、ということさえ見えにくくなってしまっている現状もあります。だからこそ、それぞれの現場の声を聴くことが大切です。そして、子どもを中心に据えて各現場が手を組むことが大切です。ここでは、医療現場、保育現場、教育現場、学童保育現場の声だけでなく、保護者、子ども自身の声を寄せていただきました。また、コロナ禍の生活記録となるような写真収集にも努め、それらを掲載することもできました。

コロナ禍のアルバム

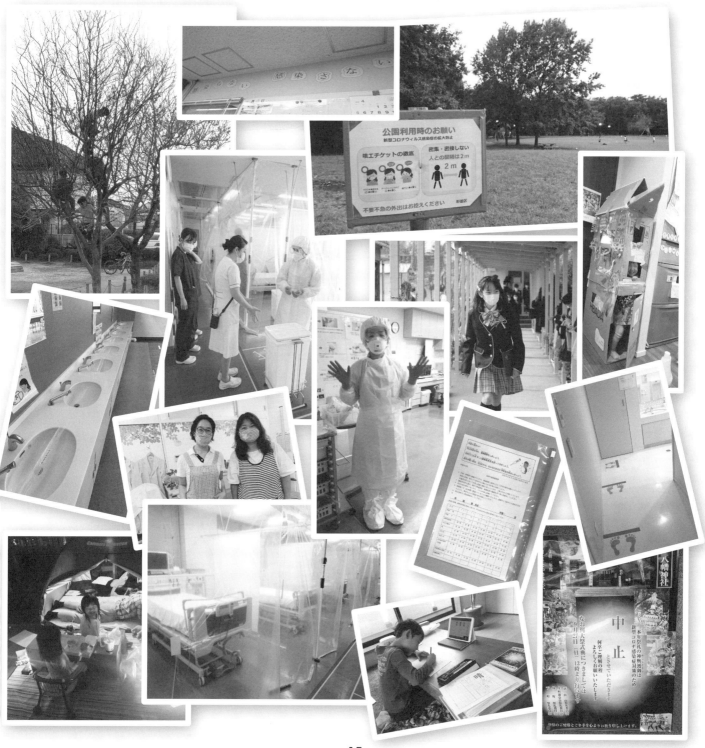

I 医療の現場から
—— 新型コロナ・それぞれの現場の実態

中村香代・独立行政法人国立病院機構　災害医療センター
急性・重症患者看護専門看護師　救急看護認定看護師

はじめに

2020年の日本の夏は、東京オリンピック・パラリンピックが開催されて世界中からたくさんの人々が集まり、熱い戦い、大きな歓声、深い感動から未来への目標を胸に抱く、躍動と輝きに満ちたシーズンになる、と思い描いていました。この大イベントを前に、救急医療の現場では、東京の人口が一時的に増加したら、今でもこんなに忙しい病院はどうなってしまうのだろうか？という気持ちも感じていました。しかし、私たちが予測していた医療現場の逼迫は、全く予想と違う理由で現実のものとなっていきました。

第1波——心をひとつに対峙する

私の働く集中治療室（ICU）では、新型コロナウイルス感染症の重症患者さんを受け入れることになりました。従来、ICUでは病院の中で最も重症の患者さんが療養する場であり、私たちは重症患者さんのケアに対して自信をもっていました。しかし、この新しいウイルスに対峙するためには、従来の方法を大きく変えなければなりませんでした。

大切につくって来た病棟を改造し、時には自分たちの手で壊して、大事に守ってきたことを変えて、時にはあきらめなければなりませんでした。この準備と対応の中で私たちを支えたものは、各自が自分のできる範囲で役割と責任をもち、力を合わせて「最高のケア」を目指すというひとつの目的でした。せめて、患者さんには「ここに来て良かった」と思っていただけるように最高の看護をしようと、若手からベテランまですべての看護師が心をひとつに取り組みました。

あたりまえのありがたさ

総力を挙げて準備し、患者さんを迎えました。繰り返し実施した防護具の脱着訓練では、確実な着方脱ぎ方を身につけましたが、この不自由な装備で何時間も業務にあたるという現実は想像をはるかに超えた辛さでした。ゴーグルは10分もすれば曇って視野を遮り、重ねて装着する手袋は手の感覚を鈍らせます。ビニール素材のガウンで背中まで覆うため熱気がこもり、全身から汗が流れます。重症患者さんの看護は、細かい作業や特殊機器の操作が欠かせないにもかかわらず、集中力を保つことが難しいため、いつものように手際よく動くことができず、いら立ちが募ります。

感染のリスクを最小限に抑えるために、ベッドサイドに行く人・いる時間は、最小限の人数・最短の時間に限定されました。いつもは仲間がすぐそばにいて、声をかけあったり手を貸したり、本当に何気なく無意識に支え合っていたことの当たり前のありがたさを痛感しました。ガラス窓越しにやりとりするメモの片隅に、励ましの言葉やイラストが入ったり、トランシーバー越しに「頑張って」と声をかけたり、思いやりと気遣いがチームを支えていきました。

今まで患者さんの一番近くに寄り添い、丁寧にケアすることを何よりも大切にしてきた私たち看護師にとって、患者さんになるべく触れない、なるべく早く遠ざかる、という真逆の行動をとることは何よりも切なく悲しいことでした。この辛い気持ちは、繰り返しみんなで語り合い共有しました。そして「あたりまえのありがたさ」に気づいていきました。「ちょっと手を貸して」

と振り向いても誰もいない孤独なベッドサイド、汚れた寝具をすぐに取りかえられない申し訳なさ、ナースコール対応に駆けつけたいのに防護具を着用するまで駆け寄れないもどかしさなどについて吐露するうちに、ふと普段は本当にできていたか？と振り返り、感謝すること、甘えないこと、誠実であることについて、その大切さに真摯に気づきを深めることができました。

第2波そして第3波へ
—— 今あるものへの感謝

第1波は、手探りの治療に全力を尽くす医療者側と、ご自身に何が起きているかもわからないまま力を振り絞る患者さんとの命の戦いの後、いくつもの尊い命が悲しい形で去って行きました。大切な家族との再会を果たせない悔しさは、一緒に噛みしめることしかできませんでした。だからこそ、第1波を忘れず、心をひとつにして見えない敵に打ち勝つ努力を続ける使命を強く心に刻みました。

緊急事態宣言による自粛生活を経て、季節は夏休みのシーズンに移り、第2波がじわじわと忍び寄って来ました。地方出身のスタッフが多く、今年は夏休みにどこにも行けないどころか実家にすら帰れないと嘆き、ストレスを高めています。面会制限で家族に会えない患者さんの気持ちを思うと、家族という当たり前の存在に目を向け、何事もなくとも家族には頻繁に連絡をとることの大切さについて、改めて考えます。好きなときにどこにでも行ける自由の幸せを思い出し、今ある物への感謝も忘れてはいけないとつくづく感じます。失ってから後悔するのではなく、今「ある」ものを大切にしながら冬への備えを進めていこうと思います。

今なお、新型コロナウイルス感染症により闘病されている皆様に心よりお見舞い申し上げるとともに、亡くなられた方々のご冥福をお祈り致します。

Ⅱ 保育の現場から
―― コロナ禍で一変した保育園の状況と新たに見えてきたこと

橋本真琴 ・ 社会福祉法人あおぞら あおぞら谷津保育園主任保育士

はじめに

保育はその性質上、三密にならざるを得ない環境です。現場では、厚生労働省や横浜市の通知に沿って新型コロナウイルス感染拡大防止対策を行っていますが、特に乳幼児は、感染症対策が難しく常に危険が伴います。

いつもと違う環境の中で、私たちが行った保育や子どもたちの様子をお伝えします。

あおぞら谷津保育園について

社会福祉法人あおぞらは、1955年、地域の母親たちの運動による共同保育から出発した法人です。現在は、横浜市内で4園を運営し、あおぞら谷津保育園は、15年前（2005年）、横浜市の公立保育所民間移管を受けて、運営しています。

登園自粛要請を受けて

4月、横浜市から「緊急事態宣言の発出に伴う保育所の利用について」のお知らせと「緊急事態宣言発令中の保育意向確認カード」が保護者に出されると、園児99名中、約半分の方が登園自粛に協力してくださいました。感染拡大防止のため、人数が減っても合同保育はせずに各年齢別の保育を継続しました。

給食・食育活動

感染拡大防止のため、保育士は園児と一緒に食事をすることができなくなり、一緒にいても「おいしいね」等、子どもたちと毎日の給食をその場で共感できないことが課題となりました。

登園自粛期間のある日、3歳児クラスの登園人数が2名になりました。給食時に保育士が楽しい雰囲気づくりを心がけても黙々と食べることになり、食の進みもゆっくりでお代わりもしません。みんなで楽しく食べる環境が、子どもたちの食欲や摂取量にもつながっていることを改めて実感しました。

登園自粛中の睡眠時間

登園自粛が解除された7月、2歳児クラスのクラス便りで「我が子の入眠時間が遅い」という保護者の悩みを取り上げました。すると他の保護者からも「うちも登園自粛中は特に体を動かさなかったから（保育園に行って遊んでないから）寝つきが悪かった」と同様のコメントが複数寄せられました。保育園に通うことが、入眠をスムーズにし、就寝時間を早め、生活リズムをつくることにつながっていることを再確認できました。

プール遊び

私たちの園では、全身を使って思いっきり遊び、心身が解放され、豊かな育ちを保障する夏のプール遊びをとても大切に捉えています。

今年のコロナ禍でも、市の通知に基づいて、子どもたちの命を守れるような対策をとり、プール遊びをしています。具体的には、三密を避けるため、園の持ち出しで職員を配置し、クラスを少人数のグループに分けて保育士とプールに入り、プールの外には監視員を配置しています。保育室に残り遊んで待機している子どもたちには、フリー保育士が対応しています。保護者からは「コロナでもプールができてうれしい、ありがたい」「家に帰ってきてプール楽しかったと、子どもが話してくれる」という声がたくさん寄せられています。コロナ禍の中であっても、安全にプール遊びをするには、十二分な保育士の配置が必須です。

少人数保育を経験して

4歳児クラスでは、いつもと違う環境になんとなく不安気な子どもの姿がありました。「○○ちゃんは今日も来ないの？」と、クラスの友だちが来ないことで、好きな遊びが発展せずに遊び込めなかったり、保育士に甘えてきたり、注目されようとわざと大きな声を出したり……。これらの実態から子どもの気持ちを受け止めた保育をと、保育士を多めに配置することにしました。登園児が少ない中、普段よりも保育士が一対一でじっくり話を聞いたり、膝に乗せてスキンシップをとったりと、子ども一人ひとりを丁寧に受け止め寄り添って保育することができました。クラスの子どもの数（保育士1人当たりの子どもの人数）が少ないと、感染リスクの軽減だけではなく、子どもが保育士に甘えたり、要求を十分に受け止めてもらい安心して過ごすことに大きくつながっています。

一方、どのクラスからも「いつもより子どもたちが落ち着いている」という保育士の声が多く聞こえました。友だちとのトラブルが少ない、じっくり好きな遊びを継続している、保育士が子どもを待たせる時間が短い、大きな声を出さなくても子どもに伝わる等。登園人数が少なくなったことで、1人当たりの保育室スペースが広くなり生活環境にゆとりもできました。

今回、図らずもコロナの影響から登園自粛保育という形で少人数保育を実施しましたが、そのなかで見せる子どもたちの姿から、子ども1人当たりの保育士数や保育室面積の最低基準の引き上げこそ、子どもの成長発達の保障に深く関わることを改めて実感しています。

今後は、この少人数保育の良さを一過性のものとせず、更なる制度面を充実させるための運動につなげていきたいと思います。

Ⅲ　公立学校の現場から
──マスクを越えて

山中信吾・東京都東久留米市立第三小学校 教員

マスクをつけなさい！

６月から、子どもたちが再び学校に戻ってきました。子どもたちは皆、マスクをつけて授業に臨みました。

ただ、子どもの、とくに発達課題がある子の中には、肌に何か触れていることが辛いと感じる子も少なからずいます。いわゆる、「感覚過敏」です。私たちはそのような子たちにも、「マスクをつけようか」「マスクをつけなさい！」と呼びかけました。

子どもにとって（いえ、私たちにとっても）、マスクをずっとつけた「日常」がどれだけ辛いか、よくわかっています。しかしそれでも、「マスクをつけて、友だちとあまり話しちゃダメ」と呼びかけ続けました。そうすることが「大人」なのだと、いろいろな人から言われもしました。本来、人と人とが関わり、その「人間的成長・発達」を保障するのが役割の学校現場で、その呼びかけがもつ矛盾の深刻さは、すさまじいものでした。

和音を奏で合うこと

コロナ休校に入る前の２月ごろ、当時４年生で不登校傾向の子がいました。友だちが自分のことをどう考えているんだろう、不安だ……というのが、彼の悩みの大きいところです。彼には「みんな、あなたのこと大切だって」と休校中も含めて伝え続け、休校明けの６月から、学校に来るようになりました。彼が登校してきた初日、私は彼と見つめ合い、言葉を交わさずに教室で抱き合いました。それは本来「濃厚接触」であり、このコロナ下においてはとくに不適切な行為であると、お互いよく認識はしていました。しかし、このコロナを受けて再び教室で会うことができたその日に、私たちはどうして

もそうせざるをえませんでした。

私たち教員も、不完全な存在です。そして目の前にいる子どもたちも、当然不完全さを抱えながら生活をしています。それらが互いにどこかで共鳴しあい、何らかのハーモニーを生み出すときがあります。そのハーモニーは決して、心地の良い和音だけでなくても良いのだと思います。その生み出された和音そのものに、「教育」という名前が付けられたのだなと、子どもたちに会えない３カ月を経て私たち現場教職員は、実感させられました。

現場の実感から

このコロナ休校、そしてその後の学校再開を経て、私たち現場教職員に刻み付けられたことがもう一つあります。それは、子どもたちは庇護されるべき存在だ、ということです。

子どもの中には、このコロナを経ても元気いっぱい、校庭を走り回っている子もいます。一方で、あまり前のように人と話さなくなってしまったような子もいます。共通しているのは、どの子もこの「コロナ」を経験したということです。今までより身近に、「疾病」が、「死」が、「社会の不安定さ」が、「大人たちの動揺」が存在しているこの世界を、です。

そして教育行政は、その子たちの「心身のサポートをする」と言ってはくれたものの、基本的には学習内容や授業時間数、１クラス当たりの児童数などは、コロナ前と同じものを維持しました。これが一体子どもたちに、何をもたらすのでしょうか。

現場教職員は、その影響を「感覚的に」理解しています。土曜授業が大幅に増え辛そうな子に、８月１週目まで授業が続き、もう座位も保てない子に、隣の子と楽しくおしゃべりすることす

らはばかってしまっている子に、少し自由に過ごす時間をなんとか確保したり、学級でのお楽しみ会を設けたり、周囲の人には内緒でアメをあげてみたりなどなど、涙ぐましい努力をしました。せめてそれくらい、と感じていました。

また、大きな声で指導する人が減ったことも、大きな特徴の一つであったと感じます。私自身も含め、コロナ前は「大声での指導」が多用されていましたが、マスクの効能も相まって、学校再開後はそのような指導は大幅に減りました。それは今まで書いたような現場の実感も、反映されているように思います。

学校に、教育に花たばを

不自由な生活がこれからも続きます。収束の見通しもまったく立たず、いつ自分や家族にその刃が向けられるかわからないものと対峙することは、人々の心身を確実にむしばんでいくことでしょう。しかしそれでも、私たちには強いものがあります。

それは私たち教員があの６月に感じた、「子どもたちが帰ってきてくれた」という温かい感情です。そして子どもたちからは、その表情などから感じ取れる、「やっぱ、友だちと一緒っていいなぁ」という感情です。

社会は、多様な人間で構成されています。それが時に軋轢も生みますが、時にこの上ない喜びも生みます。

学校で、子どもたち一人ひとりをこれまでにも増して丁寧に見てあげたい。大事に寄り添ってあげたい。そして子どもたち同士の関わりをきちんと保障してあげたいと、決意しています。

Ⅳ 公立学校・保健室の現場から
―― 新型コロナ・それぞれの現場の実態

中里ユカリ・東京都公立中学校 養護教諭

新しい生活様式

新型コロナウィルス感染拡大のために、全国のほとんどの小中学校が3月から5月末まで、臨時休校を実施しました。この3カ月にわたる休業と学校生活再開後の「新しい生活様式」が子どもたちに何をもたらしたか、中学校の保健室から見えてきたことについて述べたいと思います。

（1）分散登校

再開は分散登校から始まりました。本校の場合学級の1/2の生徒が午前と午後に分かれて3時間ずつの授業を受けました。この期間、前年度末に登校が困難だった生徒の姿がありました。「少人数で短時間なら」と、登校にチャレンジしたとのことでした。会えないクラスメイトがいる寂しさもあるけれど、少人数による余裕は目が行き届き、授業を行いやすいという教員もいるようです。

発熱や風邪症状がある場合は出席を見合わせるよう保護者、生徒に協力を呼びかけました。その場合は出席停止です。また登校によって感染する不安がある場合も欠席にしないように、と教育委員会から通達がありました。「新型コロナの疑い」が数日続きましたが、実は違う理由の欠席だったことが明らかになった例もあります。公正な制度として運用するのは難しいと思いました。

（2）休業後の生徒の様子

6月の4週目には、学級の人数も時程も通常通りとなり、部活動が再開されました。この頃、スポーツ活動で首をひねるようなケガに遭遇しました。また、「体育で普通にランニングしていて足をひねりました」「バレーボールのサーブを打ったら手首が痛くなりました」「それほど走っていないけど足首が痛くて歩けません」など。休業により生徒たちのからだが弱くなった、と感じる訴えにもたくさん遭遇しました。

今年は梅雨明けが遅く、7月中は例年より涼しかったのですが、8月はいきなり猛暑日の連続でした。練習らしい練習が始まる前に、すでに複数の生徒が暑さのために体調不良を訴えていました。今年は運動会が中止になりましたが、いつもの年だと5月下旬にあり、多少暑い校庭で練習するために少しずつ暑さに慣れ、真夏を乗り越える力をつけていました。感染予防のために、運動会以外にも修学旅行や合唱コンクールなどの大きな行事が中止され、さまざまな取り組みが制約されました。例年行われていた取り組みから学んでいたことや育っていた力があったことを実感します。生徒たちが育ちそびれた力をどのように保障するのかが教員をはじめとする社会全体の大人の課題だと思います。

（3）身体計測では

学校保健安全法により定期健康診断は6月30日までに実施していましたが、今年は例外的に年度内に速やかに実施するよう通達がありました。できるだけ早くに実施したいと考えていましたが、感染予防に配慮した健康診断を学校医と相談しながら進めるために、本校の学校医健診は夏休みが明けてから、身体計測は6月下旬に行いました。「なんかぽっちゃりしてきた生徒がいる」という教員間で話題になっていたので昨年度の結果と比べてみました。肥満度20％以上の生徒の割合が昨年度8.6％に対し今年度10.4％、「過去の肥満度の最小値に比べ20％以上大きい」という生徒は昨年度3.7％に対し今年度7.4％でした。

また都内の小学校の養護教諭から小学校3年生で急速に視力が低下した例があると聞いたので、視力についても昨年度の結果と比べてみました。視力0.3未満の割合について1年生男子が昨年度8.6％に対し今年度は25.0％、2年男子が昨年度11.4％に対し今年は33.3％と3倍近い数値となりました。

肥満傾向も視力低下も、外出が少なく、テレビやゲームの時間が長くなったこととの関係が疑われます。生徒数300人未満と少ないデータであり、例年は4月に行っている検査を6月に実施しているなど条件が同じではないため、あくまでも「参考として」ですが、他校の様子など情報を集め、検証する必要があると考えます。

（4）新しい生活様式

校舎内でのマスク着用、石鹸の消費量が倍増（男子トイレの手洗い石鹸がちゃんと減っている！）、給食は前向きに静かに食べるなど、新しい生活様式は定着してきています。マスクで顔が半分見えないため新入生の顔がなかなか覚えられないという教員もいるなど、やはり不便なものは不便です。授業も部活動もほぼ元の活動に戻り、日常生活ではしたたかに密を楽しんでいる生徒もいるなど、多くの生徒は柔軟に適応して元気に過ごしています。

一方で、休業をきっかけに登校を渋る生徒もいます。小学校入学以後、経験したことのない長期休業によって、自分にとって登校は苦痛なのだと気づいてしまったのだそうです。それでもやっぱり勉強は必要なんだろうな、と葛藤を続けています。

また、休業による進路や学習などの不安や親を直撃するコロナ解雇・コロナ倒産など社会情勢の悪化など、子どもたちを取り囲む状況は楽観できません。本当に大変なのは、むしろこれからなのだと思います。

V　私立学校の現場から
—— 新型コロナ・それぞれの現場の実態

川﨑晶子・法政大学第二中・高等学校教諭

はじめに

本校も3月初旬から休校し、2020年度入学式は実施できませんでした。私は、高校1年生の担任をしていますが、新入生との初対面は5月初旬に行ったオンライン面談時となりました。6月からの分散登校開始によって、学校での生活を少しずつ取り戻しているところです。

オンライン授業の取り組み

教材等は宅配し、4月中旬にGoogle Classroomのシステムを使ったオンライン学習の環境を整えました。時間割を新たに組み直し、課題が過多とならないよう教員間で情報共有に努めました。

5月実施の面談で一日の過ごし方を聞いたところ「9時ごろに配信された学習を昼ごろまで取り組み、午後は好きなことをして過ごす」など自分のリズムをつくれている生徒が8割ほどいました。とはいえ、真夜中に課題を提出している生徒も一定数いて、昼夜逆転生活をしている様子もうかがえました。家族とPCやタブレットを共有している生徒もいるため、自分で学習する時間を選べる環境は必要なことだったと思いますが、生活リズムを整えさせることが課題となりました。生徒の提出時や質問のメッセージは担当教員のスマートフォンにも通知が来ることを生徒にも伝え「先生も夜は休みたい」などと言いつつ、各教科も提出時間の注意を入れて配信しました。6月、生徒に直接感想を聞いたところZoomなどの授業より、自分の時間で何度も見返しながら取り組める学び方は好評のようでした。スマートフォンで学ぶ生徒も多く、長時間小さな画面を見つめさせるのは避けたいと思います。また、日常的にリモート授業に慣れていなければ、映像が途切れるなど不必要なストレスを与えていただろうと思います。

集団づくりの軸をHRで

集団づくりの観点では難しさがありました。分散登校が始まると、付属中学出身の女子生徒が自発的に率先してクラスに呼びかけつながろうとしたクラスもありました。私の担当クラスはそのような動きは出てこなかったため、休校中から発行していた学級通信を使ってクラス集団を育てるよう方針を立てました。

休校中のオンライン面談に先だって、全校生徒対象の「心模様アンケート」に取り組みました。Googleフォームで返信し、雨・曇り・晴れの三択で答えます。私のクラスでは晴れ7割弱、曇り3割、雨は若干名でした。面談では家庭での過ごし方や困っていることはないか話を聞くように努めました。雨と曇りを選んだ生徒の理由は「外に出られないことでもやもやする」「登校後に友人がつくれるか心配」「電車通学が心配」「レポート課題が難しい」など、不安に思っていることの多くは共通していました。個人が特定されないように配慮しつつ「みな似たような悩みや不安を抱えているのだな」と自分一人ではないと感じてもらえるような学級通信の紙面を作り、登校を楽しみに思ってもらえるように働きかけました。また、暑い中での登校にも耐えられるようなからだをつくるため、生活リズムを整えることを強調しました。

分散登校が始まると、初日に大教室で実施した全体HR以降は、常に出席番号前後半に分かれて生活しました。

夏休みに入るまでの間にGoogle Meetを使ったオンラインHRを4回実施しました。初回はクラスを4グループに分けて実施、自己紹介と「どのようなクラスにしたいか」「休校中にあったちょっといいこと」を報告してもらいました。グループ分けで注意した点は、

①前半・後半の生徒が適度に混ざっている

②付属中学出身者がどのグループにも同数程度いる

③面談で感じたリーダーシップを発揮できそうな生徒を各グループに配置する

などです。

事前に配布したシートにメモしながら話を聞くように指示、後日回収しました。生徒たちの反応はとても良かったです。描いた絵を手に持って見せてくれた生徒もいます。また、作ったハーバリウム・作った料理の写真・飼い始めたペット・感銘を受けた本などを実際に画面で紹介しつつスピーチしてくれました。生徒たちは、驚いたり拍手をしたりとても暖かい雰囲気で終えることができました。

分散登校が常態になると、クラスが合体した後の揺れや不協和音がどうなるか心配です。8月末から始まる2学期で全員集合することが待ち遠しいと思えるような仕掛けをつくるように、クラスの生徒たちと共に考え合いながら3回のオンラインHRを実施し、感想や改善点を意見集約し、学級通信で共有しました。

おわりに

6月、高校1年には「友だちができない」と悩んでいる生徒・保護者が複数名いることがわかりました。各担任は本校常設のカウンセリングルームと連携して面談・電話・メールによる相談を続けました。部活動が軌道に乗り始めた7月中頃には彼らにも笑顔が増え、家庭でも落ち着いて過ごすことができつつあるようです。例年見られる集団生活の中で生じる摩擦や不和は2学期以降の全体登校でどうなるか、今後注視が必要であると思っています。

Ⅵ 私立学校・保健室の現場から
── よりよい適応と進化を求めて

秋山聡美・成蹊小学校 養護教諭

適応と進化

　いまだ手探りの新型コロナウイルスと私たちの生活。否応なしに自分自身と向き合わせられ、既存の価値観を見直す機会を与えられました。そのなかで私は「適応と進化」を感じる場面に多く出会いました。これは進化ではないと言われるかもしれませんが、この危機を乗り越えようと行動し続けた私たちは、適応し進化をしているのだと思わずにはいられません。そのような2020年8月末現在の思いを書き記したいと思います。

やってみよう！動き出した大人たち

　本校では、政府による学校一斉休校要請を受け、3月から休校開始、4月からオンライン授業開始、6月から分散登校開始、7月から一斉登校開始という措置を行いました。保健室としては、感染予防対策などの他に、保護者への休校中生活健康アンケートの実施や希望児童対象に体を動かしたり遊んだりするオンライン保健室を開室しました。文章に記載すると随分スッキリした対応に感じますが、もちろん相当な労力が費やされました。学校が再開してからは、この判断は正しいのか、子どもを守ることができるのか、という不安と常に背中合わせでもあります。

　本校では子どもの遊びを大事にしているため、学校再開初日から遊具を使用した外遊びを許可しました。7月からは水泳授業も始めました。他校では実施しているところが少なかったのですが、しかるべき予防を行えば実施できるという判断をしました。感染予防も、教育・発達の保障もできる限りのことを行おうという思いが教職員のなかに強くうずまいていた結果でもあり

ました。そのなかで私が強く印象に残っているのは、「オンライン授業をやろう！」と決めてから、教員の目に輝きが戻ったことです。ベテランの先生も皆、子どもの意欲・関心を高める教材を新たに模索し始めました。大変だけど、楽しそうなのです。「ああ、先生なのだな」と感じました。私自身も、オンライン保健室で子どもと交流することは心の底から楽しい経験となりました。やるべきことが明確になることは、自分の存在価値を認識することにもなったのだと思います。そして、教員の元気はやはり子どもからもらえるのだと感じたのでした。

やわらかく純粋な子どもたち

　「マスクをしましょう」と言われると子どもはマスクをします。「暑いとき、苦しいときは外しましょう。距離をとっていればマスクは外しても良いです」と伝えても、のぼせた顔をしてマスクをつけている子が多くいます。大人のように「マスクなんて嫌だ！」という子はいませんでした。言われたとおりマスクをして、目の前の活動に夢中になります。マスクのことなんて忘れてしまうのです。状況判断の難しさを感じるとともに、なんて純粋で適応力があるのだろうと胸が詰まる思いになりました。それは、間違ったことを指導しても子どもはそのとおりにするのだろうという不安を感じたからです。子どもが正しく適応・進化できるように大人が環境を整えなくてはいけないと、背筋が伸びる思いになりました。

知って、伝えて、つながって

　「オンライン授業をしている子の親はとっても大変」「運動不足で子どもの睡眠が浅い」という養護教諭仲間や先輩教員などからの言葉をきっかけに、休

校中の「生活健康アンケート」「オンライン保健室」が生まれました。アンケートを他校で実施していると聞いたとき、皆がストレスを抱えていることはわかり切っており、自分は何をフィードバックできるのかと戸惑いました。しかし、具体的な大変さを会議で伝えると多くの教員が共感し、過度な授業にならないようにと取り組みが変わりました。自分も同じ気持ちだと気持ちを吐露する人もいました。相手を知るという基本を忘れていたと反省するとともに、状況を知るだけ、伝えるだけでも何かが変わるのだということを実感しました。知ること、伝えること、つながることで、よりよい適応と進化が促されるように感じたのです。

　また、子どもから「オンラインで友だちや先生の顔を見て、みんなが元気そうでほっとした」という言葉が届きました。感染症にかかっているのではないかとものすごく心配だったが、じっと我慢していたのです。知るだけで解決できる内容ですが、私立学校だとクラスメイトは近所におらず、子どもは自由に連絡を取り合うこともできません。実施したアンケートでは「休校中困っていることはありますか？」と質問に対して、最も多い回答は「友だちに会えないこと」の81.2％（560人）となりました。弱者である子どもだからこそ、彼らの社会を取り戻せるようなつながりが重要であると感じました。

歩み続ける子ども

　1学期終業日、5年生の男児が「よい夏を一！先生たちもコロナに気をつけてねー！」と元気に手を振って下校していきました。たくさんの我慢を強いられてきたにも関わらず、常に受け止め、前を向いてきた子どもたち。コロナ禍で育まれたたくましい心、思いやる心を抱く子どもの姿が、ここにありました。適応と進化を求めて、私たちも歩み続けたいと思います。

Ⅶ　学童保育の現場から
──社会不安と子どものこころ

飛鳥井祐貴・岩戸大矢部学童クラブ 施設長、放課後児童支援員（指導員）

学童保育の生活

私が勤める学童クラブには47名（1〜6年）が在籍しています。年度の節目の時期に、小学校の臨時休校が始まりました。感染拡大防止策の立案から徹底、人員配置や運営費の工夫、学校連携などさまざまな課題が山積していましたが、そのなかでも「子ども同士の密接さ」にどう対応するか、頭の痛い問題でした。学童保育での子どもの生活の中心は"あそび"。遊んでいる子どもたちは距離も近く「もう少し離れて遊んで」と声をかけても、しばらくするとまた近づき、じゃれ合うのです。集団生活の場において子ども同士の密接な状態を避けるのが難しい毎日でした。

根底に不安な気持ちが

メディアなど周りから感染拡大状況や死亡者数を聞くことが日常となり始めた4月。社会全体の先行きの見えない不安が影響しているのか、一人ひとりが、胸の内にある"不安"をいろいろな形で見せるようになっていました。

「はっきりしろ！」と喧嘩相手に執拗に迫るS君。モヤモヤしている気持ちをはっきりさせようとしているのか、我慢が続く生活のなかでの鬱憤を吐き出しているようにも見えます。暴れるSくんを止めると、その怒りの矛先が職員に向きます。「俺がどう思うかなんて、関係ないだろ！　俺のことなんか放っておけよ」。耳を傾けながら応対していると、S君は次第に冷静になる、その繰り返しでした。理由はさまざまですが、子ども同士のケンカも増え、またエスカレートする場面も多くなっていきました。

"感染"への不安も日に日に大きくなっていきました。「発熱で休む」という欠席連絡に職員が対応していると「○○君、熱は何度？」「学童閉めるの？」と不安そうに聞かれます。不安を煽らないようにするのですが心配そうな表情は変わりません。「感染したら嫌だから学童をお休みする」「マスクしてない子が校庭に来てる」「（感染者）増えたんでしょ？」と不安の声は毎日続いています。お父さんお母さんに「コロナが終わるまで死なないでね。お仕事頑張ってね」と言う子もいました。私たちは不安を少しでも和らげられるよう耳を傾け話をするのですが、私たち自身も不安を感じながらの対応が続きます。

自粛生活の中で

家庭で自粛していた子どもの変化を保護者から聞く機会もありました。

「ずいぶん食べるようになった」。今まで偏食だったA子がたくさん食べるようになり嬉しい反面、からだを動かす機会が減り、体重が増えていくのを心配されていました。「多分、ストレスだと思う。下の子や祖父母といる時間も長くて、気を遣っていた」とお母さん。

オンラインゲームでのトラブルも起きていました。「ゲームの中でチーミング（仲間外れに）されたから仕返しする」と喧嘩をするのです。半月もの間お互いに話もせずに、黙って仕返しする、陰で文句を言う、ばったり会ったときに唐突に嫌がらせをするのです。学童クラブに2人が戻ってきたときに、職員が間に入り、お互いの気持ちを伝える場を設けました。その後、相手の気持ちを知って安心したのか、関係も回復。お母さんは言います。「子どもは直接、顔を見てケンカするほうがいい」と。

過食、オンライントラブル……自粛生活が続き、離れて過ごしていたことの影響はいろいろとあるようです。

学校再開。変化についていけない

学校再開後、登校拒否の子や毎日の

ように「お腹がいたい」「眠い」と保健室に通う子どももいました。「頭が痛い」「具合悪くても横にさせてくれない」「ゲームやりたいから」と理由をつけて学校を休み続ける子もいました。今までそんな様子を見せたことがない子もいましたので、保護者も心配になります。

夜遅くまで起きていて昼まで寝ている生活が当たり前となっていた子もいました。1年生も「学校にいきたくない」と朝に泣き、放課後、学童クラブに帰ってきて宿題をする頃にはもう気力もなく、バタンと横になる子もいました。長期の臨時休校から学校生活への移行は想像以上に大きな変化のようです。7月も終わりに近づいた今でも、数人の子は学校へ行ったり休んだりを繰り返していますから、その影響は長期にわたりそうです。

保護者も不安や葛藤を抱える

働きながら子育てをしている保護者たちも子どもの生活リズムを戻そうとできる限り対応しているのですが、自身もコロナ禍での仕事の不安定さ、変化に戸惑い、その対応で一日が終わっていきます。感染拡大の最中に学童クラブに我が子を預けていることに後ろめたさを感じ、「申し訳ありません」と謝られる方もいました。「娘が元気ないのは、私がいろいろと不安を抱えているのが影響していると思う」と話をしてくれたお母さんもいます。子どもは「学童クラブに行きたい」と願っていても、働き方が変わり、在宅勤務がメインとなったことで学童保育を退所する家庭もありました。コロナ禍における保護者の生活状況の変化が、子どもに大きく影響しているのです。

コロナ禍以前から抱えていたそれぞれの悩みが顕著になったようにも感じます。子どもがのびのびと成長する環境に必要なものは何か、改めて確かめあいながら、実践していくときなのかもしれません。

VIII 保護者・子どもの声

やっぱり友だちっていいね！
福島藍倫・東京都 保護者

ステイホーム中の子どもの様子

私は、5歳・8歳の娘たちの子育てをしながら大学の研究室で事務の仕事に携わっています。春休み中、子どもたちは世田谷区立小学校の学童や保育園に通い、泥だらけで帰宅するという充実の日々のなかでの緊急事態宣言でした。突然のステイホーム生活が始まり、娘たちは急に友だちと遊べなくなったことに戸惑いと寂しさがあったようです。

長女は「いつから学校に行けるかな？」と一日が終わるたびにカレンダーに×印をつけ、子どもながらに自分で見通しを立てることで気持ちを保って過ごしているように見えました。私は私で、見えないコロナウイルスへの不安感を抱きつつ、3食の用意や家事など、正直なところ目の前の事をバタバタとこなすことであっという間の一日一日を過ごしていたように思います。

そんな生活が始まって早々の4月上旬、知り合いの別荘を借りられることになり、わが家は疎開さながら山梨県に生活の場を移すことになりました。子どもたちは学校や保育園に行けない寂しさを口にしつつ、それからの毎日は地面を這いつくばって野草や虫を探したりと、自然に囲まれ、のびのびと5月末までの期間を過ごしました。

5月に入ると、長女は週に一度小学校から課題を受け取り、翌週に提出するというサイクルの生活が始まりました。この頃には普段通っている習い事もオンラインに移行し、学校の宿題も動画を見るといった課題が多かったため、平日午前中の大半の時間は画面に向き合う生活を送っていたと思います。普段子どもがPCやタブレットを使うことに肯定的でない私は、この急な生活様式の変化に戸惑いつつも、都心から離れた環境にいながら何の不便もない生活にインターネットの利便性を再認識したことも確かです。コロナがきっかけでどこにいても授業や仕事ができるという概念が当たり前になった今、長女の様子を見ながら何とも複雑な思いでもありました。

長女がこうして宿題をするなどして過ごす間、最も試行錯誤だったのは当時4歳の次女との時間です。制作、ダンス、クッキングなど興味のあることを少しずつ遊びに取り入れ、一日家にいても飽きない工夫を凝らしましたが、こういった困り事はどこの家庭も同じだったようで、ママ友とラインで日々の過ごし方や各家庭で流行っている遊びなどの情報交換ができたことも、私にとっては大きな救いや助けとなりました。

保育園や小学校が再開してから、何人かのママ友と談話する機会がありました。ステイホーム中、家庭で保育することの大変さは一様に話題になりましたが、同時にじっくり子どもに向き合うきっかけになったというのが皆の共通意見です。そういった意味では、コロナによる影響は一概に困ったことばかりではなく、私たち親子にとっても、時間に縛られることなく一緒に過ごせる貴重な日々だったなと、今振り返ってみて思います。

東京に戻り、久々に登園できた日のことです。これまでは毎朝ぐずって涙を見せる次女でしたが、あまりにも先生やお友だちに会えるのが嬉しかったようで、その日を境に一切泣くことはなくなりました。今では私そっちのけで毎朝駆け込んで登園しています。同じく「やっぱり友だちがいるって学校は楽しいね〜」と帰ってきた長女の満面の笑顔も忘れられません。久々の再会で友だちがいることのありがたみや楽しさをからだと心で感じたのだと思います。私も、子どもにとっての友だちの存在の大きさを知るとともに、学校や保育園という場の大切さを改めて実感しました。

夏休みの今も、子どもたちはコロナと付き合いながら、学童や保育園に行くのがたまらなく楽しい様子で過ごしています。未だ制限のある生活が続いてはいますが、私も今こうして子どもたちが笑顔でいられる毎日に感謝して過ごしつつ、以前のように子どもたちが大声で笑って自由に遊べる日が一日も早く戻ることを願っています。

ある高校生の臨時休校中
노이 노도카・東京都私立高校3年生

自分と向き合えた時間

私は東京都在住、私立高校に通う17歳です。新型コロナウイルスの影響で私の通う学校は昨年度の3月から臨時休校となり、5月下旬の現在まで一度も学校に行っていません。

この休校によって、学年末考査がなくなりました。また、部活の3年生を送る会も、春合宿も、インターハイ予選もなくなってしまいました。これら部活のイベントは、どれも一生懸命に準備をしてきたので、「中止」が決まったときはやりきれず、気持ちも落ち込みました。

このように、今回の臨時休校で失ったものはとてもたくさんありました。ただ、新たに挑戦したこともありました。それは韓国語です。これまで習ってきた外国語は英語だけで、韓国語を

勉強しようと思ったことはありませんでした。きっかけは、自宅にあったハングル語の本と「この期間で勉強してみたら」という母の一言でした。最初にやったことは、ハングルの仕組みを覚えて、読み書きをすることでした。少し興味もあったことから、覚えるのには2日ほどしかかかりませんでした。そのあとは、ひたすら曲の歌詞を自分で書いてふりがなを振り、意味を訳しました。これだけでかなり語彙力が増していくのを感じました。また、意味がわからなくても、読んで調べられるようになりました。さらに、友だちの誕生日プレゼントとして、部活の仲間と作成したビデオメッセージでは、韓国語を使ってお祝いすることもできました。私自身も、2年前からK-POPや韓国ドラマに興味があり、好きなグループもいます。そのため、韓国語を勉強し、彼らが話している言葉や歌を理解できるようになりたいと興味をもって取り組めたことがここまで成長できた一つの要因だと思います。今では韓国語を勉強している時間を幸せに感じるし、語彙力が増していることを感じるたびにうれしくなります。休校期間中に韓国語の勉強を始めたことで、友だちに会えなかったり、自宅でしか過ごすことができないストレスだったりを忘れられる時間ができました。もし、韓国語の勉強を始めていなかったら、休校期間中の楽しみはなかったと思うし、韓国語を勉強したことでこれまで以上にK-POPが好きになりました。

私にとって今回の臨時休校は、今までできなかったことに挑戦することができた時間にもなりました。また、このように自分に向き合えるような時間がこれまでなかったことに気づく時間にもなりました。

コロナという見えない敵に負け続けることはつらい
杉村遼奈 · 三重県 私立高校1年生

コロナ禍での部活動

私は小学1年生から近くの小学校でミニバスケットボールを始めました。理由は大きなお姉さんたちと遊ぶことができてとても楽しかったからです。チームは全国大会出場を目指していたので練習はとても厳しかったのですが、上手くなりたくて、そして全国大会に行きたくて頑張りました。でも、小学6年生の最後の大会は東京都予選で負けてしまい、目標としていた大会に出場することができませんでした。このことがとても悔しくて「バスケットボールが強い中学校に行きたい」と思い学区外の中学へ入学しました。3年間必死で頑張り、関東大会3連覇、全国大会2連覇をすることができたことはとても嬉しかったです。いつもだと8月の全国大会が終わったら3年生は引退なのですが、今年からもう1つ新しい全国大会が3月に予定されていたので、東京都代表の選手として練習を続けていました。でも、コロナで中止になりました。中学卒業前にまたみんなでバスケができると楽しみにしていたし、第1回大会優勝を目指して頑張っていたので、「なんで……」という気持ちでいっぱいでした。

4月、親元を離れ、全国大会を目指す三重県の高校に入学しました。でも、何事にもやる気がおきず、新しい生活へ気持ちを切り替えることができないままでした。心配していた入学式はかろうじて行われ、翌日から学校へ行きバスケもする予定でしたが、私が住む愛知県が独自の緊急事態宣言を出したため学校へ行くことができなくなりました。電車での県外からの通学を学校が認めてくれなかったのです。大好きなバスケができない、家から出られない、どうしたらよいのかよくわかりませんでした。そんなときに両親が東京から様子を見に来てくれました。私は東京に帰りたくて仕方がなくて、泣きながら「一緒に連れて帰ってほしい」とお願いしました。高校の先生にも相談して帰ることができたときは、ほっとしました。東京でも家から出ることはできなかったけど、小学校や中学校の友だちとバスケットゴールがある公園で練習をしたり、多摩川をランニングしたりしました。さみしさがやわらぎ、このときは本当に楽しかったです。3月、4月と私に起こったことは、次のステージに向かわなければいけないと思いつつ、気持ちを変えることがとても難しかったです。あのまま東京に帰ることができなかったら、私は高校を辞めていたかもしれません。

今は大好きなバスケが思いっきりできています。この夏のインターハイは中止になりましたが、12月のウィンターカップという全国大会は、今のところ開催される予定です。こないだ三重県予選の組み合わせも決まりました。全国大会は東京開催なので必ず県予選に優勝し、そこで中学のときに一緒にプレイをしていた仲間たちの高校と対戦することが今の目標です。

最後に私の高校のバスケ部には3年生がいません。だから高校生活最後の大会に出場できずに引退する人たちはいません。しかし、私の兄は高校3年生です。最後の甲子園大会が中止になり、家で落ち込んでいる姿をみたら、とても心が痛くなりました。兄も小学生からずっと野球をしていて、甲子園に行きたいと寮に入り野球を頑張っていたからです。私の中学最後の大会の中止なんかより、もっともっとつらかったと思います。春から夏にかけて、いろいろなことを我慢することになりました。これ以上我慢することが続き、つらい思いをする人が増えないことを願います。

アスリートが声をあげられる未来
—— スポーツから子どもの虐待をなくすために

土井香苗 · 国際人権NGOヒューマン・ライツ・ウォッチ　日本代表
吉岡利代 · 上級プログラムオフィサー

はじめに

スポーツへの参加は、子どもがスポーツの楽しさを経験するとともに、心身の発達と成長の機会であるべきです。しかしながら日本では、スポーツのなかで子どもたちが暴力等の虐待を経験することがあまりにも多いのが現状です。

暴力は、一種の指導方法として日本のスポーツ界に深く根づいています。試合や競争で勝ち、個人の人格を向上させるためには不可欠とされ、指導者や保護者、また選手の間にすら、スポーツにおける体罰は有意義だという誤った考えが蔓延しています。そして結果的に、子どもたちが苦しんでいるのです。

ヒューマン・ライツ・ウォッチ（以下HRW）は1978年に設立された国際人権NGOで、世界約100カ国のさまざまな人権問題を調査し、その解決に向け各国政府や国際機関に提言を行う非営利組織です。東京五輪を1年後に控えた今年7月、調査報告書「『数えきれないほど叩かれて』：日本のスポーツにおける子どもの虐待」（全57頁）を発表し、日本のスポーツにおける体罰の歴史をたどるとともに、スポーツにおける子どもの虐待が、日本の学校スポーツ、競技団体傘下のスポーツ、トップレベルのスポーツを含め広く起きている実態を明らかにしました。本調査報告書および動画は下記のQRコードからご覧いただけます。

HRWは、2020年1月から6月にかけて、オリンピアンやパラリンピアンを含む、800

人以上（56人のインタビュー調査と、オンラインアンケート調査での757人の回答）から、子どものときのスポーツの体験を調査してまとめました。オンラインアンケート調査では、少なくとも50競技、45都道府県での経験についての回答がありました。また、スポーツにおける子どもの虐待に関する日本のニュース記事のモニタリング、競技団体の通報相談窓口の調査、研究者、ジャーナリスト、保護者、指導者へのインタビュー、政府や競技団体の関係者との面会も実施しました。

オンラインアンケートの全回答者757人（うち25歳未満は381人）のうち、スポーツにおける暴力等の経験があると回答したのは425人（うち25歳未満は175人）でした。25歳未満の人たちは、2013年の「スポーツ界における暴力行為根絶宣言」の発表時点で18歳未満の子どもでしたが、そうした25歳未満のアンケート回答者381人のうち46％が暴力等の実体験があると回答しました（図1）。スポーツの場でいまだに子どもたちが暴力・暴言等の被害を受けていることが明らかになったことは、深刻に

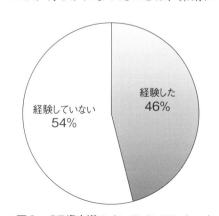

▲図1：25歳未満のオンラインアンケート回答者(381人)のうち、46％(175人)がスポーツにおける暴力等の実体験があると回答

捉えられるべきです。

調査結果（図2）

（1）殴る、はたく、蹴る、物で叩く等の行為

25歳未満のアンケート回答者381人のうち、19％がスポーツをやっていてぶたれた、殴られた、はたかれた、蹴られた、地面に殴り倒された、物で殴られた等の経験があると回答しました（図2-1）。

高校で野球部だったショウタ・Cさん（23歳、仮名）は、埼玉県の高校で監督に暴力を振るわれたときのことをこう述べました。「あごを殴られて、口の中が血だらけになりました。シャツの襟をつかまれ、身体を持ち上げられました。部員の9割が暴力を振るわれていました……。よく冗談を言い合っていましたよ。『まだ殴られてないのか。いつになったらお前の番なんだ』と。」

（2）過剰な食事の強要、水や食事の制限

25歳未満のアンケート回答者381人のうち、25％が過剰な量の食事を強制されたと答え（図2-2）、7％が競技中に十分な食事や水を与えられなかったと答えました（図2-3）。

モエ・Jさん（20歳、仮名）は、高校女子サッカー部時代に全国大会の決勝戦に出場しました。モエさんは中学校の顧問が、選手の動きが悪いと罰として水を飲ませないようにしていたとして「（全国大会の一試合で）8月の真夏にあるんですよ。前半で勝っていたけど内容が悪くて、ハーフタイムで、ベンチに戻ってきて、ラインに並べって言われて、ハーフタイム中ずっと走らされるとかはあって。水も飲まずに」と語りました。

（3）負傷中のトレーニングの強制、罰としての行き過ぎたトレーニング

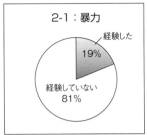
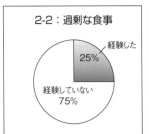
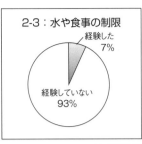
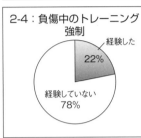
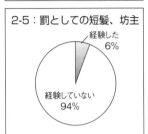
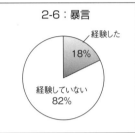

▲図2：25歳未満のオンラインアンケート回答者381人中における回答

25歳未満のアンケート回答者381人のうち、22％が負傷中にトレーニングを強制されたり、罰として行き過ぎたトレーニングをさせられたことがあると回答しました（**図2-4**）。

（4）罰としての短髪、坊主頭

25歳未満のアンケート回答者381人のうち、6％が、罰として髪を切られたり、坊主頭にさせられたことがあると回答しました（**図2-5**）。

たとえば、神奈川県の高校バスケットボール部員（18歳）は、「私の高校のサッカー部は下級生が何か問題を起こすと坊主にするといった……しきたりがありました。（練習への）遅刻や忘れ物などがその対象になるようでしたが、……（ある部員は）『見せしめ』として坊主にされ（ました）」と述べました。

（5）上級生からの暴力・暴言

HRW調査員は、チームメイト、とくに上級生からの暴力についての話も聞きました。アンケート調査で、加害者として最も頻繁にあがったのは指導者でしたが、次に多かったのは上級生・先輩でした。

（6）性虐待

25歳未満のアンケート回答者381人のなかで5人が、子どものときにスポーツをしていて性的暴行やセクシュアルハラスメントを受けたと回答しました。子どもの性虐待経験の報告は多くはありませんでしたが、日本でも世界でも、子どもの性虐待は通報が少ない犯罪で、問題の深刻さを正確に把握することは困難です。

（7）暴言

指導者からの言葉による虐待（暴言）を経験している選手もおり、きわめて深刻な結果となった事例もありました。25歳未満のアンケート回答者381人のうち、18％が暴言を受けた経験があると報告しました（**図2-6**）。

なにが問題か

調査で明らかになったこうした虐待は、子どもの虐待や体罰を禁止する日本の国内法、国際人権基準などに違反するものです。2010年代には、一連の改革が行われ、スポーツ基本法（2011年）、「スポーツ界における暴力行為根絶宣言」（2013年）、スポーツ庁の設置（2015年）、第2期スポーツ基本計画（2017年）、スポーツ庁「運動部活動の在り方に関する総合的なガイドライン」（2018年）、スポーツ庁「スポーツ団体ガバナンスコード〈中央競技団体向け〉及び〈一般スポーツ団体向け〉」（2019年）策定などが行われました。しかし、

いずれもスポーツをする子どもを虐待から守ることを十分に保障していません。

（1）違法と法律に明示されていない

スポーツにおける暴力が長い間指導方法として受け入れられてきたことを考えると、国内法が、スポーツにおける子どもの虐待を直接かつ明確に違法と明示することがきわめて重要です。2011年に制定されたスポーツ基本法は全35条からなり、日本のスポーツの目標と原則を示しています。同法の前文は、スポーツへの参加を「全ての人々の権利」としますが、暴行・暴言等の虐待を受けずにスポーツに参加する権利等、スポーツをする人の権利を具体的に明文化してはいません。このような明確な禁止の欠如および権限と責任が不明確な仕組は、スポーツにおける子どもへの虐待の適切な防止と対処ができないという、現在進行中の問題の核心にあります。

（2）アカウンタビリティ（責任追及）の欠如

加害者の責任がほとんど問われていないことも大きな問題です。HRWに経験を寄せてくれた800人超の人の中で、加害者が刑事罰を受けたと述べた人はおらず、子どものときにスポーツで暴力を受けたとしたアンケート回答者425人の中で、加害者に何らかの処分があったとしたのもわずか31人（7％）でした。運動部活動での虐待被害者とその家族の代理人を務めてきた経験のある草場裕之弁護士は「スポーツにおける子どもへの虐待が犯罪として扱われることはめったにない」と指摘し、その理由について「多少の暴力・暴言はスポーツの技術を向上させるためには必要・止むを得ないという考え方が、親にも子どもにも刷り込まれており、体罰を不当と感じない場合や不当と考えても第三者に告発してはならないと思う場合が少なくありません。仮に警

察に届け出ても、有罪の証拠がそろわないとして、捜査当局が立件・訴追を断念することも多い」と述べています。

（3）スポーツをする子どもの虐待対応に関する不明確な仕組み

また、スポーツにおいて子どもを虐待から保護するスポーツ団体の責任を明文化した法律もなく、対応の仕組みをどう整えるかは、個々のスポーツ団体に判断が委ねられています。組織体制が細分化しているために、日本にはスポーツ界全体を対象とした、スポーツをする子どもへの暴行・暴言等の虐待を認知、調査、処分する権限を行使するスポーツ機関が存在しません。スポーツ庁の権限は任意調査に限定され、懲罰や制裁を行う権限はありません。

（4）利用しにくい通報相談窓口

中央競技団体向けガバナンスコードでは、それぞれの中央競技団体が暴力等通報相談窓口を独自に構築するとされています。その結果、通報相談窓口に統一の手続や基準が存在せず、被害者が窓口を利用できる方法や時間、通報相談に必要な情報等に大きなばらつきがあるうえに、窓口の存在がほとんど知られていません。HRWがインタビューした人のうち、電話相談窓口等の仕組みについて、知っていると答えたのはたった1人でした。また、こうした通報相談窓口が完全に機能したとしても、調査担当者に、調査の目的と相反する忠誠心があるため、スポーツをする人が自分の参加するスポーツを統括する競技団体に虐待を相談することは難しいというのが、専門家の一致した見方です。

（5）今も不十分な指導者研修

インタビュー調査では、指導者の専門的な研修が必要との声もありました。しかし、そもそもスポーツ指導者の全体数を把握できないのが実態です。日本スポーツ協会が認定する資格をもつ

指導者（「公認スポーツ指導者」）は約18万人ですが、無資格指導者の数は不明です。2014年の報告によると、中学校の指導者の約90％と、高校の指導者の80％が、公認スポーツ指導者の資格をもっていないと推定されています。指導者研修は存在するものの、研修対象は公認指導者に限られています。

解決に向けた提言

明確で包括的な改革が、子どもを守るために必要であることは明白です。HRWの報告書には詳細な政策提言がありますが、その骨子をお知らせします。

（1）スポーツでの体罰・虐待の法律における明示的禁止

政府は、スポーツの指導方法としてのあらゆる形態の虐待を法律で明示的に禁止する必要があります。日本では子どもの虐待や体罰は違法で、この禁止はスポーツにも及ぶと解釈されていますが、このままでは不十分です。スポーツ基本法や児童虐待防止法の改正や新法制定などの方法で、スポーツにおける子どもに対する虐待・体罰を明文で禁止すべきです。

（2）スポーツにおける子どもの暴力・虐待に対処する独立した第三者機関の設立

そして、日本のスポーツにおける子どもの虐待への対処を任務とする独立した第三者機関として「日本セーフスポーツ・センター」（仮称）を設置することも急務です。そうした機関が、虐待の申し立てを確実に報告・追跡すること、被害を訴えた子どもや親へのしっかりした救済を行うこと、さらに虐待を行った指導者を特定して指導者ライセンスを取り消し、子どもへの虐待を防ぐことが求められます。

（3）第3期スポーツ基本計画に具体的な施策を明記

さらに、第3期スポーツ基本計画

（2022-26年度）で、スポーツをする子どもの暴行・暴言等の虐待からの保護をより重点的目標としてさらに強化して掲げ、これを実現するため、虐待を受けずにスポーツに参加する権利の明確化、指導者全員への虐待予防研修の義務づけ、通報の義務づけなどを含んだ具体的な施策を明記することも重要と考えます。

おわりに

これまで長い間、スポーツ界における子どもの人権はなおざりにされてきました。しかし、元競技者の虐待経験者が中心になり、子どもがスポーツをする権利、そして暴行・暴言等の虐待にさらされることなくスポーツをする権利を保障する世界的な動きが起きています。

欠点も少なくないとはいえ、最もよく知られた包括的なセーフスポーツのための組織と言えるのは2017年に設立された独立機関である「米国セーフスポーツセンター」（U.S. Center for SafeSport）でしょう。本センターは、米国オリンピック・パラリンピック委員会や中央競技団体内部での選手への虐待相談の調査にあたっています。初年度には4,000件以上の苦情申し立てがあり、その後も相談は増え続け、2018〜2019年には性的不適切行為の申し立てが55％増加しました。

HRW報告書の発表の翌月には、日本のスポーツにおけるハラスメントと虐待を重くみた国際オリンピック委員会（IOC）バッハ会長が、この問題の解決のため、日本オリンピック委員会（JOC）山下会長と会談したことが発表されました。東京五輪の1年延期により、日本政府と日本のスポーツ団体には、スポーツをする子どもへの虐待を防止し、加害者の責任を追及するための世界トップレベルの基準を設ける大きなチャンスが訪れていると言えるでしょう。

保護

便利な生活と子どもたちの健康
—— 子どもの環境保健から見えること

中山祥嗣・国立環境研究所 次長

西浜柚季子・国立環境研究所 特別研究員

急増する発達障害

アメリカでの調査では、1975年に5,000人に一人だった自閉症の診断数が、2009年には110人に一人に急増しました[1]。その原因として、診断力の向上や保護者などの関心の向上などが挙げられていますが、それでも増加の原因の半分は特定できていません。日本では、2012年に文部科学省が実施した調査で、「知的発達に遅れはないものの学習面又は行動面で著しい困難を示すとされた児童生徒の割合」は6.5%でした[2]。これは、40人学級であれば平均2～3人存在することを意味しています。また、6.5%というのは、15～16人に一人の割合ということです。がんの罹患率（ある時点でその病気になっている人の割合）は、年々増えていますが、それでも1985年では約266人に一人だったのが、2011年では約222人に一人と、ほんの少し増えただけです。罹患率で言えば、発達障害の割合のほうが、10倍以上高いことになります。

世界でも、日本でも、がん研究や再生医療研究、さらには遺伝情報を用いた精密医療（プレシジョン・メディシン；precision medicine）に、大きな研究費が投入されています。一方で、発達障害の急激な増加の原因を探るための研究は、まだ緒に就いたばかりで、研究費も十分ではなく、その分野の研究者も（少なくとも日本では）多くありません。もちろん、急増よりも、そもそもなぜ発達障害が起こっているのかを突き止めることの方が重要です。では、発達障害の原因は遺伝子研究で解明できるでしょうか。おそらくできません。1970年代からは、まだ一世代、多くて

も二世代しか経過していませんから、遺伝子が原因でこんなに増えるとは考えられません。では、何が原因なのでしょうか。多くの小児科専門医や研究者たちは「環境」がキーだと考えています。確かに、過去50年で子どもたちの育つ環境は急激に変化しています。私が子どもだった頃は「一人一台のコンピュータ」なんてありませんでした。

急激に変化する子どもたちの育つ環境

今から40年前というのは、私がちょうど小学校に入学した頃です。コンピュータなんて身の回りにはありませんでしたから、遊び相手は友だち同士です。田舎だったからかもしれませんが、学年の違う子どもたちが一緒に、外で暗くなるまで遊んでいました。日焼け止めを塗ったこともありませんでしたし、虫除けを塗ったこともありませんでした。とにかく、夕飯までに帰ってくれば（帰ってこなければ、大目玉ですが）、どこで何をしていようと、特に気にもされませんでした。

今はどうでしょうか。先の状況とは大きく変わっています。子どもたちは、プラスチックに囲まれて生活しています。40年前と比べて、子どもたちがさらされている化学物質の量は、圧倒的に多くなっています。夏は暑すぎて外に出られない日まであります。日焼け止め、虫除け、防水スプレー、液体ソープ等、体に直接触れるものもありますが、食事や部屋のほこりなどを通して体に入る化学物質も増えています。スマートフォンやタブレットなどのメディアへの曝露（さらされること）も増えています。それに、睡眠時間も短

くなっています（寝る子は育つとは良く言ったものです）。これらの環境（の変化）が、子どもたちの、そしてその子どもたちの子どもたちに、どのような影響を及ぼすのか、十分に調べられているわけではありません。

もちろん、この半世紀で、暮らしはとても便利になりました。食べ物も長持ちするようになりましたし、世界中簡単に行けるようになりましたし、学校の勉強だって、学校に行かなくてもできるようになりました。みんな世の中のためと思い、誰かを傷つけようとしているわけではありません。でも、私たちが便利さを求めた結果、回り回って私たち自身や次の世代に影響を及ぼす結果になっているのです。実際に、これから述べるようなことが身の回りでも起こっています。

化学物質と子どもたちの健康

化学物質の健康影響といえば、水俣病やイタイイタイ病を思い浮かべられるかもしれません。あるいは四日市ぜん息もそうですが、これらはいわゆる「公害」と呼ばれ、1950年代から1960年代にかけて起こりました。その後、対策がなされ、現在ではこのような大規模で重篤な化学物質の健康影響は見られなくなりました。職業における化学物質使用による健康被害は、今でも起こっていますが、それは他稿に譲り、本稿では、普通の人が普通に生活していて曝露する化学物質の影響について取り上げます。「この時代に、この日本で、そんなのあるわけないよ」という方も多いかもしれません。しかしながら、上に例をあげた子どもたちへの影響を考えると、実は大きな影響があることが、近年の研究でわかってきています。

たとえば、メチル水銀という物質は、水俣病の原因になった物質ですが、そ

のときよりもはるかに低い濃度で子どもの発達に影響があることがわかっています。分娩時の母親の毛髪中メチル水銀が1μg/g増加すると、生まれてくる子どものIQ（知能指数）が平均で0.7下がるという報告があります[3]。また、家具や家電製品、建材には、それらを燃えにくくし、火災や延焼を防ぐ目的の薬剤が含まれています。これを難燃剤と言います。身の回りでは、「防炎」ラベルのついたカーテンやカーペット、コンピュータやテレビに使われているプラスチックやゴム剤に含まれています。難燃剤の一つに臭素系難燃剤があり、脳や甲状腺に影響し、子どもの発達に影響することが報告されています[4]。妊娠中の母親の血中難燃剤（BDE-153）が10倍増加すると、子どものIQが平均で8.1下がるという報告です。普段よく使用するプラスチック製品に含まれているフタル酸（プラスチックを柔らかくするために使用）や、殺菌作用のある液体石けんに含まれるトリクロサンは、妊娠中の母親の尿中濃度が10倍増加すると、生まれた子どものIQがそれぞれ平均1.3および4.5下がるという報告もあります[5],[6]。重金属の一つであるカドミウムや鉛については、出生体重（妊娠週数を考慮したうえで）に対する影響が報告されています。妊娠中の母親の血中カドミウムが0.907ng/g（10億分の1）増えるごとに、出生体重が平均16g減り[7]、血中鉛が1μg/dl増えるごとに54g減ると報告されています[8]。

社会的・経済的インパクト

さて、上述した化学物質の影響について、どのように考えれば良いでしょうか。IQが0.7や1.3や4.5下がるということは、どういうことでしょうか。生まれたときの体重が54g小さいことで、何が起こるでしょうか。たとえばIQ100の人（平均的な人）のIQが5下がっても、まったく気づかないレベルです。出生体重が3,000g（平均的な日本人の子ども）から50gほど下がっても、その子に

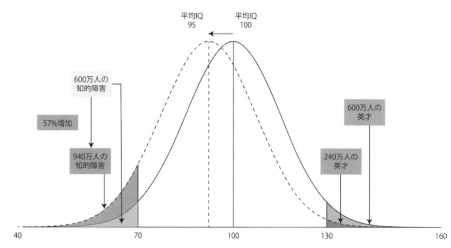

▲図1：国民全員（1億人）のIQが5下がったときの影響

は何も影響はありません。一人一人への影響は、ほとんど無視できる大きさです。ならば、何も心配いらないかというと、そうではありません。一人一人の子どもにとっては、目に見えない違いでも、日本の子ども全部を合わせると、実は無視できない影響があるのです。

IQは平均が100（標準偏差が10）になる指数で、70以下が知的障害とされています。国民全体の人数を1億人とすると、知的障害に分類される人は約600万人いることになります（図1）。このとき、全員のIQが5下がると、図1のグラフが左にずれて、左側のグレーで塗られた部分（知的障害）が1.6倍に増えます。同時に、英才（右側のグレーで塗られた部分）は半分以下になります。このように、一人一人は感じない影響でも、全体では大きな影響として現れます。出生体重の低下も同様です。出生体重が減少するとIQが減少するだけでなく、さまざまな疾患のリスクにもなり、たった50gの減少でも、国全体ではとても大きな影響になります。

これらの影響は、社会的インパクトに加えて、経済的な影響もあります。アメリカやヨーロッパで、上に述べた物質をふくむ「内分泌かく乱物質」による経済損失が見積もられています[9],[10]。それによると、内分泌かく乱物質による発達障害（IQ低下を含む）により、アメリカでは、少なく見積もっても、年間

3400億ドル（1ドル110円として換算すると、約37兆円）、GDP（国民総生産）にして2.33％の減少があると報告されています。一方、ヨーロッパでは、年間1570億ユーロ（約24兆円）、GDPにして1.25％の損失と見積もられています。日本の2020年度政府予算が約102兆円で、そのうち社会保障費が約36兆円です。GDPの実質成長率は、2018年度が0.3％、2019年度が0.9％でした。これは巨大な額であり、経済的には大きな損失です。一人一人の影響は目に見えなくても、国のレベルになると大きな影響として現れるのです。「この日本で、化学物質の影響なんてあるわけない」とは、決して言えないのです。

化学物質の影響を調査する疫学調査

「え、化学物質って安全を確かめた上で、使用が許可されているんじゃないの」と思われた方も多いかもしれません。確かにそのような仕組みはあります。日本でも1973年制定の「化学物質の審査及び製造等の規制に関する法律（いわゆる化審法）」で、新規の化学物質の製造又は輸入に際しては、事前にその化学物質が難分解性等の性状を有するかどうかを審査し、その有する性状等に応じ、化学物質の製造、輸入、使用等について必要な規制を行うこととされています。しかしながら、これまで述べてきたような、子どもた

ちの発達への影響等については、十分に調べられているわけではありません。特に、お母さんやお父さんの化学物質曝露による子どもたちの精神神経発達への影響については、その調査に長い年月がかかること、たばこや生活習慣などの影響と区別して化学物質の影響を調べるためには、大人数（数万人〜数百万人規模）の調査が必要なこと、したがって多額の予算が必要なことから、化学物質を製造する企業にも義務づけられていません。そんななかで、日本でも世界でも、化学物質が子どもたちに及ぼす影響について、実際に子どもたちを観察して調べる疫学調査が行われてきました。ただ、ほとんどが数百人から数千人規模の調査で、影響があるという結果であったり、影響は見られなかったという結果であったり、結論が一定でない場合が多いのも現状です。

そこで、環境省では、日本全国で10万人の妊婦さんを集め、妊娠期間中から母親や父親の化学物質曝露を調査し、その子どもたちへの影響を調べる調査を、2011年から実施しています。調査は、子どもの健康と環境に関する全国調査（エコチル調査）と呼ばれ、国立環境研究所が中心となり、全国15のユニットセンター（大学等）を拠点として、実施しています。エコチル調査は、何よりもその規模の大きさが特徴で、また、化学物質の影響を調べるために、母親、父親に加え、子どもたちからも生体試料（血液や尿、母乳、毛髪など）を採取し、測定していることは、世界からも注目されています。エコチル調査が始まって、10年が経過し、やっとその成果が出始め、妊娠期間中の喫煙や重金属曝露の影響が発表されてきました。これから、さまざまな化学物質についての解析が行われますので、この数年間でたくさんの成果が出ると期待しています。

一方で、エコチル調査は、子どもたちが13歳になるまで追跡調査すること

になっていますが、たとえば、化粧品等の防腐剤として使われるパラベン類のように、人の生殖機能に影響を及ぼす可能性が指摘されている化学物質もあります。日本でも、20歳前後の女性の尿中パラベン類濃度が増加すると、月経周期が20％短くなることが報告されています[11]。月経周期が短くなると、受胎確率が下がるとも報告されていることから[12]、パラベン類に多くさらされることで、赤ちゃんができにくくなる可能性があります。したがって、エコチル調査は、日本学術会議の提言[13]にもあるように、少なくとも対象の子どもたちが、次の世代を産むまでは継続する必要があると考えています。

未来のいのちを守る

がんで人類は滅びません。ほとんどのがんは、生殖が終わった後に罹るからです。化学物質の子どもたちへの影響は、年間の社会保障費に匹敵する経済負荷があります。それだけでなく、人類の存続にも関わります。化学物質の影響は、それほど大きいのです。では、打つ手はないのでしょうか。まずは、私たち科学者の責任として、証拠を積み上げることが重要です。そのうえで、社会を変えることが必要です。竹の葉で弁当を包む時代に戻ることはできないですから、より安全な物質を選んで利用する社会を作る必要があります。科学者のもう一つの責任は、知り得た証拠について、市民とコミュニケーションし、よりよく知っていただくことで、未来の世代にとって安全な社会を作ることです。これは、「環境保健」という科学（science）と行為（art）の役割です。

本稿では、妊娠期間中の化学物質曝露の影響を多く取り上げましたが、小学・中学・高校生の間の曝露の影響については、調査もほとんど行われていない状況です。私たちのグループでは、学校の環境（建物や給食も全部含む）も重要だと考えています。養護教諭の先生が中心となって学校保健が行われ

ていますが、その中に是非「環境保健」を取り入れたいと思います。学校環境保健によって、未来の世代を守りたいと考えています。

［引用文献］
1) Weintraub K. The prevalence puzzle: Autism counts. Nature. 2011; 479: 22–4.
2) 文部科学省初等中等教育局特別支援教育課. 通常の学級に在籍する発達障害の可能性のある特別な教育的支援を必要とする児童生徒に関する調査結果について. 2012 https://www.mext.go.jp/a_menu/shotou/tokubetu/material/__icsFiles/afieldfile/2012/12/10/1328729_01.pdf.
3) Cohen JT, Bellinger DC, Shaywitz BA. A quantitative analysis of prenatal methyl mercury exposure and cognitive development. Am. J. Prev. Med. 2005; 29: 353-353.e24.
4) Vuong AM, Yolton K, Xie C, et al. Childhood polybrominated diphenyl ether (PBDE) exposure and neurobehavior in children at 8 years. Environ Res 2017; 158: 677–84.
5) van den Dries MA, Guxens M, Spaan S, et al. Phthalate and bisphenol exposure during pregnancy and offspring nonverbal IQ. Environ Health Perspect 2020; 128: 1–13.
6) Jackson-Browne MS, Papandonatos GD, Chen A, et al. Identifying Vulnerable Periods of Neurotoxicity to Triclosan Exposure in Children. Environ Health Perspect 2018; 126: 057001.
7) Inadera H, Takamori A, Matsumura K, et al. Association of blood cadmium levels in pregnant women with infant birth size and small for gestational age infants: The Japan Environment and Children's Study. Environ Res 2020; : 110007.
8) Goto Y, Mandai M, Nakayama T, et al. Association of prenatal maternal blood lead levels with birth outcomes in the Japan Environment and Children's Study (JECS): a nationwide birth cohort study. Int J Epidemiol; : In Press.
9) Attina TM, Hauser R, Sathyanarayana S, et al. Exposure to endocrine-disrupting chemicals in the USA: a population-based disease burden and cost analysis. Lancet Diabetes Endocrinol 2016; 4: 996–1003.
10) Trasande L, Zoeller RT, Hass U, et al. Estimating burden and disease costs of exposure to endocrine-disrupting chemicals in the European Union. J Clin Endocrinol Metab 2015; 100: 1245–55.
11) Nishihama Y, Yoshinaga J, Iida A, et al. Association between paraben exposure and menstrual cycle in female university students in Japan. Reprod Toxicol 2016; 63: 107–13.
12) Wise LA, Mikkelsen EM, Rothman KJ, et al. A prospective cohort study of menstrual characteristics and time to pregnancy. Am J Epidemiol 2011; 174: 701–9.
13) 日本学術会議. 提言：生活習慣病予防のための良好な成育環境・生活習慣の確保に係る基盤づくりと教育の重要性. 2020 http://www.scj.go.jp/ja/info/kohyo/pdf/kohyo-24-t293-3.pdf.

商品化される子どもたち
── 進むエデュケーショナル・マルトリートメント

武田信子・元武蔵大学 教授、臨床心理士

成功する個人を育てる教育

現在、アメリカ合衆国などの資本主義国では、教育は、経済的価値の高い「成功した個人」を育てるためのきわめて個人的なものとなっています(Labaree, 2010)。日本も例外ではありません。

OECDは、2003年、現代人に必要な能力としてキー・コンピテンシーを提示しました。ある専門分野で高いパフォーマンスをあげる能力を要素に分解して専門職育成に活用するために開発されたコンピテンシーという概念(McClelland, 1973)が、おもに経済的観点からの人材の育成指標の作成に用いられ、さらに国家が一般の子どもをより高い価値のある人間に育てるための指標を作る際に用いられたのです。

キー・コンピテンシーは、個人の成功と社会の発展の双方に価値があり、さまざまな状況における複雑な課題に応えることができ、全ての人にとって重要な汎用的能力とされています。

人の存在価値

しかしたとえば、重度重複障がい者や頑固な気質をもった職人さんは、これらのコンピテンシーの有無とは関係なく存在そのものが深く大きい意味をもっています。公教育はすべての子どもたちの将来の可能性を追究しますが、どこに向かって育てるのかという点において、グローバル人材の育成モデルを全員に当てはめることに対して、私たちはセンシティブかつ慎重である必要があると思います。

つまり教育においては、このようなコンピテンシーをもたない、もち得ない人々も尊重される視点が必要であるということです。しかし実際のところ、

たとえば特別支援学校の生徒たちや学力不足と言われる生徒たちが、理解できない教科学習に「学齢相当の教科書を用いて」時間を割いているのは何のためでしょうか。そもそも学校教育の目的が「本人の実質的成長」になっていないのではないでしょうか。子どもたちは、社会で生活していくために役立つ力を卒業までに身につけることが必要です。一人一人に必要な学習内容を検討する必要があるでしょう。

個人単位で捉えられない教育成果

また、社会には、経済的価値を生み出す仕事についている人たちもいれば、そうではないけれど社会に存在すること自体に意味のある人たちもいます。人生の時期や期間によってもその仕事の仕方や割合はさまざまです。たとえば子育て中の親は、その間に給料を得ることはないかもしれませんが、社会にとって重要な活動をしています。

したがって、経済的価値を生み出す人たちは、教育によって得た力を自分のためだけでなく社会全体への貢献のために使えるようになることが求められるでしょう。社会全体の安定は、個人主義では成り立たないのです。

「競争：生き抜く力」か「共創：共に生きる力」か

さて、キー・コンピテンシーが示されたのとほぼ同時に、文部科学省は子どもが身に着けるべき力を「生きる力」という言葉で表現しました(文部科学省, 2002)。

当初の意図はどうであったにせよ、人々は「(人と共に得意を活かし不足を補いながら)生きる力」というよりは「勝ち組・負け組」(現代用語の基礎知識

選2006年ユーキャン新語・流行語大賞ノミネート)という言葉に象徴されるような個人や国家の自立と競争の側面を取り上げて議論しました。実際、「生きる力」は、具体的には「社会を生き抜く力」とも表現されました(平成26年度文部科学省中央教育審議会初等中等教育分科会第99回配布資料)。「社会を生き抜く力」の解説には協働という言葉も見られますが、日々の生活を皆で助け合いながらコツコツと丁寧に「共に生きる」国民ではもう将来の変化に耐えられない、協働も目的に向かってする協働であり、誰かと競争して勝つ力、あるいは国が他の国と競争して勝つためのリーダー的な人材の育成が必要だと強調しているようです。

子どもの幸せを願う親

そもそも日本では明治時代以降、男子に関しては立身治産昌業(出世と財産管理と商売繁盛)が教育の合言葉であって、それは今に至っています。多産の時にはそれでも全員が学力優秀に育つということは今ほどには求められておらず、後継ぎとして期待された長男以外はさまざまな立場で社会を構成していました。

しかし、核家族化、少子化、産業の高度化が進行し経済格差が広がるなかで、多くの親は子どもが将来安定した生活を送れるか不安に思うようになりました。先行き不透明な社会に対して子どもの幸せをどう実現すればいいのかわからないのです。今や多くの大人たちが、子どもは少しでも安心できるように、学力や運動能力を上げ、資格を取っておいたほうがいいと考えます。

そうして子どもたちは、中学入学の頃からまるで商品のように並べられる

ようになりました。一定の規格で選別され、その価値によって違うベルトに乗せられて出荷されていくようです。

子どもたちの反応

大人の強い期待を受けた子どもたちの中には期待に応えられる優等生たちもいますが、一攫千金や詐欺、嘘の横行する大人社会の情報がメディアから日々流れてくる時代に、努力や真面目さの意義に疑念を抱いて一過性の楽しさや盛り上がりを求める子どもたちが出てくるのは必然でしょう。なかには「関係ない、うぜ〜」と反発したり、「無気力・無関心」に陥っていったりする子どもたちも現れました。大人社会や学校教育に反発するエネルギーのある子どもたちが校内暴力などを起こしたのは一時期で、その後は全体として子どもたちが大人しくなって、不登校、引きこもり、陰湿ないじめの数が増え、自殺が低年齢化しています。

家庭における教育虐待の問題化

さて、一方で家庭教育を見てみると、地域社会があった頃は「親は無くとも子は育つ」と言われましたが、地域社会の子育て機能が失われ、家庭がその全責任を負うようになり、親の社会経済的地位や年収が子どもの学力と相関するという研究（JELS2003）も発表されて、ことはより深刻になっています。

親の経済状況や育て方が子どもの学力格差や育ち方につながると聞けば、親は何とか子どもにお金や手間をかけてより良い環境で子どもを育てたいと思うでしょう。より早い時期からのお受験や塾通い、スポーツチームや英語教室通いなど、競争的な環境は低年齢化していきました。近年、登場した中高一貫校にはよりよい学習環境を求める受験生が殺到し、日本各地で中学受験の低年齢化、激化、親による子の教育虐待（武田, 2019）の現象が悪化する結果を生んでいます。

教育成果への先行投資

親は、学校の機能に、より子どもの学力向上、受験への配慮を求めるようになりました。偏差値でランキングされ、合格者数の多い学校に受験生が集まる状況のなかでは、点が取れる教育を推進することが大切になります。学力もスポーツも成績でクラス分けされることが珍しくなく、教師も子どもたちの成績を気にかけなければなりません。

百マス計算のように丸暗記であってもテストで点が取れることが大切になり、PISAテストでさえ、国として順位を上げるために「思考力を測る問題の対策」が考えられるようになったのです。

子どもに教育投資するため、親は団らんの時間を減らして長時間労働、共働きし、教育ローンを組み、最終的にはその成果を、成人後に「優れた子を育てた親」というラベルを得ることで回収しようとすることにもなります。受験に成功した子をもつ親による子育て指南書が何万部も売れる一方で、成人を過ぎたタレントが問題を起こすと育てた親が糾弾され謝罪するという現象も生まれました。

望ましい将来への前提条件
としての進学

一方、教育格差の指摘から貧困層の子どもたちへの学習支援が盛んになりました。これには正負の両面があります。生活環境が不十分な子どもたちに対し、放課後（課業から放たれた後）にさらに勉強して学力を上げることが善とされ、温かく落ち着いた家庭生活やそこからこぼれた子どもたちも包み込む地域生活を送ることへの支援よりも、その子どもが学力向上し受験に成功し貧困の連鎖から抜け出すことに力点が置かれます。子どもたちは一日のほとんどの時間を、学校と学習支援通いに取られてしまいます。学習支援は、

学校で要求される学力が低ければ、良い学校に進学しなければ、将来良い生活は送れないという社会が暗黙の前提なのです。その対処だけでは、さまざまな理由で勝ち組に行きつくことのできない人たちにとっての生き辛さが自明の理として固定化されかねません。実際には心あるスタッフに接することができる環境は子どもたちに安心を与えていると思われますが、学習支援のためなら資金が集まるというのは問題含みと指摘しておかなくてはならないでしょう。

このように、知識基盤社会、情報化社会、高度化社会に取り残されないようにと生活の中での学校や教育の重みが増し、そこにうまく乗り続けること、適応すること、中で良い成果を上げることが子どもたちに求められ、そこから外れて生きることが普通の子どもたちにとって難しいことになってしまったのです。

非認知能力への関心

さて、そのようななかで、最近は新しい動きがあります。学力だけではどうも人としての発達に問題があるらしいとようやく人々が気づき始めたのです。日本でもヘックマンの非認知能力を紹介した書籍（中室, 2015）が注目を浴びるようになりました。そして今度は「遊びを通じて非認知能力の高い、思考能力やコミュニケーション能力に秀でた真に優れた子どもを育てよう」という流れが生じ始めました。

「楽しく遊ばせる」ことで、子どもの発達を促し、将来高く売れる人間を作ろうという大人の思惑が、これらの活動の中に見え隠れするのです。子どもたちは、先が見える賢明な大人たちによって、一日の大半を「（○○の）ためにプログラミングされたさまざまな優れた活動」をして「楽しく有意義に」過ごすよう促されるわけです。

遊びの知育プログラム化

この傾向は乳幼児の子育てにも影響を及ぼしています。2011年の東日本大震災後、放射線の影響を受けにくい屋内型の大きな遊び場が行政主導の民間委託でつくられるようになりました。親子で車に乗って出かけていくそれらの遊び場には高価な大型遊具が据え付けられ、遊びを指導しさまざまな力を育成し安全を管理するスタッフが配置されています。あと10分間遊びたいというときその延長料金を100円取るところもあります。遊びは子どもの成長のための知育プログラムになりました。空き地や道路が遊び場でなくなり、家の周りで自由に遊ぶことが難しい今、遊ぶ環境も親が金で買う時代になりつつあるのです。

さらに管理に向かう大人たち

かつて町の中で自由に遊んでいた子どもたちは、今は道路の危険と空き地の宅地化によって、幼保こども園、放課後こども教室や学童保育といういわばゲイテッド・コミュニティ（門によって外部と隔てられ、中にいる特権階級の安全を確保する生活の場）に囲い込まれました。安全な屋内に留まって遊び、帰りは地域との関わりもなく一目散に帰宅することを余儀なくされています。

遊びまでも管理されるようになった子どもたちは、モバイル機器のなかに、大人の目の届かない自由で主体的になれ、他者と交流できる居場所を見つけ、そのなかで探求心を満たし達成感を得ています。そこには依存の問題が隠れているのですが、その危険についての十分な情報は子どもたちに伝えられていません。

エデュケーショナル・マルトリートメント

さて、子どもたちが自分の生きる世界を理解し把握するために学びたいという、真の人としての成長発達のニーズではなく、将来への不安や欲望から強制的に学ばせられる状態のことを、私はエデュケーショナル・マルトリートメントと名付けました（武田, 2019他）。社会全体の歪んだ教育観によって大人たちから子どもたちに不適切な行為が強いられている状況を示す言葉です。

マルトリートメントというのは言い過ぎではないかという指摘がありますので、一つ象徴的な事象をあげておきましょう。新学期が始まる日の自殺数の多さです（厚生労働省平成27年度版自殺白書）。学校に行くということが、子どもたちに死に匹敵する恐怖感や不安感とつながっている原因を、特定の生徒とその仲間によるいじめのみに原因があると帰結するのは短絡的でしょう。そこにはいじめを生みだし容認する学校教育や社会の価値観、社会システムの構造的な問題があるからです。

国連子どもの権利条約第31条「子どもの遊ぶ権利」の解説である『ジェネラルコメントNo.17』に照らしてみても日本の教育は「マルトリートメント」の状況にあると言えるのではないかと思います。

管理と監視の日常生活

加えて、今やコロナ禍による外出自粛とソーシャルディスタンスが子どもたちをリアルで多様な人間関係から遠ざけ、子どもたちから自由な遊びを剥奪し、到底容認できない理不尽さを受け入れるように強いています。先生たちは、子どもの学習が止まることで学習指導要領の内容を終わらせられないとしたら被教育権を脅かすのではないか、親たちは、受験に不利になって将来の安定を失うのではないかと不安を募らせ「学びを止めるな」と焦ります。

しかし学びというものは簡単に止まるものではなく、人生は長く、人はいつでも生涯を通して学べるはずです。今この時期に「学校で教科書の内容を皆と同じ進度で勉強しなければ受験に間に合わない」ことが重大問題になってしまうのはなぜでしょうか。やはり商品としての子どもたちの仕上がりが、一斉出荷時期に間に合わないということなのではないでしょうか。

精神も身体も追い込まれて

最新のユニセフ調査（2020）の結果で、日本の子どもたちのメンタルヘルスは参加38カ国中37位です。身体的健康は1位なのですが、「日本の多くの子どもたちは虐待を受けている子どもたちと同じ身体症状を呈している」（野井, 2019）という指摘もあります。これはなぜなのでしょうか。このような結果が出ても看過してしまう大人たちの「常識や感覚や価値観」が、子どもたちを追い詰めるさまざまな問題の原因ではないかと、今一度私たちは問いかける必要があるでしょう。

[参考文献および注]

国連児童基金（ユニセフ）2020『レポートカード16－子どもたちに影響する世界：先進国の子どもの幸福度を形作るものは何か（原題：Worlds of Influence: Understanding what shapes child well-being in rich countries）』

Labaree, D.F., 2012 "Someone Has to Fail: The Zero-Sum Game of Public Schooling" Harvard University Press（『教育依存社会アメリカ──学校改革の大義と現実』倉石一郎・小林美文訳 2018 岩波書店）

McClelland, D.C., 1973 "Testing Competence Rather Than 'Intelligence'" January American psychologist

耳塚寛明・諸田裕子 2003 学力・学歴・進路: JELS2003 (1)（学力と進路）

文部科学省 2002 次期学習指導要領等に向けたこれまでの審議のまとめ補足資料 https://www.mext.go.jp/content/1377021_4_2.pdf

中室牧子 2015「学力」の経済学 ディスカバートゥエンティワン

野井真吾 2019「国連子どもの権利委員会」に届けられた「子どものからだと心・連絡会議」の議論 子どものからだと心 白書2019 ブックハウスHD

武田信子 2019 教育虐待（エデュケーショナル・マルトリートメント）https://note.com/nobukot/n/n6e61aa5b71ce

立田慶裕監訳『キー・コンピテンシー』2006, 明石書店

性の多様性を学校でどう教えるか
── 子どもたちが性の多様性をおおらかに、ポジティブに受けとめる授業づくりのために

小野アンリ・Proud Futures 共同代表

はじめに

　昨今のLGBTQ+を取り巻く社会の変化から、性の多様性を授業で扱う学校も増えてきています。しかし一方で、授業をするにあたって不安を感じていたり、なかなか一歩踏み出せなかったりという先生たちのお悩みを聞くことも増えてきました。そこで、これまで学校現場での研修や実際の授業づくりを先生たちと行い、数多くの実践を見てきた中で得た知見を生かし、これから授業実践に臨もうとしている先生たちが授業づくりの参考にするためのチェックリストと解説を作成しました。

授業づくりの基本的な考え方

　性の多様性を扱う授業は、子どもが「性のあり方は多様で本来それぞれに優劣はないはずなのに、今の社会では不利益を被る性のあり方がある」と気づき、「そんなのおかしいから変えていきたい」と考えられるような授業にすることをおすすめします。

　これまでの授業実践によく見られたのは、「『私たち』には気にもならないようなことで傷つき大変な思いをしているかわいそうなLGBTの人たちがいること」を知り、「もし出会ったら思いやりをもって優しくしてあげよう」という気持ちをもたせるというような方向性のものでした。このような学習は、

・LGBTQ＋のことを下に見る価値観を温存し、強化する
・性の多様性をマイノリティのなかのものと小さく捉えさせる
・多くの子どもにとって自分とは無関係なものという印象を与える
・LGBTQ+の子どもが、自分の性のあり方に自信をもてない

ということにつながりかねないため、授業の方向性を転換させ、すべての子どもたちが性の多様性をおおらかに、ポジティブに受けとめられるような授業を目指してほしいというのが私の願いです。

　授業の内容を考える際は、

・多数派とされる性のあり方でさえ、実際は多様であるという点を含めること
・「レズビアンは～」などの用語の説明をして終わりではなく、その人たちの生身の人間としてのストーリーに触れる場面を設定すること（辛い部分だけでなく、ポジティブさも感じられる話も含まれたインタビュー動画がおすすめ）

に留意するとより学習効果の高い授業にすることができます。

　実態として子どもの知識が不足している場合は、活動的な授業にするためのアクティビティを含めようとしても、ほとんど何も知らないことについてあれこれ話して、あまり深まらない可能性があります。知識が不足している場合は、性の多様性に関する知識を得る機会とすることに重点を置きましょう。また特に就学前や小学校低学年の子どもたちへの取り組みについては、こちらの記事をご参照ください。
「低学年の心に自然にゆきわたる性の多様性の伝え方」http://kyoiku.sho.jp/33691/

授業づくりで先生自身の心構え

　先生が安心な気持ちで授業に臨めると、子どもも落ち着いて学習ができます。対応フレーズはいくつか準備し、何度か言う練習をしておくとスムーズに使えます。

☐ **性の多様性について自分でも調べ、知識を得ているか**

　知識に不安がある場合は、子どもを対象に出版されている書籍を読むと、子どもへの伝え方の参考にもなります。おすすめは、『『ふつう』ってなんだ LGBTについて知る本』（学研プラス）です。

　また、自分の中にまだ性の多様性に対する偏見や悪い印象があると感じる場合は、映画やドラマや漫画などでもいいのでLGBTQ+の人たちのストーリーに触れると、偏見をほぐしていくこともできます。先生がLGBTQ+に対してもっている感覚は、言動の端々から必ず子どもに伝わります。少しずつでもほぐしていきましょう。

☐ **授業中に知らないことを質問され、その場で回答が難しい場合**

　知らないことがあることを恐れずに、「先生もまだ勉強中だから知らないこともあるけれど、これからもずっと学び続けたいと思っている」というのを基本的なスタンスにしていいと思います。ただし開き直りは禁物で、真摯な姿勢を見せることが大切です。
例）「わからないから先生の宿題にさせてほしい」
「先生も調べてみるから、みんなも自学で調べてみない？」（質問の内容や子どもの実態によって）など。

☐ **授業の中で嫌な笑いや茶化しが起こったときの対応のフレーズを準備したか**

　なるべく嫌な笑いや茶化しが起こらないように学習を組み立てることがまず大切ですが、それでも発生する可能性はあるので、あらかじめ準備しておいて落ち着いて対応しましょう。
例）「もしかしたら、今まではこういう

ことは笑うものとしか見聞きしたことがなかったかもしれないけど、今日は違うよ」「みんなと真剣に学習したいと思って、授業を準備してきたからみんなも真剣に聞いて、考えてくれたら嬉しいな」など

教室の中のLGBTQ+の子どもが安心安全に参加できるために

カミングアウトをしている子どもがいない場合にも、教室の中に必ずLGBTQ+の子どもがいるという認識をもって、授業づくりに取り組みましょう。

☑（チェック） **子どもの中にこれまで培われてきた偏見を露呈させる場面をつくっていないか**

たとえば「LGBTQ+についてどんな印象を持っているか」を問う導入は、侮辱的な言葉を飛び交わせてしまう可能性があります。導入に悩んだ場合は、内容を充実させるためにあえてあっさりしたものとし、たとえばレインボーフラッグを見せ、「これは何でしょう？」と問いかけるようなものでも十分です。

☑（チェック） **相談先の情報は含まれているか**

LGBTQ+の子ども自身もですが、LGBTQ+ではない子どもが友だちからカミングアウトを受けたときに誰かに相談したいと思う場合もあります。

まず大切なのは、先生自身や、養護教員などが相談相手になれることを伝えることです。しかし、身近な人に相談することに不安を感じる場合もあるので、電話相談等の情報を伝えておくと実際に今すぐは相談しなかったとしても何かあったら話せる相手がいるのだと感じられ、安心につながることがあります。「こぷりずむ from 山梨」という団体がウェブ上で公開している電話相談リストをダウンロードして活用することもできます（https://coprism.jimdo.com）。

【先生にカミングアウトしているLGBTQ+の子どもがいる場合】

授業の計画段階で本人に、授業を計画していること、学習内容や日にちを伝え、もし授業があること自体や、学習内容等に不安があるようなら、話を聞き、不安がなくなるような方法を一緒に考えたり、先生が考えたものを再度伝えるなどして、不安がなくなるようにしましょう。保護者も知っている場合は、同様にすると良いです。

【もしかしたらLGBTQ+かもしれないと感じている子どもがいる場合】

他の子どもも「あの子も…？」と考えるかもしれないので、もしLGBTQ+の人の話を教材にする場合は、その子どもの性のあり方と遠そうなものも選ぶとリスクを減らせます。

LGBTQ+に対してポジティブな感覚をもてる授業とは

LGBTQ+について「重い」「暗い」「辛い」という印象をもたれるような側面ばかりを最初に扱うと、教室の中にいるLGBTQ+の子どもは、つらい気持ちになったり、同じ授業を受けた友だちにはカミングアウトしにくくなってしまったりすることがあります。

性の多様性を扱う最初の授業では、今までの誤解や思い込みが楽しく解きほぐされるような授業にすることをおすすめします。

☑（チェック） **社会のポジティブな変化を伝えているか**

子どもたちのもつ偏見は、大人のもつ偏見より柔らかく、ほぐれやすいことが多いため、ポジティブな情報を伝えるとスッと入り、ネガティブなイメージが更新されることも多いです。

授業活動での注意点

【ワークについて】

☑（チェック） **LGBTQ+の子どもも安全に参加できるか**

LGBTQ+の子どもがカミングアウトをするかしないかを葛藤したり、選択を迫られたり、準備が整っていないのにカミングアウトせざるをえなかったり、隠すための嘘をつかざるをえなかったりするような場面を設定するのは避けましょう。

例：性自認、恋愛の指向や性的指向などの表をプリントにして配布し、その場で自分のことを記入させる。

また、どの子がLGBTQ+なのかはわかりようがないため、

・授業中に挙手していない子どもを指名して発言させること

・講演会でお礼の言葉を伝える子どもを指名すること

を避けると、安全性を担保しやすくなります。

【グループでの話し合いについて】

「グループの中のカミングアウトしていないし、したいとも思っていないLGBTQ+の子どもも最後まで安心して参加できるかどうか」という観点を、テーマを考える際の中心に据えましょう。

☑（チェック） **グループ交流のテーマはカミングアウトしたくないLGBTQ+の子どもにとっても安心して参加できるものか**

話の中でカミングアウトをするかどうかの選択を迫られたり、今知られたくないと思っている場合は嘘をつかなければいけなかったりするようなテーマは避けましょう。

☑（チェック） **「ここにはLGBTQ+の子どもはいない」という前提のテーマになっていないか**

たとえば、「友だちからカミングアウトされたら何て言うか？」というテーマは、この中にはLGBTQ+の子どもはいないというニュアンスが含まれてしまいます。また、自分にとって「どのような存在である人」から「どのような性のあり方」について「どんな場面」で「どのような表情」で「どんなことを伝えられるのか」などが全く想定できないため、結局うわべをなぞるような回答しか出てこず、学びが深まらな

いことも多いです。また、本来カミングアウトはその場面だけでなくその後の関係性のなかでも対話を続けていくことも多いものなのに、Q＆Aのような一回のやりとりだと誤解させてしまう可能性もあります。

☑ そのテーマで話し合ったときに出そうな発言を想定し書き出してみたか

子どもの顔を思い浮かべながら、そのテーマで話し合ったらどのような発言がありそうかを考え、書き出し、そのなかにLGBTQ+の子どもが聞いたら心を痛めたり、教室にいるのを安全でないと感じたりする可能性があるものが含まれていた場合は、練り直しましょう。

学習効果の高い授業づくりのために

☑ 教材選びや授業の展開、内容に一貫性と必然性はあるか

授業で子どもに紹介したいものをたくさんみつけて、選ぶのが難しいという場合は、取捨選択の際の基準として

・授業の流れに一貫性はあるか
・授業のねらいに照らし合わせて、その教材を活用する必然性はあるか

について考えてみることをおすすめします。どんなにいい教材でも、必然性がなければ、学習のねらいをぼかしてしまうかもしれません。

また、LGBTQ+の自殺率の高さ、海外で頻発しているヘイトクライムなどの厳しすぎる社会の状況などを扱うと、LGBTQ+の子どもが、差別の状況が厳しすぎて将来が不安になったり苦しい思いをしすぎたりするおそれがあるため、避けたほうが良いです。

☑ ステレオタイプを助長する可能性のある内容、表現はないか

「禁断」「異常」「普通ではない」「身の回りにはいない」「かわいそう」というニュアンスがこもらないように授業展開や発言内容を考えると、授業のクオリティがグッと高まります。

また、LGBTQ+の人たちはとても多様です。「LGBTQ+はこのような人たちだ」という特定のイメージをもたせないように注意する必要があります。

たとえば、よくあるステレオタイプには、「ゲイは女性的」「レズビアンは男性的」「トランスジェンダーはみんな手術を受けたい」「大変な思いをして生きる人たち」「特別な才能をもつ人たち」「テレビに出てくるオネエタレント」「子どもを育てることはできない」などがあります。それに当てはまる人もいますが、それとは異なる人たちもたくさんいます。

具体的な人物を紹介したい場合には、「オネエ」タレントではなく、カミングアウトしているさまざまな分野の著名人から複数人選ぶと、子どもがこれまでもっていたステレオタイプを打ち砕き、認識を広げることができます。また、日本の中にもLGBTQ+に対してフレンドリーな発言をしているアライの著名人が増えてきているので、そのような人たちを紹介することも、偏見をほぐし、ポジティブな認識をもつ助けになります。

☑ 性のあり方を説明する言葉は適切か、また滑らかに説明できるか

「レズビアンは女性だけど女性を好きになる人」や「体は男なのに心が女性」など、「だけど」や「なのに」を使って説明すると、否定的なニュアンスが含まれてしまいます。説明の文言は自分で考えず、いくつかを見比べたうえで信頼できる書籍等から引用しましょう。

また、性のあり方の名前や説明は滑らかにできたほうが、ポジティブな印象を与えられるので、授業の前に練習をしておくと安心です。

【ちょっと気をつけると、授業がぐんとよくなる先生のフレーズあるある】
・「これまでにLGBTの人と出会ったことあるかな？」

身近な人からカミングアウトを受けている場合はアウティング（本人の了承なく性のあり方を他の人に伝えること）につながりかねないし、クラスのなかにはLGBTQ+の子どもはいないかのような印象を与えかねないし、あまりメリットのない質問です。

・「みんなもいつか出会うかもしれないよ」

「今は周りにはいない」というニュアンスがあり、「自分たちには今関係ない話」という印象を与えかねません。

・「このクラスにもいるかもしれないよ」

「やばい、探されるかもしれない！」という緊張感をLGBTQ+の子どもが感じる可能性がありますし、あぶり出しのようなことが始まってしまうリスクもあります。

・「LGBTQ+の人たちのためにできることを考えよう」

LGBTQ+の子どもにとっては、考えにくいテーマですし、「この教室の中にはいない」という印象をもたせてしまう可能性もあります。少し表現を変えて、「この学校／社会のなかでLGBTQ+の人たちはどんなことに困るでしょうか」や「LGBTQ+の人たちも生活しやすい学校／社会にしていくために、どんなことが必要か／どんなことができるか」というような切り口にすると、どの立場の人にとっても考えやすく、かつ上から目線のようなニュアンスもなくすことができます。

いろいろな点を挙げましたが、授業において最も重要なのは、先生が何を子どもに伝えたいかです。先生の言葉は時に子どもの人生を変える力をもっています。ぜひ熱い思いをもって授業実践に取り組んでください。

子どものからだと心の長期育成と学校体育に求めること
—— 休むだけでは改善しない子どものスポーツ傷害

米澤和洋・株式会社ATHER

これからの健康づくり、そして日本のスポーツ

現在、新型コロナウィルス感染防止のため、これまでにない行動変容が起きています。大人も大変な苦労をしていますが、実は子どもたちにはもっと大変なことが起きているのではないでしょうか。多くの行事がなくなり、スポーツの大会もほぼなくなり、何もない状況です。将来を担う子どもたちが、それぞれの年代で学び経験しておかねばならないことができないことが、今後どれだけ大きな影響を及ぼすか誰にもわかりません。大人ですら身体的、精神的に耐えねばならないことが多いのに、人生経験の少ない、そして生きていくことに大人に頼らざるを得ない子どもたちはどれだけ多くの不安を抱えているのでしょうか。私たち大人は、できるだけ安全に心配なく子どもたちを元の世界に戻せるよう一人一人が役割を認識し、協力して取り組むべきです。そして同じく私たちの健康づくり、日本のスポーツ界も本当に立て直しの時に来ていると思います。今こそ将来に向けたからだと心の育成システムを正しく構築するべきです。このことを私は世界で戦い、選手と苦悩を共にしながらずっと考えてきました。

なぜ外国選手は日本選手にはない発想で戦えるのか

私は1994年より19年間日本卓球協会のナショナルチーム（以下NTとする）に関わらせていただきました。2013年にNTのトレーナー職務は終え、現在は競技者育成委員会でコーチ教育や選手育成のプログラムの作成および指導に携わっています。NTのトレーナーとして世界で選手とともに戦っていたときに痛感したことがあります。それは「なぜ外国選手はレベルの高い集中力と驚くような発想力で戦えるのか」ということです。常に全力で職人的に練習する日本人とは違い、スポーツ自体を楽しみ、遊ぶように競い合い、そして人生の1ページとしてスポーツを捉えているさまは、文化の違いとはいえ、どうしてそのようになるのかを知りたく思っていました。

世界で戦うための選手の選択方法、指導者育成、選手育成

日本卓球協会は世界で戦うために選手の長期育成計画を2000年にスタートさせました。現国際卓球連盟副会長の前原正浩氏を中心に競技者育成委員会を設立し、長期育成ベースとなる強化選手の選択方法、さらには指導者及び選手育成のシステムづくりを行い、そのなかで競技者育成事業研修合宿（タレント発掘事業）を開始しました。1期生は現在NTで活躍する水谷隼選手です。その後、石川佳純選手も参加し、現在のNTメンバーはほぼ全員がこの事業の教育を受けています。そして迎えた2008年北京オリンピック、男子団体は準決勝まで進出しました。しかし、「あと1点取ればメダル」というところまで戦いながらドイツチームに逆転負け。2人の天才、水谷隼選手、岸川聖也選手を擁し、長い時間をかけて育て強化してきたのに、この結果はあまりにも厳しいものでした。「あと1点がなぜ取れなかったのだろうか」。手のひらからメダルがこぼれ落ちた悔しさは未だに忘れることができません。

一方で「どうしてドイツは日本に勝ったのだろう」とその理由を知りたくて、ドイツの選手育成と強化方法についてとことん調べました。その結果、旧東ドイツがつくったコーディネーショントレーニングを用いた育成システムがドイツの中ではさまざまなスポーツで行われていることがわかりました。このシステムは子どものもっている能力を引き出すようにつくられており、スポーツを身体活動の1つと捉え、心技体智を分けて考えるのではなく、常に割合を変えながら1人の人間を育てるよう組み立てられています。現在、学校体育にも取り入れられ、子どもの能力を引き出すために使われています。

またあるとき、ドイツのスポーツ関係者に日本の取り組みについて話をしたところ、「どうして競技レベルの高い選手だけを選ぶのか。出来上がった選手ではなく、その下に隠れている選手が実は求めるタレントではないのか」と言われ、「はっ」としました。確かに、小学生から大人になるまでずっと勝ち続ける選手はほぼいません。子どもの頃は早熟な子が活躍する傾向がありますが、大人になったときは晩熟な子のほうが多く活躍しています。子どもの可能性は無限大ですから、選手育成は良いときと悪いときの両方をもちながら長期育成することが大事であると気づかされました。

日本のスポーツ界は最も忘れてはならないことを忘れていないでしょうか。スポーツは「真剣勝負の究極の遊び」です。だからこだわるし、集中するし、そこにかけるエネルギーはレベルの高い興味によって限りなく大きなものになります。とことん上手くなりたい、強くなりたい、そう思って取り組むのがスポーツだと私は思います。ただ、すぐには競技レベルは向上しないから、

身体活動とは

1. 生活体力づくり
   日々の掃除や洗濯、身の回りの片付けなど
2. 健康体力づくり
   誰でも人生を自らの力で歩んでいくために、
   そして健康でいるために必要なエビデンスに基づく
   理論だった運動
3. アクティビティ
   自然を利用した経験しておいた方がよい身体活動
4. スポーツ
   真剣勝負の究極の遊び。こだわってやるもの。

米澤　作

▲図1：身体活動とは

1. 個体要因

①アライメント（骨の配列）の異常など
・膝　→　O脚、X脚、反張膝、Q-Angle
・足部　→　扁平足、外反母趾、回内足など
・脊椎　→　側弯
②栄養状態
③年齢
④性別
⑤精神状態
⑥睡眠時間と質

2. トレーニング要因（練習・試合・環境）

①練習プログラムの専門化が早すぎる
②偏った練習
③試合数が多く回復が追いつかない

▲図2：スポーツ傷害の発生要因

長期で育成することが必要なのです。「心」「技」「体」「智」のそれぞれが融合するからこそ真剣勝負に強くなるのです。特に、「智＝考える力」については日本のスポーツ界が苦手としているところです。あのときの１点はこれが理由かもしれません。

北京オリンピックの敗戦から、競技者育成事業研修合宿（タレント発掘事業）は、選手の発掘方法しかり、育成方法も少しずつ変えています。それは、選手を「励まし、褒めて、とことん卓球を好きにすること」であり、そのために私たち指導者は常に知識をブラッシュアップして、子どもたちに伝えるべきことをしっかりと伝えるようにしています。

学校体育の役割――運動について

さてここまでが、私が考える「学校体育」について皆さんに話をさせていただくベースになります。

学校体育には授業と部活の２つがあると思います。授業は人生を通した健康づくりを学ぶ場であり、部活は勝利至上主義ではなく、面白さ探索主義で取り組む必要があると私は思っています。ところが戦後、「体育＝スポーツ」と意味づけられました。これを「運動」と「スポーツ」の２つに分けて考えるべきです。

図１をご覧いただくとわかりやすいと思います。スポーツは「真剣勝負の究極の遊び」です。ですがその前に私たちは、寝たきりにならないように生活するための体力（生活体力）が必要であり、病気にならないように健康をつくるための体力（健康体力）が必要です。生活をするために必要な体力はどのようにして養うのか、同じく健康であるためにはどのようなことをして体力を高める必要があるのか、これらを学校体育では最も重要視するべきであり、加えて、運動・睡眠・栄養の３つのバランスを正しく身につけ、習慣化することも大きな役割だと思います。

しかし、この運動をする習慣が日本人全体に欠けてしまっています。実は世界を見ても運動不足は深刻で、国際的な医学誌『ランセットグローバルヘルス』には運動不足の成人がアメリカでは40.0％、ドイツでは42.4％、イギリスでは35.9％、日本では35.5％（男子33.8％、女子37％、約３人に１人が運動不足）と報告されています。そこで世界保健機関は、2018年６月に「運動推進グローバル計画2018-2030」を立ち上げました。運動やスポーツの環境を改善し、多くの人の運動、スポーツへの参加を目指したのです。一生運動習慣を身につけていくためにカナダでは、1995年に長期競技者育成Long Term Athlete Development（以下、LTADとする）が、スポーツ科学者Istevan Baly氏によって提唱されました（https://athletics.ca/wp-content/uploads/2015/01/LTAD_EN.pdf）。そこには、まずは身体を動かす楽しさを知り、スポーツに触れ、徐々にその興味を競うことに段階的にもっていき、そこからスポーツの能力の高いと思われる子どもはより高い頂きへとチャレンジしていき、最終的には国際大会へ出場、そして引退後は活動的な人生が送れるようにとまとめてあります。しかし、ほとんどの選手は競技者としては途中で終わり、その後の活動的な人生を運動やスポーツが担うほうへ進んでいきます。トップを目指し国際大会へと向かって育つのは少数でしかありません。選手として生活する期間は人生の長い時間に比べれば短いのですから、終わった後からが大切なのです。

このLTADやオーストラリアの事例を参考にして、日本は昨年、「FTEM」を策定しました（https://pathway.jpnsport.go.jp/ftem/index.html）。このFTEMのフレームの「F2」に、学校教育や多様なスポーツ経験を通じて、動作の獲得や洗練を行うなど子どもたちが運動を楽しむ時期を表しています。日本の学校教育は、誰でも同じようにスポーツを経験できたり、学べたりする環境を国が保証しています。これに運動を加えて人生の中で運動やスポーツの役割と楽しさを十分に伝え身につ

けていくのが本来、学校体育でなければならないと思います。「1年を通して健康を維持し、怪我をすることもなく週4回、楽しく運動やスポーツができていた」「規則正しく生活をし、体脂肪が増えることがなかった」といった健康を保つという子どもたちの行いこそを評価をしていただきたいと思います。体育とは人生をしっかりと過ごし終えるための学問として、誰しもが必要な学問だと私は思います。

学校体育の役割──スポーツについて

私は、学校体育の中の部活（スポーツ）が過度に勝利至上に傾くのは反対です。スポーツでは1つの大会で勝者は1人、もしくは1チームだけです。それ以外は皆敗者です。だけど負けることから得る多くのものがあり、その学びが大切です。なぜ負けたのか、何が足りなかったのか、今後どうすれば良いのか、これを考えることは、苦しいですが楽しいことでもあります。だから学校体育の部活は「面白さ探求主義」を勧めたいのです。指導者はスポーツの基礎技術を指導し、組み合わせて戦術にするという試合に向けた段階的指導を正しく行うことが仕事です。ですから、まず行わねばならない作業は子どもたちにスポーツの面白さを伝えることです。「怒鳴る」「叩く」といったハラスメントは起きるはずもありません。そして必要な技術を教え指導し、練習し戦うことで、子どもたちにスポーツを「もっと好き」に導くのです。自主的に「どうすればもっと上手くなれるか」と取り組み始めるともう誰にも止めることはできません。自分の興味を満足させるためには苦しいけども楽しい、そう思って子どもたちがスポーツに取り組む時間はNTにいると本当に大事だと感じます。

子どものスポーツ傷害の問題

誤解が多い中高校生に多いスポーツ傷害（オーバーユース）に関してお話

しします。単に練習のやり過ぎが原因と片づけられてしまっていますが、実際にはそんな簡単な話ではありません。そもそもスポーツ傷害の発生は複雑です。大きくは本人の身体的な特徴や生活行動、精神的な問題などといった個体要因と、練習時間・質・環境といったトレーニング要因の2つに分けられますが、これらの要因が絡み合って発生しています（図2）。休めば痛みはなくなるから大丈夫ではなく、その原因を追求して取り除かないと同じことを繰り返してしまいます。問題をしっかりと見て改善することが必要です。

「強化」という言葉がありますが、多くの方は練習の内容（量や質）に関して言われます。しかし、強化とリカバリー（回復）がセットでなければ意味のないものです。大人だって休みなく働き続けることはできません。まして成長の過程である子どもたちは、からだも心も脆いものです。確かに、技術を高めるためには、練習の質を高め、量を増やすことが必要です。しかし、それも回復とのバランスや元々の運動経験、そして頑張ろうとする心のバランスが取れていなければ高まりません。練習の量が多くなり心身の回復が間に合わなくなると、その反応として身体に痛みが生じます。肩が痛い、膝が痛いと病院を受診し、大きな異常がみつからなければ「オーバーユースです」と医師から言われるのです。どんなに優秀な指導者とて怪我をした選手の強化はできません。練習がハードになった分、リカバリー（回復）を考え、そのために重要なウォームアップとクールダウンを指導すること、そして、怪我をせずに練習に毎回参加でき、上手くなりたいと思う心を支え導くことが本来の指導者の役割だと私は思います。技術指導だけでなく、ウォーミングアップやクールダウンをしっかりと教えている指導者がどれだけいるでしょうか。これも、子どものスポーツ障害が減らない要因の1つだと思います。

一方で、小・中・高という区切りで指導が行われていること、そして区切り区切りで全部勝たねばならないと思っている大人がいることも問題です。詰め込み教育が行われ、そこで怪我が起きています。全部勝つことなど、決してそうはなりません。指導者や保護者は子どもの発育発達の中での問題をもっと学ばないといけません。また最近では、からだをどう動かして良いかわからない子どもが増えており、そういう子が怪我をすることも起きているようです。だからこそ、幼少期よりさまざまな動きを経験することが必要であり、成長とともに積み重ね、そしてそれをスポーツが目的であればスポーツにつなげていく過程が重要です。1つのスポーツに偏りすぎてはいけないのです。

子どものスポーツ障害といったネガティブな怪我は、指導者がコーチングや発育発達について学び、周囲の大人が子どもたちのからだと心の長期育成をしっかりと見守ることができれば必ず減ると私は思います。

おわりに

学校体育は継続的に発展的に健康をつくる運動を学ばせ、自分のからだを自分で守る知識を得る大切なものです。一生を健康でいるために成長に合わせて何をするかを学ぶのですから、他の学問とはちょっと違うものです。そのうえでスポーツは心と体力を高め、技に対し挑戦し、その大変なことを智力で乗り越えていく、それを私たち大人が失敗を成功の元にするために支える、そうあって欲しいと思います。

私の一経験の中で感じたことを書き留めさせていただきました。「スポーツは真剣勝負の究極の遊び、誰にも止められないくらいこのスポーツが好き」。そんな子どもをたくさん増やしていきたいと思います。そして一生、からだを動かし続ける知識と実践力をもった子どもたちが育つことを願います。

子どもの声を届ける！
── 遊び場に関する区議会への陳情

神元幸津江・みんボラ・いたばし

はじめに

2019年は、「子どもの権利条約」が国連で採択されてから30年という節目の年でした。当時、東京都板橋区内のボランティア・市民活動センターの職員だった私は、「子どもの権利」について、市民活動の視点から地域社会がどう子どもたちに関われるかを考えていました。

そして2019年2月、職場のあった旧板橋第三小学校では、「板橋区子ども家庭総合支援センター」設置に伴う工事のため、校庭でのボール遊びが禁止され、突然の「ボール遊び禁止」の張り紙に驚き、大騒ぎしていた小学生に出会いました。

「いつになったらボール使えるの？」、「どうしてボールダメなの？」と事務所に聞きに来る子どもたちに対して、「区が決めたことだから、何か言いたいことがあったら区に言うしかないね」と言うと、子どもたちはそのまま区役所に直行。区長への手紙を書く、と事務所の前で相談しながら書き始めました。その姿を見て、子どもたちの気持ちをまとめて、残す必要があると強く思いました。

始まりはワークショップ

みんなの意見をまとめてみよう、と声をかけ、子どもたちが区長への手紙を出した2週間後の2月末にワークショップを行いました。当日は、①どんな遊び場が欲しいか、②なぜ学童や児童館ではダメなのか、③大人にお願いしたいこと、自分たちが約束できることの3つのテーマで子どもたちから意見を出してもらいました。

ワークショップの前提として、子どもたちには、みんなの思っていることをまとめるお手伝いであって、大人が子どもたちの代わりに動くことはないこと、ボール遊びがしたい子どもたちだけの意見を聞くつもりもないことを伝えました。また、関心をもって参加した大人にも、子どもたちが主体であることから、子どもたちに意見をするのではなく、彼らが表現できないモヤモヤを言葉にする手伝いに徹してもらうようお願いしました。また、区議からも参加希望があったため、区議には後半だけ参加してもらい、テーマ③でまとめた意見を子どもたちからプレゼンしてもらうことにしました（**写真1**）。

子どもたちも都心でボール遊びをする場所を作るのは難しいこと、小さな子どもから高齢者までいる公園でのボール遊びが危ないことはわかっています。プレゼンでも、みんなが安全に遊べるために自分たちが気をつけること、安全にボール遊びができるためのネットや壁当てなどを作ってもらいたいことを伝えました。これまで遊べていた場所が急になくなったことに対して声を上げたのです。

また、子どもたち自身が行ける範囲での公園の状況などについても意見交換を行い、子どもたちからは遊ぶ当事者視点での意見が出されました。子どもたちからの意見を聞いて、区議も状況確認をしてくれることになり、区長からの返事を待って再び集まることになりました。

子どもの遊び場 子ども会議

ワークショップから約1カ月後の3月末に再び集まりました。子どもたちには、区長からの返事が届いていましたが、残念ながら、子どもたちが期待した内容ではありませんでした。近隣の公園や学童などが紹介されていましたが、子どもたちが自由に遊べるとは思っていない場所ばかりで、現状をわかっていないと思ったようです。返事が来たのは嬉しかったけれど、内容には正直がっかり、というのが本音のようです。

また、子どもたちが遊びに行ける学区内の公園や公共施設に関して、ワークショップのときに子どもたちから聞いていた現状について区議からも調査報告がありました。その報告に対して子どもたちからは疑問の声があがり、その疑問について子どもたちで調べることとなりました。子どもたちからは、引き続き相談にのって欲しい、と話がありましたが、1つ問題がありました。私の職場が4月から変わるため、平日の夜間あるいは週末にしか集まることができません。しかし、現代の小学生は習い事などで忙しく、平日の夜間しか時間が取れない状況でした。小学生

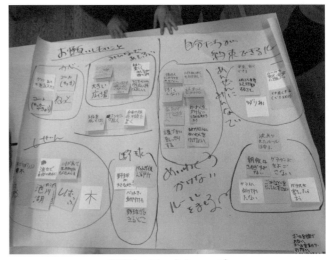

写真1　ワークショップ

を夜に集めることに悩みましたが、保護者宛に手紙を書いたところ、保護者からも理解を得ることができ、4月から毎月1回水曜日の夜に集まることになりました。それが、「子どもの遊び場子ども会議」の始まりです。子どもたちの活動を保護者が認め、地域の私たちに任せてくれたことが大きかったと思います。

子どもたちの調査報告

まず、子どもたちが行ったのが、地域の遊び場の調査です（**写真2**）。小学生だけで行ける範囲の公園、遊び場を自分たちでまわり、ボール遊びが可能か、何が自分たちにとっての問題で、それを解決することができるか、解決に向けて動いた結果について一覧にまとめました。

解決策については、「子ども会議」のなかで、大人からもアドバイスを行いましたが、実際に公園の窓口に行って、管理の方に話しを聞いたり、施設の管理をしている区役所の担当部署に電話をして確認したのは、子どもたち自身です。彼ら自身が感じた課題や疑問については、自分事として本人が実施することが大切だと思ったからです。

同時に、ワークショップで子どもたちからの声を聞いた区議も、子どもたちの調査結果に関して、自分たちでも視察を行い、施設を開放するのにはお金もかかることを含め、行政側の実態をしっかり伝えてくれました。

その結果、調査した4つの遊び場のうち3カ所については、もう少ししっかりと確認し、子どもたちの要望を伝えていくことで、何らかの可能性があるのではないか、という希望が見えてきました。どう進めていくか、誰を巻き込んでいくか、子どもたちと一緒に考え始めました。

子どもたちの成長

ワークショップのときから、ボール遊びをしたい子ばかりではないこと、

ボール遊びは危ないので、禁止になって良かったという声もあることを伝えてきました。「子ども会議」を続ける中で、子どもたちにも変化がみられてきました。

まず、地域の大人や子どもたちにも自分たちがやろうとしていることを理解してもらい、応援してもらう必要があることを子どもたち自身も口にするようになりました。また、「子ども会議」のなかで、ある子が「こんなことしていたら自分たちの遊ぶ時間がなくなるよね」と言ったときに、他のメンバーが、「自分たちが自由に遊べたように、自分たちの妹や弟の代が遊べたらいいじゃん、そのためにやってるんだよね」と答えました。他の子たちも、その言葉を聞いて納得し、なんとなく場の空気が変わりました。会議といっても、いつも途中でふざけたり遊んだりしていますが、自分たちなりに考え、行動し、大人に自分の言葉で思いを伝えることで、少しずつ変わってきたのでしょう。子どもたちの成長を感じた瞬間でした。

次のステップとして、自分たちの活動を知ってもらい、仲間を募るためにチラシ作りを始め、2019年9月には中間報告会を行うことにしました。そのためにグループ名をつけることとなり、みんなで考えてもなかなかいい名前が浮かばず、思わず外に出た時の月が赤かったということで、そのまま「Theレッドムーン」というグループ名になりました。

中間報告会から陳情へ

報告会では、子どもたちが司会を行い、活動のきっかけから自分たちの思い、自分たちで調べた遊び場の現状などを伝えました（**写真3**）。当日は、保護者や小学校の校長、区議、メディアも含めて30人以上が集まりました。会

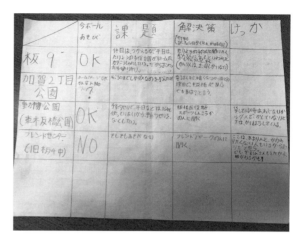

写真2　遊び場調査

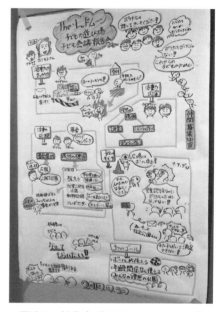

写真3　報告会グラフィックレコード

場からは厳しい質問もありましたが、会場の期待に応えるかのように、その場で子どもたちから「僕たち陳情します」という発言が出されたのです。

それまでの「子ども会議」でも陳情という手段については話があがっていました。子どもが出せるのかもわからない状況でしたが、陳情を出すと子どもたちが決めたからにはやるしかありません。報告会終了後、区のホームページから陳情の書き方や提出方法を大人も一緒に調べながら準備に入りました。

陳情する内容として、子どもたちが調べた遊び場に加え、子どもたちが次の世代にも残したいことを含め、①16時半で閉まる公園の利用時間の延長、

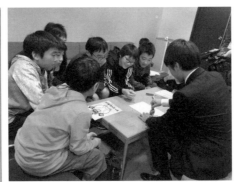

写真4　陳情

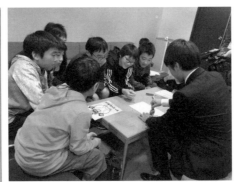

写真5　陳情提出

②団体利用が優先されているグラウンドの一般開放、③廃校になった小学校の校庭の平日開放、④子どもの意見を聞いて欲しい、⑤ボール遊びができる場所を増やして欲しい、の5項目を提出することになりました。子どもたちが、項目ごとに担当を決め、陳情の文章を書いていきました。大人が手伝ったのは、誤字や文章が通じるかどうかのチェック程度です。しっかりと清書し、2019年11月13日に板橋区議会に陳情を提出しました（**写真4、5**）。

　残念だったのは、区議の中から大人がついていながら、なぜ子どもに陳情を出させるのか、また、区議のほうで何らか対応するから陳情を取り下げて

はどうか、という声があったことです。遊び場の現状を調べたのも、遊び場を必要としているのも、陳情を書いたのも子どもたちです。彼ら自身に実現する力があるのに、どうしてそのような声が出るのでしょうか。子どもの力を理解していない、信じきれない、ここに日本で「子どもの権利」が進まない要因があるのではないかと感じています。

陳情の結果とこれから

　陳情の結果は、2019年12月に5項目中4項目が採択、2020年6月に残りの1項目が採択されました。すべて採択されました。子どもたちは大喜びです。実際、そのときに議会で検討された24の請願・陳情の中で子どもたちが提出した陳情以外で採択がされたのは3件だけでした。このことは、メディアにも取り上げられました（**図1**）。

　でも、本当にみんなが伝えたかったことが理解されているだろうか？　そう子どもたちに問いかけました。採択されても、状況が本当に変わらないと意味がないよね、と。

　そこで委員会の議事録を取り寄せ、子どもたちと読

みました。すると、採択されたといっても状況がすぐに変わるわけではないこと、自分たちが伝えたかったことが伝わっていなかったこと、他にも多くの疑問が出てきました。特に、子どもの意見はこれまでも聞いてきた、というコメントには実感として納得できないようです。それでも公園の開放時間が延長され、団体利用が優先されていたグラウンドの一般開放、元小学校校庭の平日開放など達成できたこともあります。そこで、2020年3月に報告会を実施し、陳情の結果、議事録から見えてきた疑問などを大人も交えて話し合うことを計画していました。

　が、残念ながら新型コロナウイルスの影響により中止、子どもたちと再会できたのは2020年6月です。中学生になった子どもたちと今後について話し合い、2020年8月に延期されていた報告会を実施しました。報告会のために、子どもたち自ら状況を区議に確認したり、区の担当課に出向き、状況の確認を行いました。

　子どもたちがこの報告会を通じて伝えたかったことは、遊べるようになった遊び場で多くの子どもたちに思いっきり遊んでもらいたいということ。

　新型コロナウイルスの影響で、遊び場自体が閉鎖されていた期間もあり、遊べるようになったこと自体を知らない人が多かったのです。

　そして、もう1つは「子どもの意見を聞く」ことの実現。こちらは全庁で取り組むことになっているものの、まだ具体的な動きはありません。まずは子どもに関わる者が集まる会で検討する、という区からの回答に、大人ではなく、まず子どもからだよね、と子どもからも疑問の声が出ています。この声をしっかりと受け止め、子どもの声を本当に聞ける環境を整えることが、私たち大人に問われていると感じています。

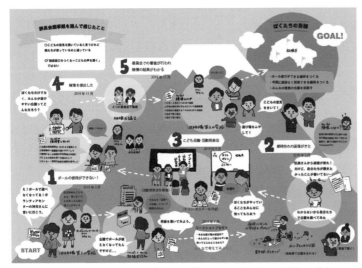

図1　作成：古賀実里（東洋大学 ライフデザイン学部 4年）

42

自然と動きたくなる学校環境
—— 身体活動のニューノーマルを考える

城所哲宏・公益財団法人明治安田厚生事業団 体力医学研究所 研究員

はじめに

新型コロナウイルスの感染拡大により実施された全国一斉休校は、子どもの生活スタイルを劇的に変えました。感染拡大防止のため「Stay home」が推奨されるなか、新型コロナの二次被害として、運動不足等の健康問題が指摘されています。実際、世界各国のさまざまな調査により、コロナ禍における子どもの身体活動量の低下が報告されています[1]。さらに、兵庫県伊丹市の保護者を対象としたアンケート調査では、コロナ禍における子どもに関する心配事として、「学習の遅れ（71％）」や「友だちや先生に会えないこと（65％）」を上回り、「運動不足（85％）」が第1位にあげられています[2]。

一方、運動する機会が奪われたからこそ、「運動しなくては」という気運が高まっているように感じます。くしくも、今回の新型コロナウイルスの感染拡大は、いかに学校が「身体活動の場を提供する重要な役割を果たしていたか」について、再認識する機会になりました。考えてみれば、朝の登校に始まり、体育授業、休み時間、部活動など、1日の大半の身体活動が「学校内」で行われます。こうした学校の役割は今後、益々重要となるでしょう。

現在、社会は大きな変革期にあると言えます。前向きに考えれば、これまで課題となってきた問題を解決する絶好の機会と捉えることもできます。たとえば、学校のICT環境整備を進める「GIGAスクール構想」は、オンライン授業の需要の高まりを受け、前倒しで実施されることになりました。今後、「21世紀型の教育」に向けた変革がより加速することでしょう。

座りすぎが病を生む！

さて、近年の研究より、座りすぎが体力低下、肥満増加、うつ増加、学力低下につながる可能性が明らかになりつつあります[3]。欧米諸国では、「座りすぎが喫煙と同じくらい身体に悪い！」とまで言われています。一方、身体活動の観点から考えた際に、現在の学校環境は、「座りすぎの温床」とも言えます。というのも、体育授業を除けば、子どもたちは、自分の席に終日座り、学習することが求められるからです。

こうした「座位中心の環境」を「活動的な環境」へ変えることはできないか？というのが私の研究課題でもありました。そんな折、イギリスの研究で、立位で作業ができる机（スタンディングデスク）を小学校に導入した論文に出会いました。スタンディングデスクを使い、身体を動かしながら学習しているというのです。「これだ！」と思いました。さらに、日本での事例を探してみると、日本体育大学の野井真吾先生のグループが本研究テーマに取り組まれているとのこと、すぐに研究室にお邪魔し、お話を伺わせていただきました。

Stand up in class

こうして、「児童の座りすぎの解消」を目指した私たちの取り組みがスタートしました[4]。ご協力いただいたのは、長野県佐久市立平根小学校の6年生の皆さんとクラス担任の上原 景教論でした。対象クラスでは、これまで使用して座位専用の机（通常の机）を撤去し、新たにスタンディングデスク（Stafit, 株式会社オカムラ）をクラスの人数分導入しました。

本研究に使用したスタンディングデスクは昇降型のデスクです（**写真1**）。児童は机の横のレバーをつかんで、天板を上げ下げすることができ、「座位姿勢」に加え、「立位姿勢」でも学習することができます。また、机の脚にはキャスターがついており、転がして机を移動できることが大きなポイントです。これにより、児童は、机ごと教室を移動しながら、学習することが可能になりました（**写真2・3**）。

実際の使用風景

このクラスでは、おもに「グループ活動時」にスタンディングデスクを使用していました。また、「スタンディングタイム！」という時間も独自に発案し、グループ活動を行っていました。

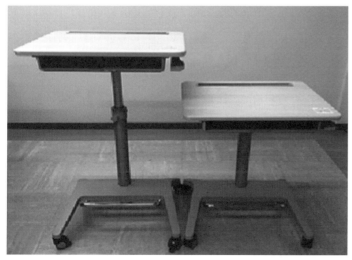

写真1　本研究で使用した昇降型のスタンディングデスク

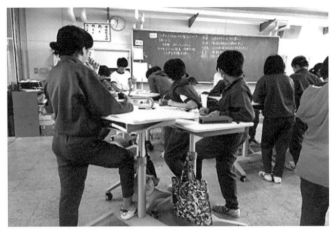
写真2　スタンディングデスク使用風景①

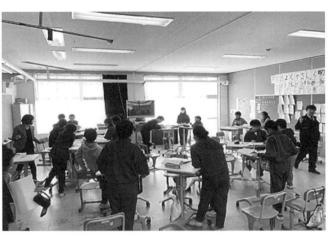
写真3　スタンディングデスク使用風景②

上原教諭が「スタンディングタイム！」と合図を出すと、児童が一斉に立ち上がり、デスクを押して移動し始め、3～4人のグループになり、話し合い活動や調べ活動をしていました。また、グルーピングの種類が豊富なことも「スタンディングタイム！」の大きな特徴でした。具体的には、事前に児童と上原教諭が話し合ってグルーピングのレパートリーをいくつか決めることで（グルーピングA or B or C）日によってメンバー構成が異なるグループで活動をしていました。一般的に、席が近い児童同士で班をつくり、グループ活動をする様子が学校現場でよく見受けられますが、「スタンディングタイム！」では、児童が教室内を自由に移動できるため、その都度、「席替え」をしているような印象を受けました。

デスク導入の効果

図1には、デスク導入前後の座位時間の変化を示しています。デスク導入後、児童の座位時間が有意に減少しました。

図2には、児童を対象とした質問紙調査の結果を示しました。多くの児童がスタンディングデスクに対して好意的な気持ちを示しました。たとえば、66.7％の児童が「私はスタンディングデスクを使った授業が好きである」、72.2％の児童が「私はこれからもスタンディングデスクを使いたいと思う」

と回答しました。また、66.7％が「自分の感じていることをうまく相手に表現することができる」、77.7％が「作業がやりやすい」、94.5％が「眠くならない」と回答しました。

児童と教諭の「生の声」

ここからは、インタビュー調査から得られた児童と教諭の「生の声」をご紹介したいと思います。

①コミュニケーションについて

これまでの一般的な授業形態では、教諭の話を児童が聞く「一方通行型」の授業が主流とされてきました。一方、スタンディングデスクは、近年推奨されている「アクティブラーニング型授業」に活用できる可能性があります。特に、スタンディングデスクを用いることで、「自由に動ける雰囲気」が形成されることに意味があり、そのことが児童間のコミュニケーションを活性化させる可能性があります。さらに、「立つ」ことによって、「井戸端会議」的な雰囲気が形成され、より気軽な環境でグループ活動ができるとの意見があげられました。

「今までは班ごとに発表するので班の人の意見しか聞くことができませんでしたが、スタンディングデスクになってからは、立って他の人の所に机ごと移動して意見を聞くことができるように

なったので良いと思います。」（児童A）
「たとえば、算数の授業で手を挙げてすぐに立つときに、人前で話すことが苦手だと、立てば皆に集中して見られますが、皆が立っている場合だとその人をじっくり見ているわけではないので、そのほうが緊張しません。」（児童B）
「授業は大抵どこのクラスも手をたくさん挙げる子がとてもたくさんいて、その子たちが結構、主導権を握る場合が多いのです。そうしないために、まさにスタンディングデスクが有効でした。立ったままの状態で、休み時間に話をしているような雰囲気の中で、『井戸端会議』的な感覚で話せるので、それが良かったです。」（上原教諭）

②体力向上・疲労軽減

スタンディングデスクを導入したことにより、児童の体力が向上したとの意見が多くあげられました。特に、運動不足の児童に対しては、初期段階の介入として有効な可能性が考えられます。日常的に「立つ」ことを習慣化することにより、身体を動かすことへの抵抗感が軽減し、身体活動の増加につながる可能性があります。また、疲労軽減という観点からも肯定的な意見が挙げられました。

「足の筋力がアップした感じはあります。たとえば、卒業式などで歌を歌っているときはずっと立っていますが、

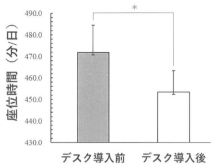

▲図1：スタンディングデスク導入前後の
児童の座位時間の変化

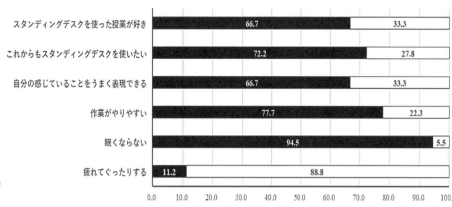

■あてはまる □あてはまらない

▲図2：スタンディングデスクに対する気持ち

そのときは疲れて座りたくなっていましたが、スタンディングデスクを導入してからは、立ったままでも平気になりました。」（児童C）

「長時間座っていると、腰や背中や首が痛くなります。」（児童D）

「立っているときは、眠気がどこかに行きます。」（児童E）

③クラス運営に対する不安

デスクの導入に先立って否定的な意見もいくつかあげられました。特に、デスクを導入することで、「児童が落ち着かなくなるのではないか？」、「教員が児童を掌握することが困難になるのではないか？」など、クラス運営に関する懸念があげられました。

一方、今回デスクを導入した上原教諭のクラスでは、こうした問題は生じなかったと話していました。「立って話す時間」、「座って集中する時間」など、場面によってメリハリをつけることが重要であるかもしれません。

「もともと結構、元気なクラスなので、子どもたちがワイワイ騒いでいるのはそんなに気にならないし、ずっと静かにして授業を受けているのがいいというと、そうではないと私は思っています。……（中略）……あとは、メリハリを付けて、今は書く、今は話すなど、そういうことの意識はしています。」（上

原教諭）

「子どもたちは皆席を立って友達の所に行って教えたりしているので、秩序さえ守っていれば、私は席を立つことは別に悪いことではないと思います。スタンディングデスクのおかげで、子どもたちのなかに、立って活動してもいいという考え方ができたので、皆で教え合っています。……（中略）……。その結果、本当に学力も数段向上しました。うちのクラスは算数が苦手ですが、学力は本当に向上しました。」（上原教諭）

④普及に向けて

「まずは、先生たちがスタンディングデスクに対してどう思うかだと思います。子どもたちの前にスタンディングデスクに対する先生たちの考え方が第一ではないでしょうか。そのハードルは結構高いと思います。」（上原教諭）

「学校で全部のクラスに導入するのはお金の問題として無理なので、『スタンディングデスクの教室』のような教室をつくるのが一案だと思います。もし、学校でひとつそういう場所があれば、1日に1回、もしくは1週間に1回、スタンディングデスクを使った授業をしてみよう、最初はそういうスモールステップで入っていけると良いのではと感じています。」（上原教諭）

まとめ

身体を十分に動かすことは、脳を活性化させ、学力向上につながります。「21世紀型の教育」においては、体育の授業以外で、身体活動の要素をいかに組み込むかが重要だと思います。たとえば、歩きながら英単語を暗記する、グラウンドで石を拾いながら計算をする等、身体を動かしながら学習するスタイルがあっても良いと思います。

今回ご紹介したスタンディングデスクはあくまで一例であり、重要なのは、「自然と動きたくなる学校環境」をいかにつくるかです。社会が変革期にある今こそ、改めて学校の環境づくりについて振り返る良い機会ではないでしょうか。

［参考文献］
1) Xiang et al. Impact of COVID-19 pandemic on children and adolescents' lifestyle behavior larger than expected. Prog Cardiovasc Dis, 63, 531-532, 2020.
2) 毎日新聞, 2020年5月18日 https://mainichi.jp/articles/20200518/ddl/k28/040/161000c
3) Carson et al. Systematic review of sedentary behaviour and health indicators in school-aged children and youth: an update. Appl Physiol Nutr Metab, 41, S240-265, 2016.
4) Kidokoro et al. Classroom standing desks and time-series variation in sedentary behavior and physical activity among primary school children. Int J Environ Res Public Health, 29, 16 E1892, 2019.

就学前親子の居場所に関する調査
—— 子育て状況の実態と居場所のニーズ

久川春菜・NPO法人岡山市子どもセンター

はじめに

突然ですが、日本にはNPO法人がいくつあるかご存じですか？　答えは、約51,000です（2020年6月現在）。これは、日本のコンビニエンスストアと同じ数と言われています。岡山市には、NPO法人が290あり、私が所属する「NPO法人岡山市子どもセンター」もその一つです。

当法人は、文化芸術活動やプレーパーク、キッズフェスティバル、子育てサロンなど、多岐にわたる活動を行っています。

子どもには「豊かな子ども時代」を過ごす権利があります。感動する体験のなかで、豊かな自然の中で、大人に愛される中で、失敗を重ねるからこそ立ち直っていく中で、子どもは心豊かに育つことができます。一人ひとりの個性が輝き、夢や希望を語れる社会。当法人はそんな社会の実現を、子どもたちと目指しています。

岡山市の就学前親子の居場所に関する調査

近年、社会環境の変化により、核家族化が進み、各家庭と地域とのつながりが希薄になっています。3歳未満の子をもつ家庭の約6〜7割が家庭だけで子育てをしており、子育ての不安感や負担感が大きいことが問題となっています。

岡山市が2018年度に行った『子ども・子育て支援に関する調査報告書』の結果によると、就学前の子どもをもつ保護者に、隣近所（地域）との付き合いについて尋ねたところ、「子育てや日常生活のことを話し合える人がいる」と回答した者の割合は27.5％（前回2016年度調査では43.1％）と、低い値となっており、岡山市でも子育ての孤立化が進んでいる様子を確認することができます。

そこで当法人は、今後の地域における子ども・子育て支援の充実を図るために、岡山市地域子育て支援課と協働で「就学前親子の居場所に関する調査」を実施しました。調査は、2019年5月現在の岡山市住民基本台帳から無作為に抽出した0歳から5歳までの子どもがいる2,520世帯を対象に、同年6月7日〜6月30日に郵送調査法にて行われました。回答数は1,275人（有効回答率50.6％）でした。

子育て状況の実態

調査の結果から回答者の属性をみると、核家族が8割以上と非常に高くなっています。また、居住年数も3年未満が4割と比較的短い期間であることがわかり、地域とのつながりがどのようになっているのか、子育ての知識や技術がどのように伝承されていっているのかが心配されるところです。実際、子育ての知識や情報を「携帯等」から得ている割合はとても高くなっています（表1）。また、一人っ子が3割、第1子が5割という結果からも、子育ての相談ができる仲間づくりなど、つながりやすい環境をつくっていく必要性を感じました。

一方で、子育てに関する知識・情報の多くを携帯等から取得しているという事実から、今後はSNS等を積極的に活用しながら情報発信をしていくことも有効な手段ではないかと考えています。しかし、SNS等は、手軽に情報収集ができる反面、情報量が多く、正確な情報かどうかを自分自身で取捨選択していくことが求められてきます。一方的な情報発信ではなく、母親、父親、祖父母も一緒に参加することができるようなツール、さらに、信頼できる子育ての専門家等とつながれるようなツールを作っていくことが必要ではないかと考えます。

就園状況による違い

本調査では就園状況によって、子育て不安に違いがあるかも検討しました（図1）。

「よくある」の回答が多かった子育て不安は、就園児・未就園児とも、「子どもをおいた外出心配」、育児、家事、仕事の「両立困難」、「毎日同じことの繰り返し」となっています。また、未就園児に比べ、就園児では「ゆとりがない」、「考え事がおっくうでいやになる」、「イライラしてしまう」の項目が高い割合を示す様子もありました。他方、子どもに対して気がかりなこと・心配なことについては、未就園児で「食事など」、「排泄など」、「からだの成長」など、基本的な生活習慣やからだの成長を心配する傾向があるのに対して、就園児

▼表1：子育てのサポートや知識・情報

項目	全体	未就園児	就園児
携帯等	71.7	78.2	68.1
自分の父母	66.4	71.6	63.6
友人	65.0	68.2	63.3
幼稚園等	62.4	36.9	76.2
パートナー	58.7	61.8	57.0
配偶者の父母	39.7	48.1	37.8
自分のきょうだい	31.0	34.0	29.6
近所の人・知人	30.7	30.2	31.0
新聞等	30.0	32.4	28.6
かかりつけの医師	29.9	32.2	27.2
テレビ・ラジオ	27.2	27.1	27.3
配偶者のきょうだい	13.1	15.6	11.8
児童館	10.1	18.7	5.5
パソコン	9.6	7.3	10.8
専門機関	8.9	13.3	6.5
子育て支援団体	2.7	3.3	2.4
その他	2.1	0.9	2.8

※表中の値は、％を示しています。

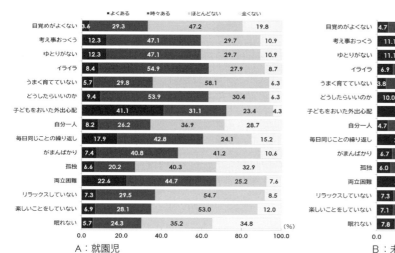
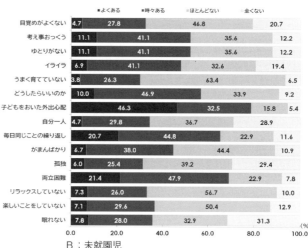

A：就園児　　B：未就園児

▲図1：就園状況別にみた子育て不安

▼表2：就学前親子の居場所の認知・利用・希望

	認知			利用			希望		
	全体	就園児	未就園児	全体	就園児	未就園児	全体	就園児	未就園児
子育て支援センター	79.6	79.6	79.6	17.6	23.3	14.4	52.5	67.6	44.4
児童館	84.9	86	84.2	29.4	35.3	26.2	61.1	70.9	55.8
おやこクラブ	77	77.1	77	7.9	12.4	5.5	31.6	45.1	24.2
子育て広場	49.7	54.2	47.3	9.4	14.4	6.7	46.5	62	38.1
公民館	77.4	76.9	77.7	18.2	19.8	17.3	50.5	58	46.4
プレーパーク	47.9	42.9	50.7	17.4	14	19.3	70.5	74.4	68.4
その他	0.2	1.1	0.2	0.2	0.4	0.0	1.3	1.8	1.0

※表中の値は、％を示しています。

▼表3：体罰の意識と経験

	全体	就園児	未就園児
たたく（意識）			
必要に応じて	15.0	13.1	16.0
他に手段がないとき	40.5	37.8	42.1
決してすべきでない	38.5	42.9	36.1
わからない	6.0	6.2	5.8
子どもをたたいた（経験）			
日常的にあった	6.9	5.8	7.5
時々あった	30.7	23.1	34.8
1～2回あった	32.3	24.2	36.7
全くなかった	29.1	46.2	19.8
わからない	1.0	0.7	1.2
子どもの頃に親にたたかれた（経験）			
日常的にあった	8.7	7.3	9.5
時々あった	52.7	52.2	53.0
1～2回あった	21.5	23.8	20.2
全くなかった	11.8	12.7	11.4
わからない	5.3	4.0	5.9

※表中の値は、％を示しています。

では、「教育・習い事」、「情緒発達」に対する割合が高くなっている様子を見ることができます。今後は保護者が不安に思っていることや心配に思っていることをテーマに、定期的に講座等を開催していくことも検討しています。

表2には、就学前親子の居場所の認知・利用・希望の結果を示しました。7割以上が「子育て支援センター」、「児童館」「おやこクラブ」、「公民館」を認知している一方で、利用状況は3割以下となっており、利用につながっていないことがわかります。未就園児では就園児に比べて、各事業への利用希望が高く、特に「プレーパーク」、「地域子育て支援センター」、「児童館」、「子育て広場」への利用希望が多くなっています。今後は、これらの事業のより一層の充実を図るとともに、認知と利用の差を埋めるために、「利用しやすい居場所」についての検証も必要であると考えられます。さらに、子どもの自主性を大切にした遊び場「プレーパーク」については、就園児と未就園児ともに利用希望が最多となっていました。他

の居場所では、決められたプログラム遊びを行うことが多いため、好奇心全開で遊ぶ子どもたちにとっては、制限なしで遊ぶことができるプレーパークは魅力のある場所なのかもしれません。しかし、実際の利用状況は20％前後と決して高くないことから、プレーパークのように子どもがやりたいことに挑戦できる遊び場の存在があることを、外遊びの大切さとともに発信していくことも必要だと感じています。

就学前の居場所に関しては、自由記述での回答も得ました。その記述を分析してみると、「体を動かして遊べる場所」、「異年齢と交流できる遊び」、「ある程度の広さを確保した場所」、「食事やトイレといった生活面の支援がある場所」、「年齢に応じて遊べる場所の確保」、「両親が共に参加できる子育て講座」、「子育て支援サービスの情報発信の充実」といった要望や意見が多くみられました。

これらの結果からは、未就園児が気軽に参加することができたり、就園児

でも帰宅後に参加することができたりするプログラムなど、子どもの属性に合わせた支援プログラムを検討していく必要性を感じています。

体罰に対する意識と経験

次に、体罰の意識と経験に関する回答を表3にまとめました。子どもをたたく（意識）ことについては、「必要に応じて」、「他に手段がないとき」を合わせると、全体で55.5％が肯定的な回答をしています。また、過去3カ月にしつけの一環として子どもをたたいたことがあるか（経験）については、「日常的にあった」、「時々あった」、「1～2回あった」を合わせると、全体で69.9％がたたく経験を有していました。さらに、回答者が子どもの頃に親や身近な大人からたたかれたことがあるかについては、「日常的にあった」、「時々

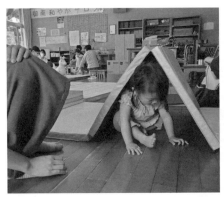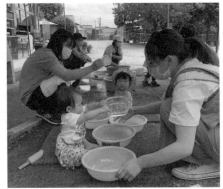

写真1　みなん和やかサロンで遊ぶ子どもたち

あった」、「1〜2回あった」を合わせると、82.9%と高い割合となっていました。

また、「子どもをたたく（意識）」と「子どもをたたいた（経験）」の関連性、「子どもをたたいた（経験）」と「子どもの頃にたたかれた（経験）」の関連性について分析をしたところ、どちらも低い正の相関がみられました。このことは、子どもをたたくことを肯定している人は、子どもをたたく傾向があること、また、子どもの頃にたたかれた経験のある人は、自分の子どもをたたく傾向があることを推察させました。

周知のとおり、2019年の児童虐待防止法改正（2020年4月施行）により、体罰の禁止が法定化されています。子どもをたたかない子育ての大切さと方法をしっかりと伝えていくことも必要であると考えます。

みなん和やかサロンと今後の課題

以上の結果を踏まえ、今年度は、就学前親子の居場所の課題を解消すべく「みなん和やかサロン（以下、「サロン」）」を開設しました。ここは親子が気軽に集える場所であり、親同士の相互交流や子ども同士が異年齢の中で遊ぶことができる場所です。利用者の主体性が尊重され、安全に、安心して過ごせる場所として、週3日（午前：2日、午後：1日）開設しています。当初は4月開所予定でしたが、新型コロナウィルス感染拡大防止のため5月下旬の開所となりました。コロナ禍ではありますが、

サロンには1日平均約10組程度の利用者が訪れ、園庭、室内は、とても賑やかな雰囲気です。晴れている日は、外遊びを促すようにしています（**写真1**）が、子どもたちは自分がやりたい遊びをして過ごしています。

午前開所の日には、おもに未就園児の子どもたちが集まっています。生まれたばかりの赤ちゃんをじーっと見つめる3歳児の姿、おもちゃの奪い合いをしている1歳差の子どもの姿など、異年齢の子ども同士が関わる姿を多く見かけます。また、就園児の利用も多くなる午後開所の日は、飛んだり、跳ねたり、走ったりと、ダイナミックに遊ぶ子どもたちが多くみられます。同じ年齢の子どもたちでも、午前と午後の開所時間によって遊び方の違いがみられて、とても面白いです。

子育て講座も行っていますが、新型コロナウイルス感染症の影響で、講座の参加人数を半数に制限せざるを得ない状況も生まれてしまいました。参加できなかった方にも情報提供できるようにと、「サロンだより」に講座の話題やQ&Aを掲載するなどの工夫を凝らしています。

サロンの利用者からは、「コロナではとんど外出していなかったので、ここに来てみて良かった」、「我が子は、一人っ子なので、いろいろ遊び方を教えてあげないといけないと思っていたけれど、ここへ来ると、いろんな子と一緒に遊んで、遊び方も広がるし、とても楽しく遊んでいたので安心した」、「ス

タッフや他の利用者の方と話しができるとほっとする」、「サロンには、異年齢の子どもがいるので、我が子も大きくなったらこんな風に成長するのかなと知れてとても楽しみ」といったさまざまな声を寄せていただいています。

今、外出自粛生活によって、大人も子どもも、これまで以上に、地域とのつながりが分断されています。こんな状況だからこそ、地域で子どもが安心して遊べる場所があること、家とは異なる場所で大人も安心できる場所があることの必要性を改めて感じています。つい先日、近くに数年間住まれている方がサロンを訪れてくれることがありました。「いつも通らない道を通ってみたら、サロンを見つけ、気になったので来てみました。近所にこんな場所があることを知らなくて、来れて良かったです」と、うれしい出会いでした。まずは、このみなん和やかサロンが、大人も子どももゆるやかにつながることができる居場所となるよう取り組んでいきたいと思います。

一方で、当法人だけでは解決しきれない課題が残っていることも事実です。今こそ、行政や他団体とつながり、知恵を持ち寄り、よりよい解決策を見出していく必要があるのではないかと考えます。子どもたちの今しか体験できない活動や居場所がより充実したものになるよう、できることから取り組み、前へ進んでいきたいと思います。

［文献］
1) 内閣府NPOホームページhttps://www.npo-homepage.go.jp/about/toukei-info/ninshou-zyuri
2) 平成30年度岡山市子ども・子育て支援に関するアンケート調査報告書　2019

〈付記〉
本調査は、平成31年度岡山市市民協働推進ニーズ調査事業にて実施されました。
今年度の「みなん和やかサロン」は、令和2年度岡山市市民協働推進モデル事業に指定され実施しています。(http://www.kodomo-npo.jp/)

５Ｇで懸念される子どもへの影響とは

加藤やすこ・環境ジャーナリスト、いのち環境ネットワーク 代表

５Ｇとは何か

　2020年３月から、日本を含む世界各地で第５世代移動通信システム（5G）の本格的な運用が始まりました。携帯電話は1980年頃に第一世代（１G）が始まり、その後、約10年ごとに世代更新をしていきました。１Gは通話だけでしたが、第４世代（4G）では動画や音楽など大容量のデータの送受信も可能になり、高機能化しています。

高い周波数帯と新技術を利用

　世界保健機関（WHO）の下部機関で、様々な物質の発がん性を評価する国際がん研究機関（IARC）は、2011年に、携帯電話やスマートフォン、無線LAN、テレビ、ラジオなどで使われる無線周波数（周波数３MHz～300GHz）電磁波を「発がん性の可能性がある」と分類しました。

　無線周波数電磁波の中で周波数300MHz～30GHzをマイクロ波と言い、30～300GHzをミリ波と言います。

　4Gでは周波数0.7GHz（ギガヘルツ）から3.4GHzのマイクロ波を利用していましたが、5Gでは3.7GHz、4.5GHzのマイクロ波に加えて、28GHz帯の準ミリ波も使います。電磁波は周波数が高くなるほど、エネルギーが強くなるので、健康影響が懸念されます。

　また、周波数が高いほど波長が短くなり、樹木やビルなど障害物の影響を受けやすく、電波が届きにくくなります。家電を動かす超低周波電磁波は周波数が60Hzで波長が5,000kmですが、マイクロ波の波長は１～10cm、ミリ波は１～10mmしかありません。

　従来の携帯電話基地局は、市街地ではビルの屋上などに設置され、障害物が少ない郊外では高い鉄塔の上にアンテナを設置して半径数kmをカバーすることもありますが、周波数が高く波長が短い5Gの基地局は今までよりもカバーエリアが狭くなります。

　5Gは、広い範囲をカバーするために従来の4Gの通信方式を使いますが、28GHzを使う超高速通信も順次拡大する予定です（図1）。

　欧州連合（EU）の報告書によると、狭い範囲をカバーするスモールセル基地局を20～150m間隔で設置する必要

があります。海外では電柱や屋根付きのバス停の屋根など、高さ２～３mの場所に設置されて被曝量が増えるので、「安全に歩けなくなる」と問題になっています。

　さらに、フェーズドアレイという新しい通信技術も使います。基地局のアンテナに多数のアンテナ素子が内蔵されており、その角度と電磁波を発生させるタイミングを調整して、ユーザーの端末にむけて集中的に電波を照射することで超高速通信を実現します。しかし、ユーザーの被曝量は著しく増加するでしょう。

自動運転にも５Ｇを利用

　5Gは超高速・大容量の通信を行うほか、多数の通信機器へ同時に接続し、離れた場所にある機器をほぼリアルタイムで操作できます。トラックを遠隔操作する実証実験も行われています。

　自動車を運転する際、ドライバーは天候や路面状況、周辺の車両や信号の状況、歩行者や自転車の動き、道路工事など、さまざまな情報を集めて瞬時に判断していますが、自動運転では、それらの作業を自動運転システムに委ねることになります。

　そのため、運転に必要な情報をすべてデータ化して、車両に送信する必要があります。車と車、車と道路インフラ、車と人の間で無線通信を行い（周波数5.8GHz）、もっと広い範囲の情報を集めるには携帯電話基地局などを介します。総務省は通信インフラを整備するために、2025年までに、全国の信号約21万機を５Ｇ基地局として整備する方針です。

　2019年には、見通しの悪い交差点に周波数79GHzの

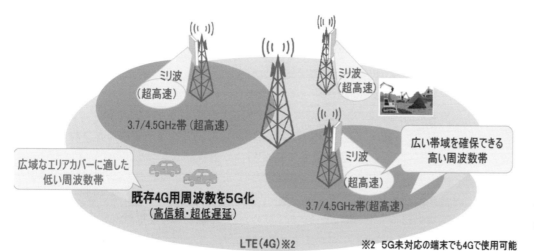

▲図1：5G通信ネットワークのイメージ
出典：情報通信審議会新世代モバイル通信システム委員会報告

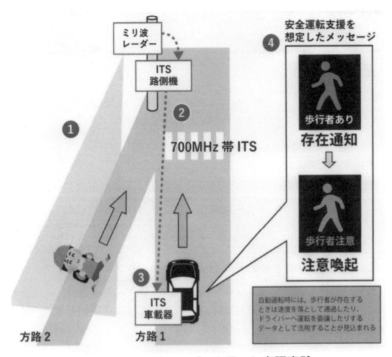

▲図2：ミリ波レーダーを用いた実証実験

出典：関西電力、パナソニック、ゼロ・サム、トヨタ.IT開発センター報道資料「自動運転社会を見据えた路車間通信に関する技術実証の実施について」(2019)

ミリ波レーダーを設置し、死角にいる歩行者や自転車を検知して、周波数700MHzの電磁波で車両に位置情報を送る実証実験も行われました（**図2**）。これらの技術によって交通事故を減らせるかもしれませんが、健康面での安全性は保証されていません。

皮膚がん、自閉症、不妊が増加？

このように、5Gによって生活空間の通信機器の量は劇的に増加します。電磁波へ被曝すると、細胞内では、ほぼすべての生命活動に関わるカルシウムイオンの濃度が変化し、神経系や内分泌系に混乱が起きます。また酸化ストレスが発生し、突然変異や発がんにつながるDNAの損傷、自然流産の増加、精子のDNAの損傷などが起きます。

通信業界は、「5Gは波長が短いので、従来の方式とは違って、皮膚の浅い部分にしか浸透しない」と説明していますが、アメリカ、ワシントン州立大学名誉教授のマーティン・L・ポール博士は、5Gで皮膚がんのほかに、白内障や緑内障など目の病気が増えて失明が増加するだろう、と指摘してい

ました[1]。実際に、日本でも5Gが始まった地域の住民から「皮膚がチリチリと痛み、眠れない」、「目が痛い」といった声が寄せられるようになりました。

ポール博士は、5Gによって男性と女性の不妊症が増え、自閉症で生まれる子どもが2人に1人に増えるか、大半を占めるようになる可能性も示しています。なお、妊娠中の母親が電磁波に被曝すると、胎児の脳で生理学的な機能不全が発生し、発達に関わる障害のリスクが増えるという報告もあります[2]。

世界一ゆるい日本の規制値

現在、多くの国は、国際非電離放射線防護委員会（ICNIRP）という国際放射線防護学会の一部門が策定したガイドラインを採用しています。周波数1.8GHzに対して、電力密度で900μW/cm²を上限としていますが、独自に指針値を策定した日本とアメリカは同じ周波数帯について1,000μW/cm²まで認め、ICNIRP指針を上回っています（**表1**）。

以前はほとんどの国がICNIRPに準じていましたが、携帯電話が普及する

につれて、携帯電話基地局周辺では頭痛や不眠、耳鳴り、めまい、食欲不振などの健康問題が各国で報告されるようになったので、ヨーロッパでは最新の研究データと予防原則に基づいて、規制値を厳しくする国や自治体が増えています。

フランスはICNIRPに準拠していますが、パリ市は携帯電話事業者と「携帯電話のパリ憲章」と呼ばれる協定を結び、通信サービスの維持と健康保護を両立させるために、6.6μW/cm²規制を実施しました。

ギリシャでは、一般の場所はICNIRP指針値の70％以下、学校や病院、高齢者施設から300m以内は60％以下（540μW/cm²）に規制しています。オーストリア医師会は、最近の研究結果に基づいて指針値を策定し、正常範囲は0.0001μW/cm²以下としています。

一方、世界に先駆けて電磁波の研究を開始したロシア（旧ソ連）は、携帯電話基地局からの被曝量を10μW/cm²以下とし、この基準は東欧諸国で広く採用されてきました。さらにロシアでは、2003年に18歳以下の子どもの携帯電話の使用を禁止するなど、厳しく規制しています。

ICNIRPは、強い電磁波に被曝して体温が上昇する「熱効果」が起きなければ安全だ、という前提で指針値を定めました。しかしロシアでは、熱効果が起きない非常に弱い電磁波への被曝「非熱効果」でも、明らかな生物学的影響が起きると考えてきました。

ロシア国立非電離放射線防護委員会の委員長、ユーリ・G・グリゴリエフ博士は、「西欧の基準は、一般の人々の電磁波被曝の実態にふさわしくない」と批判しました。とくに子どもは、環境因子に敏感な上に、脳組織の導電率が高く、頭蓋骨も薄いので、大人よりも遥かに多く電磁波を吸収すると指摘しました。子どもが携帯電話を使うと、記憶力や注意力、精神的・認知的能力の低下、睡眠障害、ストレス反応傾向

▼表1：各国の電磁波規制値　　　　　　　　　　　　（単位：μW/㎝）

日本、アメリカ	ICNIRP	ギリシャ	インド	ロシア、イタリア	パリ	CoE
1,000	900	540	90	10	6.6	0.1

注：表には周波数1.8GHzに対する指針値を示した。欧州評議会（CoE）は暫定的に0.1μW/㎝としているが、将来は0.01μW/㎝に規制するよう加盟47カ国に勧告。

が起きる可能性があると報告しています[3]。

規制を強める自治体

　一方、携帯電話事業者の業界団体GSMAは、ロシアやイタリア、スイス、パリ市、インド、ベルギーなど、ICNIRPよりも厳しく規制している国や自治体では、5Gを導入できないという理由で、規制緩和を求めています。

　各国政府機関が5Gによってどの程度被曝量が上昇するのか調査していますが、まだ明確な報告はありません。スウェーデンのレナート・ハーデル博士らは、2016年にストックホルム市の駅構内で15.5μW/㎝を検出しましたが、2020年8月、オーストラリアの市民団体は、5G基地局の近くで200μW/㎝を超えたと報告しており、被曝量がかなり増える可能性があります。

5G導入停止と規制条例

　そもそも健康を守るために規制したのに、業界団体が「5Gのために規制を緩和しろ」と要求するのはおかしな話です。過剰に利便性を追求し、企業利益のために子どもの健康を犠牲にしても良いのでしょうか。

　イタリアではこれまでに500以上の自治体が5G導入の中止を議決し、スロベニアは健康不安を理由に5G導入停止を決定。オランダ保健省は5Gミリ波の安全性がわかるまでミリ波を使わないことなどを求めています。

　ベルギーは3つの自治体が独自の規制値を導入していましたが、ブリュッセル首都圏地域のセリーヌ・フレモール環境相は、2019年に「ブリュッセル市民はモルモットではない」と規制緩和を拒否したので、いまだに5Gが導入されていません。

　アメリカでは健康不安を理由に、携帯電話基地局の設置を規制することが法律で禁止されています。そこで、各自治体は、まちづくりのためのゾーニング規制や景観保護を理由に、住宅地に5G基地局を設置させない条例を制定しています。

　日本でも、5G基地局の建設を阻止する反対運動や、規制条例の制定を求める署名運動が各地で起きています。従来の携帯電話基地局は高さ15mの鉄塔や高いビルに設置されたので、中高層建築物規制条例などで規制する自治体もありましたが、5G基地局は高さ2～3mの電柱やマンホールの中などに設置されるので、中高層建築物規制条例では対抗できません。

　大阪では、地下鉄で5Gを利用できるようトンネルに基地局を設置する実証実験が行われました。交通機関への導入が進めば、電磁波被曝で頭痛やめまい、嘔吐などを起こす電磁波過敏症患者は、交通機関を利用できなくなる可能性もあります。

　日本の電磁波過敏症発症者75人を対象にした調査では、乗客の携帯電話によって交通機関で体調不良を起こした人は65.3％、体調が悪くて交通機関を全く利用できない人は12％いました[4]。5Gの安全性が確認されるまで、住宅地や学校や子どもの遊び場、病院周辺や公共施設、交通機関への5G基地局導入を規制するべきです。

GIGAスクール構想と5G

　文部科学省と総務省は、高速インターネット回線を学校に整備し、児童生徒がパソコンを一人一台使って学ぶ、GIGAスクール構想を推進しています。学校に無線LANを整備できない場合、自治体がローカル5G（学校や工場など限られた範囲で利用できる小規模な5Gネットワーク）を整備して、学校で5Gを利用することも検討されています。

　なお、学校無線LANによる健康被害は各国で発生し、学校には有線LANを設置することを決めた国や自治体もあります。ハーバード大学のマーサ・ヘルベルト博士らは、記憶や学習、注意、行動に関する神経学的な問題のある子どもに、有線の学習生活・睡眠環境を提供するよう求めました[2]。

　また、経済協力開発機構（OECD）は、学校へのパソコンやインターネット利用が高い国ほど、成績が下がる傾向があると報告している点にも留意するべきです。

　2030年からは、第6世代（6G）が始まり、5Gよりもさらに周波数が高いテラヘルツ波（周波数300GHzから3THz［テラヘルツ］）が使われる計画です。5Gをはじめ、無線通信の電磁波に長期間被曝した場合の健康影響は明らかになっておらず、安全性は立証されていません。

　欧州連合（EU）の欧州議会では、業界団体から資金提供を受けず、医学的な知識をもつ専門家を交えた研究機関を作るべきだ、という声もあがっています。5G導入を促進する前に、安全性の検証が必要です。

［参考文献］
1) Pall ML. 5G Risk: The Scientific Perspective, the5Gsummit.com, 2020.
2) Herbert MR. and Sage C. Autism and EMF? Plausibility of a pathophysiological link part 2, Pathophysiology, 20, 211-234, 2013.
3) Grigoriev YG. et al. Dosimetry in Bioelectromagnetics, Taylor and Francis. pp315-337, 2017.
4) 加藤やすこ, Johansson O. 電磁波過敏症発症者の現状：症状、電磁波発生源、経済的・社会的問題と予防原則, 臨床環境医学, 21, 123-130, 2012.

震災の記憶と感情の彷徨（ほうこう）

—— 心の復興をめぐる子どもたちの決意

雁部那由多・東北学院大学教養学部地域構想学科 学部2回生

はじめに

筆者は東北学院大学教養学部地域構想学科に学び、社会学分野の研究者を目指す学生です。東日本大震災以降、同級生を含む多くの人が言葉にできない心の傷を抱えながら生き続ける状況を肌で感じています。筆者は被災当事者の目線から人間観を問い直すため、災害社会学の分野から自身を含めた被災者の心にアプローチし続けてきました。被災地の復旧・復興が道半ばであるのと同様に「心の復興」も途上にあると考えています。

本稿は発災当時小学5年生であった筆者の被災経験と、「体験の言語化」に至る経緯を記すとともに、東北学院大学震災の記録プロジェクト『震災と行方不明』（金菱清ゼミナール2019）における筆者の同級生二人への聞き取り調査を紐解（ひもと）き、浮かび上がった現実と目に見えてこない"心の復興"の実例を伝えたいと考えています。

封印される震災の記憶と感情

筆者は当時通学していた小学校での避難途中、津波に飲み込まれていく大人を"見殺しにした"と言わざるを得ないような状況で九死に一生を得たり、避難所となった教室で支援物資を取り合う大人の姿を目にしたりという体験をしました。これは、当時の状況としてはむしろ当たり前の光景であり、多くの同級生も同様の光景を目撃し共通の体験をしています。そして震災後、筆者と後述する二人の同級生は"非日常の日常化"と言える大きな変化が、私たちを取り巻く人間関係と生活環境に訪れたことを感じ取りました。

4月、授業再開後の小学校では、誰かが震災の話題をひと言でも口にすれば、泣き出したり過呼吸や激しい動悸を起こしたりする同級生が多くいました。こうした状況から、学校全体として地震や津波を連想させる言葉を次第に「禁句」と捉えるようになり、いつしか他者を傷つけまいとして被災時の記憶や感情を封じ込めるようになっていました。それは、学校だけにとどまらず家庭においても同様でした。筆者の4歳年下の妹は、今でも小さな地震に怯えるほどの恐怖感を抱いたままです。そのため家族の前で震災が話題になることは一切ありません。こうすることで震災前と同様の家族の"心の平安"をかろうじて保っているのです。そして、いつしか記憶と感情を押し殺した状態のまま気丈に振る舞うことが"当たり前の行動"としてからだに刻み込まれていきました。震災の記憶と感情を封印する行動は、子どもながらに学校と家庭の人間関係を震災前と同様に維持するうえでとった当たり前の行動だったと言えます。筆者以外にも、同様の心の状態に置かれた同級生に、KさんとTさんがいます。

私たちは "被災者" か、否か

KさんとTさんは、宮城県東松島市出身の女性です。お互いの自宅も近く、幼稚園以来の同級生でした。自宅は海岸から約5キロメートル地点の内陸部にあり、津波の被害は床下数センチの浸水でした。共に小学校で被災し、津波の襲来以降、避難所となった小学校で三日間過ごしました。しかし、自宅や家族への被害は軽微だったため、被災を経験しても"被災者とは言えない"ことに苦悩します。当時小学校に避難した教員や保護者、児童や住民は、全く被災をしていない第三者から見れば同じ"被災者"として一括りにできますが、被災当事者の間では比較的被害の少なかった地域と甚大な被害を受けた地域との間に認識のギャップが生じていたのです。Kさんは震災から1週間ほど経ったある日、家族との夕食の場で震災当日の話題が出た際、ギャップを感じた経験として次のように語っています。

「私の家族は津波の浸水がほんの数センチで済んだことや、自家用車が残ったことを『あまり被災しなくて良かった』と言っていました。私は小学校で津波も見たし、避難所にいたんだよと言ったのですが、両親は『ウチはこのくらい（の被害）で済んでほとんど被災していないから幸運だったんだよ。海の近くの人と比べたら、私たちは被災者じゃないんだ』と諫（いさ）めました」（19.8.11 Kさん）。

Tさんは自宅の被害が沿岸部に比べて少ない中、学校では自分も被災したとは言いづらい状況が生じていました。学校再開直後、津波で自宅が全壊した多くの友人から「被災しなくてよかったね」と言われたと言います。声をかけた同級生に悪意はありませんが、Tさんの心に確実な傷痕を残しています。

「みんなから『家が残ってよかったね！』と純粋な気持ちで言われるんです。でもその一言がつらかった。私のあの三日間は何だったんだろうって。家が残っているのは少数派で、自宅から通える人も少なかったですから、仕方のないことだと言えばそれまでです。でも、はっきりとわかるのは、私が津

波の光景を見たり避難所生活を送ったりしたという事実は、友だちにとって被災と呼べるものではなかったということです」（19.8.11 Tさん）。

家族関係に与えた影響

二人はその後、学校生活で"被災者ではない"ことを理由に支援物資を受け取ることができなかったり、被災した友だち同士で築き直される友人関係に入ることができずに孤立感を味わったりしたと語っています。また、二人は震災後最もつらかった出来事として家族関係の変化をあげています。

「変化といっても家族と仲が悪くなったり、家族がバラバラになったりしたわけではありません。今までどおりの家族の姿を取り戻したい一心で、今までどおりの自分を意識的に演じるようになったんです。家族の中で私だけ被災してしまった。これを自分の家族が知ってしまったらきっと気を使うだろうし、関係がギクシャクしてしまうのは目に見えています。少しずつ震災前の風景に戻っていた家族の場に私の居場所がなくなってしまう気がして怖かったんです。だから震災後の本当の自分を家族は知らないんです。家族の団らんのなかで、まるで仮面をかぶったように作り笑いをしてしまう自分に違和感があります」（19.8.11 Kさん）。

Tさんは家族から表情がなくなったことが一番怖いと言います。震災前、家族に全力で感情をぶつけられたときとは変わり、必死に自分で話題をつくり、いつしか両親に対する反抗心は消えていました。Kさんは被災した体験を家族と共有することはなく、心の中に押しとどめ続ける"作業"を行いました。いつしかこの"作業"は日常化し意識することもなくなったと言います。

「震災の朝まではとにかく親と仲が悪

かったんです。父親の言うことになんでも突っかかってみたり（笑）、些細なことで衝突していた記憶があります。でも、あの日以降、家族から表情がだんだん消えていったんです。今までのように怒ったり、驚いたり、笑ったりすることもなくて、全部が素っ気なくなった感じでした。あの日から、私が頑張らなきゃって思って。楽しい話題だけを選んだり、時には作り話をしてしまったりしたこともあります。気がついたら震災前の仲の悪い雰囲気もなくなって、いつもの家族のように戻っていたんです。私はこの光景を求めていたはずなのに、そのために頑張ってきたはずなのに、なぜか素直に喜べませんでした」（19.8.11 Tさん）。

筆者は二人の置かれたこのような環境が「記憶と感情の彷徨（ほうこう）」状態を作り出したと捉えています。二人は発災から筆者の聞き取りに至るまでの間、震災当時の記憶と感情は日常生活から切り離さざるを得ず、かつ言葉にしたり思い出して客観視したりする機会はなかったことになります。このとき、二人の記憶と感情はいわば"手つかず"の状態で宙に浮き、彷徨っている状態だったのではないでしょうか。

封印した記憶を取り戻すこと・忘れ去ること

KさんとTさんも共に、被災当時どこで何をしたのか、どんなことを感じたのかが記憶から抜け落ちていると語っています。状況は違えども二人にとって震災の記憶は家族関係の維持にとって不必要なものであったことがわかります。Kさんにとってはつくり笑顔の原因になり、Tさんにとっては家族の表情を奪う存在でした。二人は震災の話に触れないよう努力を続けてきました。震災体験という負の記憶を封じ込め、家庭という居場所と家族の笑顔に引き換えることは、筆者自身と二人にとって唯一無二の居場所を守るため

の不可避な防衛策だったのだと考えています。

二人に最初の聞き取りを行ったのは2019年8月11日のことでした。Kさんは東京都内の大学へ、Tさんは県内の大学へ進学しています。親元を離れ一人暮らしをスタートさせたKさんは震災当時のことを考える機会と時間を得ました。Kさんは大学の友人に宮城出身だと告げると必ず「大変だったね」と返されます。

「そのときになって初めて記憶をたどってみて、全然覚えていない、思い出せないことに気がついたんです。震災から7年目の出来事でした。あの日確かに小学校で被災して、避難をしたということははっきり覚えています。でもそのときに見た景色や自分の行動、感情がどこか知らない所へ行ってしまったような感覚があります」（2019.8.11 Kさん）。

Kさんがこのことに気づいたきっかけは、最初の聞き取り調査でした。聞き取り前日の夜中、Tさんは電話口で筆者に次のように語っています。

「頑張って思い出そうとしてみたけれど何もわからない。本当に空っぽの状態で話せることは何もないんです」（2019.8.10 Tさん）。

家族から独立し、家庭に自らの居場所を存続させるための"記憶を封じ込める"努力は不必要となりました。しかし封じ込めた記憶は簡単には戻らなかったのです。KさんとTさんは記憶を「失った」と表現し、漠然とした恐怖を抱いています。

また、筆者自身にもTさんと同様の状態を自覚する出来事がありました。大学に入学して間もない頃に筆者の被災体験を聞き取った本学の金菱清教授から、筆者を含め若い世代から聞き取った体験には被災当時の"感情"が見

られにくいことや反抗期がなかったことを指摘されました。以降、筆者自身にも「本当の記憶と感情はどこへ行ってしまったのだろう」という疑問が生じます。いざ震災当時の記憶を思い出そうとすると、とたんに感情表現が難しくなり、言葉にすることもできない状態に気がつきます。聞き取りを行った二人と同様に、震災の記憶と感情が発災から8年という時間を経て「彷徨」の状態から「行方不明」の状態となって失われつつあることに漠然とした恐怖を抱きました。

二人は聞き取りの後にある決心をします。2019年9月5日、KさんとTさんに2度目の聞き取りを行いました。夏休みの間に帰省していた二人は、それぞれ「行方不明」の記憶に対する自分なりの答えを見つけてきたと話します。Kさんは当時の記憶を探してもう一度向き合ってみたい、本当の自分の姿で家族に接してみたいと語りました。一方で、Tさんは今の私に震災の記憶は要らないものだと語ります。二人はそれぞれ記憶と感情を取り戻すという選択、このまま消して行くという選択をしました。

記憶の意味づけが育む「心の復興」

ここで二つの選択がそれぞれもつ意味について考えてみたいと思います。Kさんは昨夏、家族につらい時期があったことを打ち明けています。

「今までの笑顔は嘘でしたと打ち明ける覚悟のようなものがありました。当時の記憶がすっかりないことも家族は受け入れてくれたし、何より私の話に耳を傾けてくれました。それが何よりも嬉しかった。話してみて良かったと思います」(2019.9.5 Kさん)。

Kさんは夏の間に被災した母校に足を運んだり、同じ景色を眺めたりすることで少しずつ当時の記憶を思い出す試みを続けています。Kさんにとっての記憶と感情は彼女自身が被災体験に向き合って区切りをつけるための道具でもあるというのです。Tさんもまた、ある決心をしました。

「私はそのままにすることにしました。記憶が思い出せないことは悲しいことだと言われるのかもしれません。だけどそれで守った今の家族があるから、8年間も仲が良かった家族をそのままにしておきたいし、そのためなら忘れたままにしておくことも一つの方法かなって思います」(2019.9.15 Tさん)。

Tさんは夏の間、自分に思い出すことが必要なのか、どんな方法で向き合うことが良いのかを問い続け、最終的に8年半守ってきた家族を最優先に考えました。あえて記憶を思い出して振り返ることを是とせず、「記憶と感情の彷徨」状態を継続させ、最終的には「行方不明」の状態で震災後に積み上げてきた記憶を上書きすることが彼女なりの向き合い方でした。

二人は自身に変化をもたらしたポイントに大学進学をあげています。Kさんは県外、被災地の外へ歩を進めました。自身の周囲に当時の被災者はほとんどおらず、親元から離れて一人の時間も多くなり、新たな人間関係の中で自身の記憶の欠落を自覚し再び取り戻そうとしています。一方Tさんは、地元の大学に進学し週末は帰省する生活をして被災地の人間関係が継続しています。Tさんは最終的に言語化の過程を経て記憶を心に封じる決断をしました。二人を取り巻く環境に、言い換えれば"場所性"が震災の記憶に対する向き合い方を変えています。

ここまで筆者と二人の記憶と感情に対する認識の変化を通じて、被災体験の位置づけをし直す過程を示してきました。二人の決断は異なるものですが、決断の背景には、震災から8年以上を経て「記憶と感情の行方不明」状態を自覚している点や、聞き取り調査に向けて自身の体験を時系列に書き出したり、筆者と対話をしたりするときに「体験の言語化」を行った過程が共通しています。記憶や感情を引き出し、言葉に置き換える作業が図らずも震災を振り返る機会になったのではないでしょうか。筆者自身、身近な人の命が何の前触れもなく失われてしまったときの喪失感を上手く言語化できていませんが、言語化を通じて記憶や感情を客観的に見つめ直すことが心の復興の第一歩になっています。

おわりに　未来へ向けて

一般的に「震災の記憶」といえば津波に流される街の光景や更地になった土地など災害で変化した風景が扱われますが、聞き取りで語られた「震災の記憶」は必ずしも震災による喪失体験とは言えません。KさんやTさんにとって震災の記憶は被災後の家族関係や生活環境の変化を指し、震災の風景は過去の出来事に過ぎず、今の生活環境に合わせて記憶や感情は取捨選択されてきました。筆者を含め、KさんとTさんにとって最も守るべきは家族の"カタチ"であり、人間同士の関係でした。

震災の記憶や感情に特別な意味が最初から存在することはなく、時には"不要な"ものとさえなり得ます。本稿では復興の影に埋もれてきた二人のような被災当事者の心に焦点を当て、"記憶を行方不明のままにする"という選択肢も取り上げました。長い「彷徨」の期間を終えた震災の記憶と感情は、客観的に向き合うことで「心の復興」に踏み出す大切な材料に変わりました。聞き取りを行った二人を筆頭に震災から8年が経過してはじめて震災と向き合うことは、未来へ眼差しを向けるという決意の表れでもあるのです。

2

子どものからだと心の基本統計

子どもの世紀へ

The chronological table to children's century

世界の動向		日本の動向
フランス「人権宣言」	1789年	
第一次世界大戦		
「子どもの権利に関するジュネーブ宣言」	1924年	
第二次世界大戦		
ユネスコ発足（11月） ユニセフ発足（12月）	1946年	日本国憲法公布（11月3日）、施行（翌年5月3日）
	1947年	教育基本法公布・施行（3月31日） 児童教育福祉法公布（12月12日）、施行（翌年1月1日）
「世界人権宣言」／WHO発足（4月）	1948年	
	1951年	児童憲章制定（5月）
	1954年	学校給食法公布・施行（6月3日）
	1958年	学校保健法公布（4月1日）、施行（4月10日）
国連「児童の権利宣言」採択（11月20日）	1959年	日本学校安全会法公布（12月17日）、施行（翌年2月29日）
	1960年	「子どものからだ元年」
	1961年	スポーツ振興法公布（6月16日）、施行（9月15日）
	1964年	文部省「体力・運動能力調査（スポーツテスト）」開始
国際人権規約	1966年	
	1969年	「公害元年」
第13回WHO総会 「Health for All by the Year 2000」の目標決定	1977年	
第28回WHO総会「アルマ・アタ宣言」（"プライマリ・ヘルスケア〈PHC〉"上記目標を達成するための重要な理念）	1978年	「子どものからだの調査'78」 NHK特集「警告！こどものからだは蝕まれている」（10月）
国際児童年	1979年	子どものからだと心・連絡会議発足（3月） 第1回子どものからだと心・全国研究会議（10月）
国際歯科連盟・口腔保健の世界目標提案	1981年	岩手県沢内村乳児死亡連続ゼロの開始
	1983年	乳幼児死亡率世界最低に！
	1984年	「子どものからだの調査'84」
「少年司法の運営に関する国連最低基準規則」（北京ルール）	1985年	日本体育・学校健康センター法公布・施行（12月6日）
「オタワ憲章」（ヘルスプロモーション）	1986年	

・・・・・・・・・・・・・・・ 「子どもの世紀」へ ・・・・・・・・・・・・・・・

世界の動向		日本の動向
国連「子どもの権利条約」採択（11月20日）	1989年	
「子どもの権利条約」発効（9月） 「子どものための世界サミット」（9月） 「子どもの生存・保護および発達に関する世界宣言」 ならびに「実施の行動計画」採択 「自由を奪われた少年の保護に関する国連規則」 「少年非行の防止のための国連指針」 （リヤド・ガイドライン）	1990年	「子どものからだの調査'90」
第14回健康教育世界会議（6月，フィンランド）	1991年	西暦2000年に向けての国内行動計画（12月）
環境と開発に関する国際会議（地球サミット） （6月，ブラジル） 「リオ宣言」／「アジェンダ21」採択	1992年	
世界人権会議（6月） 「ウィーン宣言および行動計画」	1993年	
	1994年	子どもの権利条約発効（5月22日）

第15回健康教育世界会議（8月，日本）	**1995年**	
子どもの商業的性的搾取に反対する世界会議 「宣言」ならびに「行動のための課題」採択 （8月，スウェーデン）	**1996年**	「子どものからだの調査'95」 国連・子どもの権利委員会へ日本政府から 「児童の権利に関する条約初回報告書」提出（5月30日）
「環境サミット宣言」（5月） 国連・環境開発特別総会「地球サミット＋5」（6月） 「アジェンダ21実施計画」採択	**1997年**	国連・子どもの権利委員会への市民・NGO報告書提出 （7月）
国連・子どもの権利委員会で日本政府初回報告書審査（5 月）／「最終所見」採択（6月） 第16回健康教育世界会議（6月，プエルト・リコ）	**1998年**	児童福祉法改正施行（4月1日） 文部科学省「体力・運動能力調査（新体力テスト）」変更
世界体育サミット（11月，ベルリン） 「ベルリン・アジェンダ」採択 体育・スポーツ担当大臣等国際会議（12月，ウルグアイ）	**1999年**	「日・中子どものからだ共同学術調査」（4〜5月，北京）
「平和の文化」国際年	**2000年**	「子どものからだの調査2000」
2001〜2010年「世界の子どもたちのための平和の文化と非暴 力の文化国際10年」 第17回健康教育世界会議（7月，フランス） 第2回子どもの商業的性的搾取に反対する世界会議 （12月，日本）	**2001年**	児童虐待の防止等に関する法律施行（11月20日） 日本政府から国連・子どもの権利委員会への「児童の権利 に関する条約第2回報告書」提出（11月）
第27回国連特別総会（国連子ども特別総会）（5月10日）	**2002年**	「学校環境衛生の基準」改訂（4月1日から適用） 中央教育審議会「子どもの体力向上のための総合的な方策 （答申）」（9月30日）
国連・子どもの権利委員会で「一般所見・第4号」（思春 期の子どもの健康と発達）採択（6月） 中日子どものからだと心の健康に関する学術論壇 （10月，北京）	**2003年**	建築基準法等の一部改正施行（7月12日） 国連・子どもの権利委員会への市民・NGO第2回報告書提 出（7月31日）
国連・子どもの権利委員会で日本政府第2回報告書審査 （1月）／「最終所見」採択（2月） 第18回健康教育世界会議（4月，オーストラリア）	**2004年**	
第2回中日子どものからだと心の健康に関する学術論壇 （5月，北京） 国連・子どもの権利委員会で「一般所見・第7号」（乳幼 児期における子どもの権利の実践）採択（9月）	**2005年**	「子どものからだの調査2005」 発達障害者支援法施行（4月1日） 食育基本法公布（6月17日）、施行（7月15日）
第3回中日子どものからだと心の健康に関する学術論壇 （10月，北京） 国連「障害者の権利に関する条約」採択（12月13日）	**2006年**	教育基本法「改正」施行（12月22日）
第19回健康教育世界会議（6月，カナダ） 世界保健機関「環境保健基準超低周波電磁界」勧告（6月）	**2007年**	
第4回中日子どものからだと心の健康に関する学術論壇 （5月，陝西省）	**2008年**	日本政府から国連・子どもの権利委員会への「児童の権利 に関する条約第3回報告書」提出（4月）
第1回アジア太平洋ヘルスプロモーション・健康教育学会 （7月，日本）	**2009年**	青少年が安全に安心してインターネットを利用できる環境 の整備等に関する法律施行（4月1日） 学校保健安全法改正（6月18日） 国連・子どもの権利委員会への市民・NGO第3回報告書提 出（11月）
国連・子どもの権利委員会で日本政府第3回報告書審査（5 月）／「最終所見」採択（6月） 第20回健康教育世界会議（7月，スイス）	**2010年**	「子どものからだの調査2010」
	2011年	東日本大震災（3月11日） スポーツ基本法公布（6月24日）、施行（8月24日）
	2012年	原発事故子ども・被災者支援法公布・施行（6月27日） 障害者の日常生活および社会生活を総合的に支援するため の法律（障害者総合支援法）公布（6月27日）、施行（翌年 4月1日）

国連・子どもの権利委員会で「一般所見・第15号」（到達可能な最高水準の健康享受に対する子どもの権利(第24条))、「一般所見・第17号」(休息、余暇、遊び、レクリエーション活動、文化的生活、芸術についての子どもの権利（第31条)) 採択（4月）	2013年	いじめ防止対策推進法公布（6月28日）、施行（9月28日）
第21回健康教育世界会議（8月，タイ）	2014年	子どもの貧困対策の推進に関する法律施行（1月17日） 障害者の権利に関する条約発効（2月19日）
	2015年	「子どものからだの調査2015」（日本）
「子どものからだの調査2015」（中国） 第22回健康教育世界会議（5月，ブラジル）	2016年	障害を理由とする差別の解消の推進に関する法律（障害者差別解消法）施行（4月1日） 発達障害者支援法の一部改正施行（8月1日）
	2017年	児童福祉法等の一部改正施行（4月1日） 日本政府から国連・子どもの権利委員会への「児童の権利に関する条約第4・5回報告書」提出（6月） 国連・子どもの権利委員会への市民・NGO第4・5回報告書提出（11月）
	2018	成育基本法公布（12月14日）、施行（翌年12月1日）
国連・子どもの権利委員会で日本政府第4・5回報告書審査（1月）／「最終所見」採択（2月） 第23回健康教育世界会議（4月，ニュージーランド）	2019	
国連・子どもの権利委員会「新型コロナウィルス感染症（COVID-19）に関する声明」（4月8日）	2020	「新型コロナ緊急調査」（休校中：5月，休校明け：6〜7月）

子どもの 「からだのおかしさ」
The chronological table of "Physical Disorders" among the children

1960年	「遠足で最後まで歩けない子がいる」（東北教育科学研究会大会にてチダ・ヨシアキさん発言。体力の低下か、根性がなくなったのか、土踏まずの形成が遅くなったのか？）
1973年	「子どもの手が不器用になってきた」（中日新聞。実は1972年に気づいていたが、「問題」は"脳"に関わることなので、慎重に報道）
1975年	「背すじが妙だ」（全国養護教諭サークル協議会・高知集会にて吉永冨美子さん発言） 「青少年の体力の中で、男女ともに低下しているのは"背筋力"だけ」（日本教育学会大会にて正木健雄さん報告）
1976年	「"運動（機）能"の中で、「閉眼接指」の合格率が低下している」（日本体育学会で神戸大学・岸本肇さんら報告、その後『体育学研究』第23巻第2号（1978年）に論文） 「体温低く、眠りたい子」（読売新聞、3月1日）
1977年	「子どもの疲労の自覚症状は、航空管制官の疲労状態に似ている」（岐阜県恵那郡上矢作町教育研究会・川上康一さんらの「子どもの心とからだ調査」結果から）
1978年	「最近目立つからだの"おかしさ"の実感は、"朝からあくび"や"背中ぐにゃ"」（NHKと日本体育大学体育研究所による「子どものからだの調査78」＜43項目＞、これらの結果を基にNHK特集「警告！こどものからだは蝕まれている！！」が制作されて10月9日に放映）
1979年	「子どものからだと心・連絡会議」（3月）発足、「第1回子どものからだと心・全国研究会議」（10月）開催 全国保育協議会「乳幼児のからだの調査」実施（「すぐに"疲れた"という」項目入る） 岐阜県中津川市・学力充実推進委員会による「子どものからだと心調査」で、"大脳・前頭葉の活動の強さ""筋肉感覚""覚醒水準"と"土踏まずの形成"の低下が注目。
1984年	全国保育協議会「乳幼児のからだの調査」で、"最近増えている"実感のワースト1が、東京で"アレルギー"となった。 「自律神経系が自然に育たなくなってきている」（正木健雄さんらによる"血圧調節機能"の調査から。「朝礼でバタン」は"自律神経系"の不調？）
1986年	「"アレルギー"と医師から診断されている子は12%」（全国保母会が「アレルギー」について初めて全国調査）

1990年	「子どものからだ調査'90」（日本体育大学）でどの学校段階でも“最近増えている”と実感されているワースト1が「アレルギー」になった。
	「学齢期の子どもに病気とは言えないが、“おかしい”事象（学齢期シンドローム）が見られる」という医師の実感が85.6%（全国保険医団体連合会による全国調査）
1991年	厚生省が「日常生活とアレルギー様症状」についての全国的な実態調査を実施（医師から何らかの「アレルギー様症状あり」と診断された5〜9歳の子は30.3%）
	「“低体温傾向”の子が起床時に2割くらいいるが、“高体温傾向”の子は放課後に5割もいる」（澤田＜現姓・大川＞佳代子さんの卒論調査）
1996年	「東京都の子どもの視力不良に地域差がみられる」ことに注目（上野純子さんら、『臨床環境医学』第4巻第2号（1996年）、ならびに『同左』第6巻第2号（1997年）に論文）
1998年	国連・子どもの権利委員会が『子どものからだと心白書'96』（英訳）に注目し、日本政府への「最終所見」に活用。（「血圧調節良好群の出現率とその加齢的推移」と「学校長期欠席児童・生徒の割合の推移」）
	「出生性比」「死産性比」の推移に注目（『子どものからだと心白書』に記載）
1999年	阪神・淡路大震災から約4年後に実施された調査でも、子どもの体力低下、肥満、過食、食欲不振、PTSDが保健体育教師により実感されていた。（日本体育学会第50回記念大会にて、岸本肇さん報告）
2002年	「子どもの“行動体力”と“運動能力”の推移は学校指導要領の特徴を反映している」（野井真吾さんら、『Health Promotion International』第17巻第2号（2002年）に論文）
2003年	中国で2002年に「子どものからだの“おかしさ”」実感調査が行われ、日本の1980年代中頃と同じ程度の実感状況であることが確認された。
2005年	保育所で、初めて4歳児が“熱中症”により死亡した。（8月10日）
	「子どものからだの調査2005」（日本体育大学 他）で“最近増えている”と多く実感されている項目はほぼ同じ。ワースト5に幼稚園で「床にすぐ寝転ぶ」（保育園ではワースト6）が入ってきたことが注目された。
2006年	中国・北京市で5月に小学生・中学生を対象に「自律神経」に関する日中共同学術調査が行われ、1984年に、日本で行われた調査結果と同じ水準であり、自律神経系が自然に発達できないでいることが再確認された。
2007年	保育所で、再度2歳児が“熱中症”により死亡した。（8月5日）
	日本は自分を孤独だと感じている15歳が29.8%で、24カ国中トップ（ユニセフ・イノチェンティ研究所『Report Card 7』研究報告書）
2008年	川崎市の中学校で、中学1年生の男子が授業中に鬼ごっこをしていて4階の教室の窓から転落、死亡した。（11月4日）
2010年	「子どものからだの調査2010」（日本体育大学 他）でも、すべての学校段階で「アレルギー」と「すぐ“疲れた”と言う」が“最近増えている”という実感・ワースト5にランクされた。また、同ランクに、中学校で「夜、眠れない」、高校で「首、肩のこり」「うつ的傾向」「夜、眠れない」が入ってきたことも注目された。
2011年	日本の子どもに多くみられる交感神経の過覚醒状態、睡眠問題、「よい子」、不定愁訴等といった症状が虐待を受けている子どもの症状と酷似。（野井真吾さん、『子ども白書2011』等で指摘）
2012年	調布市の小学校で、給食を食べた5年生の女子児童がアナフィラキシーショックにより死亡した。（12月20日）
2013年	「ネット依存の中高生、国内に51万人　厚労省推計」（日本経済新聞、8月1日）
2014年	「全国学力・学習状況調査がはじまった7〜8年くらい前から学校が変わり、子どもがイライラし、トラブルも多発しはじめた」（子どものからだと心・連絡会議in北海道にて國保いずみさん発言）
2015年	「女子高生のスマホ利用、1日7時間　2割がトラブル経験」（朝日新聞、2月10日）
	川崎市で中学1年生の男子が17〜18歳の少年3名に殺害された。（2月20日）
	「子どものからだの調査2015」（日本体育大学 他）でも引き続き、「アレルギー」と「すぐ“疲れた”と言う」がすべての学校段階の“最近増えている”という実感・ワースト5にランクされた。このような結果は、1990年調査以降、一貫して示され続けている結果であり、“根強い実感”であることが注目された。
2016年	いじめによる死亡が続く（青森県・中2女子の自殺、埼玉県・無職16歳の暴行による死亡）
	「“めんどくさい”と言って、何もやりたがらない子がいる」（第38回子どものからだと心・全国研究会議にて桐井尚江さん発言）
2018年	WHOにより約30年ぶりに改訂された国際疾病分類（ICD-11）では、新たな章として「睡眠・覚醒障害」等が追加された。また、従来の「精神および行動の障害」の章には「ゲーム障害」も追加された。
	「ネット依存、中高生93万人　厚労省調査　スマホ普及、5年で倍増」（日本経済新聞、9月1日）
	「学校の統廃合によりバス通学になったことで，歩くことが少なくなった。その後、足首、膝、腰のケガが増えた」（第40回子どものからだと心・全国研究会議にて小鹿和男さん発言）
2020年	「新型コロナ緊急調査」（子どものからだと心・連絡会議，日本体育大学体育研究所）で子どもたちが休校中に困っていたことの上位5位に「（思うように）外に出られないこと」、「友だちに会えないこと」、「運動不足になってしまうこと」、「感染症が不安なこと」、「勉強を教えてもらえないこと」がランクされた。

子どものからだの調査 2015（"実感" 調査）

Questionnaire on the teachers' or the yogo teachers' feeling according to the "Abnormalities" in physical function on the Japanese children in 2015

▼保育所：「最近増えている」という"からだのおかしさ"の"実感"ワースト5（ただし、1979年は「年々増えてきている」） (%)

年	第1位	第2位	第3位	第4位	第5位
1979 (n=195)	むし歯 24.2	背中ぐにゃ 11.3	すぐ「疲れた」と言う 10.5	朝からあくび 8.1	指吸い 7.2
1990 (n=223)	アレルギー 79.9	皮膚がカサカサ 76.4	背中ぐにゃ 67.7	すぐ「疲れた」と言う 63.3	そしゃく力が弱い 59.4
1995 (n=64)	アレルギー 87.5	皮膚がカサカサ 81.3	すぐ「疲れた」と言う 76.6	そしゃく力が弱い 71.9	背中ぐにゃ 70.3
2000 (n=154)	すぐ「疲れた」と言う 76.6	アレルギー 76.0	皮膚がカサカサ 73.4	背中ぐにゃ 72.7	そしゃく力が弱い 64.3
2005 (n=201)	皮膚がカサカサ 77.6	アレルギー 74.6	背中ぐにゃ 72.1	すぐ「疲れた」と言う 68.7	保育中、じっとしていない 68.2
2010 (n=90)	皮膚がカサカサ 65.6	すぐ「疲れた」と言う 63.3	保育中、じっとしていない／背中ぐにゃ／アレルギー 60.0		
2015 (n=199)	アレルギー 75.4	背中ぐにゃ 72.4	皮膚がカサカサ 71.9	保育中、じっとしていない 70.9	すぐ「疲れた」と言う 67.3

▼幼稚園：「最近増えている」という"からだのおかしさ"の"実感"ワースト5 (%)

年	第1位	第2位	第3位	第4位	第5位
1990 (n=193)	アレルギー 72.3	皮膚がカサカサ 68.0	すぐ「疲れた」と言う 57.8	ぜんそく 54.9	背中ぐにゃ 53.4
1995 (n=115)	アレルギー 74.8	すぐ「疲れた」と言う 73.9	皮膚がカサカサ 68.7	背中ぐにゃ 56.5	ぜんそく 53.0
2000 (n=162)	アレルギー 82.7	すぐ「疲れた」と言う 76.5	皮膚がカサカサ 69.1	ぜんそく 67.3	背中ぐにゃ 66.0
2005 (n=188)	アレルギー 77.1	すぐ「疲れた」と言う 72.9	皮膚がカサカサ 66.0	背中ぐにゃ 64.9	床にすぐ寝転がる 60.1
2010 (n=105)	アレルギー 72.4	すぐ「疲れた」と言う 65.7	背中ぐにゃ 63.8	ぜんそく 62.9	自閉傾向 61.9
2015 (n=104)	アレルギー 75.0	背中ぐにゃ 73.1	すぐ「疲れた」と言う 71.2	オムツがとれない／自閉傾向 69.2	

▼小学校：「最近増えている」という"からだのおかしさ"の"実感"ワースト5（ただし、1978年は「最近目立つ」） (%)

年	第1位	第2位	第3位	第4位	第5位
1978 (n=569)	背中ぐにゃ 44	朝からあくび 31	アレルギー 26	背筋がおかしい 23	朝礼でバタン 22
1990 (n=363)	アレルギー 87.3	皮膚がカサカサ 72.6	すぐ「疲れた」と言う 71.6	歯ならびが悪い 69.9	視力が低い 68.9
1995 (n=192)	アレルギー 88.0	すぐ「疲れた」と言う 77.6	視力が低い 76.6	皮膚がカサカサ 71.4	歯ならびが悪い 70.8
2000 (n=601)	アレルギー 82.2	すぐ「疲れた」と言う 79.4	授業中、じっとしていない 77.5	背中ぐにゃ 74.5	歯ならびが悪い 73.2
2005 (n=306)	アレルギー 82.4	背中ぐにゃ 74.5	授業中、じっとしていない 72.5	すぐ「疲れた」と言う 69.9	皮膚がカサカサ 65.7
2010 (n=329)	アレルギー 76.6	授業中、じっとしていない 72.3	背中ぐにゃ 69.3	視力が低い 67.2	すぐ「疲れた」と言う 63.5
2015 養護教諭(n=518)	アレルギー 80.3	視力が低い 65.6	授業中、じっとしていない 65.4	背中ぐにゃ 63.9	すぐ「疲れた」と言う 62.9
2015 教諭(n=917)	アレルギー 66.0	背中ぐにゃ 65.6	体が硬い 60.4	すぐ「疲れた」と言う 59.0	絶えず何かをいじっている 58.1
2015 教諭・中国(n=395)	視力が低い 37.0	朝からあくび 21.8	朝、起きられない 18.2	背中ぐにゃ／授業中、目がトロン／視力がアンバランス 18.0	

▼中学校：「最近増えている」という"からだのおかしさ"の"実感"ワースト5（ただし、1978年は「最近目立つ」） (%)

年	第1位	第2位	第3位	第4位	第5位
1978 (n=224)	朝礼でバタン 43	背中ぐにゃ 37	朝からあくび／アレルギー 30		首、肩のこり 27
1990 (n=216)	アレルギー 90.8	すぐ「疲れた」と言う 83.8	視力が低い 78.1	腹痛・頭痛を訴える 75.9	不登校 74.6
1995 (n=121)	アレルギー 87.6	視力が低い 84.3	すぐ「疲れた」と言う 71.9	腹痛・頭痛を訴える 71.1	平熱36度未満 70.2
2000 (n=274)	すぐ「疲れた」と言う／アレルギー 82.8		首、肩のこり／不登校 77.0		腰痛 76.6
2005 (n=151)	アレルギー 76.8	すぐ「疲れた」と言う 73.5	平熱36度未満 68.9	視力が低い 67.5	首、肩のこり 66.2
2010 (n=210)	アレルギー 78.1	平熱36度未満 71.0	すぐ「疲れた」と言う 70.0	夜、眠れない 69.0	不登校 68.1
2015 養護教諭(n=256)	アレルギー 81.2	平熱36度未満 70.7	首、肩のこり 68.0	夜、眠れない 67.2	すぐ「疲れた」と言う 66.4
2015 教諭(n=392)	アレルギー／すぐ「疲れた」と言う 63.0		体が硬い 61.0	腹痛・頭痛を訴える 60.2	不登校 54.8
2015 教諭・中国(n=212)	視力が低い 49.1	朝、起きられない 26.9	授業中、居眠り 25.9	朝からあくび 25.5	授業中、目がトロン 22.2

▼高等学校：「最近増えている」という"からだのおかしさ"の"実感"ワースト5（ただし、1978年は「最近目立つ」）　(%)

年	第1位		第2位		第3位		第4位		第5位	
1978 (n=85)	腰痛	40	背中ぐにゃ／朝礼でバタン			31	首、肩のこり／貧血			28
1990 (n=206)	アレルギー	83.0	すぐ「疲れた」と言う	75.9	腹痛・頭痛を訴える	75.0	視力が低い	67.0	腰痛	66.5
1995 (n=107)	アレルギー	88.8	腰痛	80.4	腹痛・頭痛を訴える	76.6	すぐ「疲れた」と言う	74.8	首、肩のこり	73.8
2000 (n=167)	アレルギー	89.2	すぐ「疲れた」と言う	82.0	腹痛・頭痛を訴える	80.2	腰痛	79.0	不登校	75.4
2005 (n=105)	アレルギー	86.7	腰痛	71.4	平熱36度未満／腹痛・頭痛を訴える	69.5			すぐ「疲れた」と言う	67.6
2010 (n=55)	首、肩のこり	74.5	うつ傾向	72.7	アレルギー	69.1	夜、眠れない	67.3	腰痛／すぐ「疲れた」と言う	65.5
2015 (n=164)	アレルギー	78.7	夜、眠れない	68.9	すぐ「疲れた」と言う／首、肩のこり	62.8			平熱36度未満	61.6

（1978年調査は、NHK、日本体育大学体育研究所による）
（1979年調査は、全国保育協議会、日本体育大学体育研究所による）
（1990年調査、1995年調査は、日本体育大学学校体育研究室による）
（2000年調査、2005年調査、2010年調査は、日本体育大学学校体育研究室他による）
（2015年調査は、日本体育大学学校保健学研究室他による）

▼子どもの"からだのおかしさ"の事象、ならびにその事象から予想される問題（実体）と関連するからだの機能

保育所	幼稚園	小学校・養護教諭	小学校・教諭	中学校・養護教諭	中学校・教諭	高等学校	事象[a]	問題（実体）	前頭葉機能	感覚機能	防御反射機能	自律神経機能	睡眠・覚醒機能	体温調節機能	ホルモン機能	免疫機能	視機能	運動神経機能	口腔機能	筋・関節・骨
4	6	3	6	23	11	39	保育・授業中、じっとしていない	集中力の欠如、睡眠問題	○				○							
14	17	8	5	20	16	34	絶えず何かをいじっている	不安・緊張傾向	○											
5	3	5	4	5	1	3	すぐ「疲れた」と言う	意欲・関心の低下、疲労・体調不良、睡眠問題	○			○	○							
9	8	26	22	44	36	53	床にすぐ寝転がる	意欲・関心の低下、疲労・体調不良、抗重力筋の緊張不足、体幹筋力の低下	○			○			○					○
21	22	10	10	10	10	18	休み明けの体調不良	疲労・体調不良、睡眠問題				○	○							
7	37	13	28	4	14	2	夜、眠れない	睡眠問題					○							
10	12	14	25	43	37	41	転んで手が出ない	防御反射・反応の鈍化、睡眠問題、身体操作性の低下			○		○					○		
44	32	6	20	25	25	23	ボールが目や顔にあたる	睡眠問題、視機能の低下・発達問題、身体操作性の低下					○				○	○		
2	2	4	2	14	6	22	背中ぐにゃ	意欲・関心の低下、疲労・体調不良、抗重力筋の緊張不足、体幹筋力の低下	○			○			○					○
10	10	31	35	52	47	50	つまずいてよく転ぶ	防御反射・反応の鈍化、覚醒水準の低下、身体操作性の低下			○		○					○		
33	39	7	38	2	35	5	平熱36度未満	体温調節不良					○	○	○	△				
18	4	−	−	−	−	−	オムツがとれない	不快感の経験不足		○										
36	35	20	10	8	4	7	腹痛・頭痛を訴える	不安・緊張傾向、疲労・体調不良	○			○								
6	16	27	31	38	43	45	噛まずに飲み込む	咀嚼機能の低下											○	
32	27	18	15	15	12	9	症状説明できない	からだに関する関心・知識不足	○											
55	56	29	9	33	3	首、肩のこり		不安・緊張傾向、疲労・体調不良	○			○								
13	6	32	30	59	48	58	発音が気になる	口腔の発育・発達問題											○	
19	9	11	4	6	3	12	体が硬い	不安・緊張傾向、柔軟性の低下	○											○
1	1	1	1	1	1	1	アレルギー	免疫異常								○				
3	10	9	12	24	32	21	皮膚がカサカサ	免疫異常								○				
46	44	17	27	12	8	10	ちょっとしたことで骨折	骨密度の低下												○
8	4	15	8	13	7	11	自閉傾向	大脳新皮質の機能不全	○											
−	−	51	47	16	22	6	うつ傾向	大脳新皮質の機能不全	○								△			
−	−	2	7	9	9	13	視力が低い	視機能の低下・発達問題									○			
−	−	61	56	11	17	8	腰痛	体幹筋力の低下												○
−	−	42	29	7	5	14	不登校	意欲・関心の低下、疲労・体調不良	○			○								

[a]：いずれかの施設・学校段階において「最近増えている」のワースト10内にランクされた事象を示す。

　「子どものからだの調査」、通称「実感調査」では、保育・教育現場の先生方の"実感"を全国的に収集しています。「子どものからだと心・連絡会議」の設立のきっかけにもなったこの調査がNHKとの共同調査として行われたのは1978年のことでした。以来、ほぼ5年に1度のペースで行われてきたこの調査は、最新2015年調査がちょうど10回目ということになります。それによると、今回の調査でも「アレルギー」と「すぐ"疲れた"と言う」がすべての学校段階の"最近増えている"という実感・ワースト5にランクされています。このような結果は、四半世紀前に行われた1990年調査以降、一貫して示され続けている結果であり、"根強い実感"と言えるでしょう。また、前回2010年調査で"新たな実感"と紹介された「うつ」関連項目（「夜、眠れない」「腹痛・頭痛を訴える」「首・肩のこり」「うつ傾向」「腰痛」等）も依然として上位にランクされています。これらについては、もはや"新たとは言えない実感"と言えるでしょう。さらに、いずれかの学校段階において"最近増えている"という実感・ワースト10にランクされた項目から予想されたからだの機能の問題としては、前頭葉機能、自律神経機能、睡眠・覚醒機能に多くのチェックを確認することができます。このような結果は、「からだのおかしさ」の実体が"神経系"の問題に集約されつつあることを推測させます。以上のほか、2015年調査は養護教諭が配置されていない中国・北京市の小・中学校でも実施されました。そのため、それらの結果とも比較できるようにと日本でも養護教諭だけでなく教諭も対象に加えることにしました。なお、2020年5～6月には本調査が行われる予定でしたが、急遽「新型コロナ緊急調査」を実施したため、2021年1～3月に延期することになりました。

周産期・新生児・乳児死亡率
Death rate in perinatal, neonatal and infant

▼1-2：周産期・新生児・乳児死亡率の年次推移　　　　　　　　　　　　　　　　　　　　　　（出生千人対）

年度		1899	1900	10	20	30	40	50	55	60	65	70	75	80	85	90	91	92	93	94	95
周産期死亡率	22週													20.2	15.4	11.1	8.5	8.1	7.7	7.5	7.0
	28週							46.6	43.9	41.4	30.1	21.7	16.0	11.7	8.0	5.7	5.3	5.2	5.0	5.0	4.7
新生児死亡率		77.9	79.0	74.1	69.0	49.9	38.7	27.4	22.3	17.0	11.7	8.7	6.8	4.9	3.4	2.6	2.4	2.4	2.3	2.3	2.2
乳児死亡率		153.8	155.0	161.2	165.7	124.1	90.0	60.1	39.8	30.7	18.5	13.1	10.0	7.5	5.5	4.6	4.4	4.5	4.3	4.2	4.3

96	97	98	99	2000	01	02	03	04	05	06	07	08	09	10	11	12	13	14	15	16	17	18	19
6.7	6.4	6.2	6.0	5.8	5.5	5.5	5.3	5.0	4.8	4.7	4.5	4.3	4.2	4.2	4.1	4.0	3.7	3.7	3.7	3.6	3.5	3.3	3.4
4.4	4.2	4.1	4.0	3.8	3.6	3.7	3.6	3.3	3.3	3.1	3.0	2.9	2.9	2.9	2.8	2.7	2.6	2.5	2.5	2.4	2.4	2.2	2.3
2.0	1.9	2.0	1.8	1.8	1.6	1.7	1.7	1.5	1.4	1.3	1.3	1.2	1.2	1.1	1.1	1.0	1.0	0.9	0.9	0.9	0.9	0.9	0.9
3.8	3.7	3.6	3.4	3.2	3.1	3.0	3.0	2.8	2.8	2.6	2.6	2.6	2.4	2.3	2.3	2.2	2.1	2.1	1.9	2.0	1.9	1.9	1.9

今年は、昨年掲載できなかった2018年度分も含めて2年度分のデータを追加しました。

この100年間に日本の周産期死亡率、新生児死亡率、乳児死亡率は劇的に下がりました。近年はいずれの死亡率も横ばい傾向にありますが、日本は世界の中でこれらの死亡率が最も低い国のひとつとなっています。

死亡率が下がった要因として衛生環境の改善、医療の進歩、良好な栄養状態などがあげられており、1960年には1万人以上の乳児が命を落としていた肺炎や腸炎などの感染症疾患が激減したことがこれらの死亡率の低下に大きく影響しています。

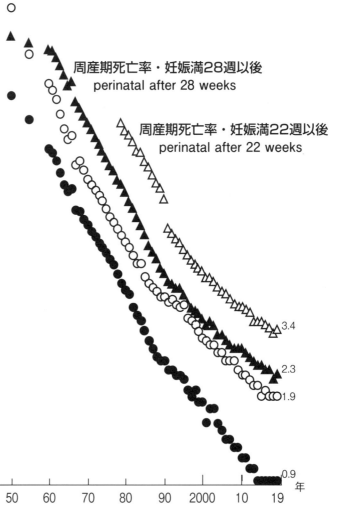

【用語解説】

周産期死亡率
＝（1年間の妊娠満22週以後の死産数＋生後7日未満の死亡数）÷1年間の出生数×1,000

1年間に生まれた子どもの数1,000人に対して、その年の出産のなかから妊娠満22週以後の死産と出生時のうち生後7日未満に死亡した新生児数（早期新生児死亡数）を合算したものの数

新生児死亡率
＝1年間の生後28日未満の死亡数÷1年間の出生数×1,000

1年間に生まれた子どもの数1,000人に対して、その年に死亡した生後28日未満の新生児の数

乳児死亡率
＝1年間の1歳未満の死亡数÷1年間の出生数×1,000

1年間に生まれた子どもの数1,000人に対して、その年に死亡した1歳未満の乳児の数

乳児死亡率
infant

新生児死亡率
neonatal

周産期死亡率・妊娠満28週以後
perinatal after 28 weeks

周産期死亡率・妊娠満22週以後
perinatal after 22 weeks

▲1-1：周産期・新生児・乳児死亡率の年次推移

（1-1、1-2：厚生労働省『人口動態統計』、『国民衛生の動向』より）

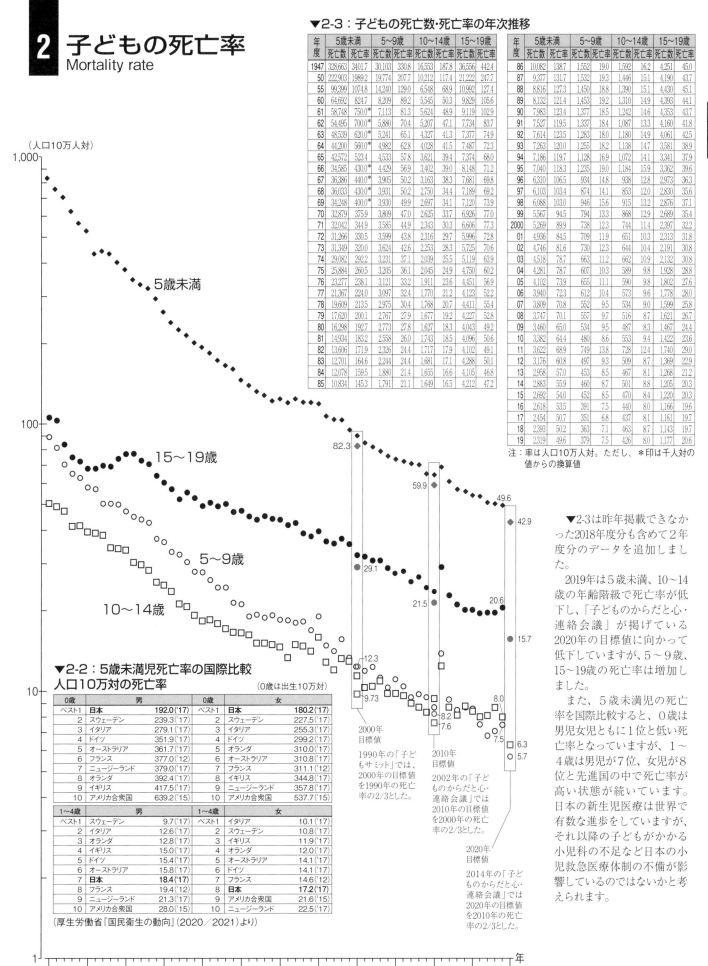

2 子どもの死亡率
Mortality rate

▼2-3：子どもの死亡数・死亡率の年次推移

年度	5歳未満 死亡数	死亡率	5~9歳 死亡数	死亡率	10~14歳 死亡数	死亡率	15~19歳 死亡数	死亡率	年度	5歳未満 死亡数	死亡率	5~9歳 死亡数	死亡率	10~14歳 死亡数	死亡率	15~19歳 死亡数	死亡率
1947	328,663	3401.7	30,103	330.8	16,553	187.8	36,556	442.4	86	10,082	138.7	1,552	19.0	1,592	16.2	4,251	45.0
50	222,903	1989.2	19,774	207.7	10,212	117.4	21,222	247.7	87	9,377	131.7	1,532	19.3	1,446	15.1	4,190	43.7
55	99,399	1074.8	14,240	129.0	6,548	68.9	10,992	127.4	88	8,816	127.3	1,450	18.8	1,390	15.1	4,430	45.1
60	64,692	824.7	8,209	89.2	5,545	50.3	9,829	105.6	89	8,132	121.4	1,453	19.2	1,310	14.9	4,393	44.1
61	58,748	750.0*	7,113	81.3	5,624	48.9	9,119	102.9	90	7,983	123.4	1,377	18.5	1,242	14.6	4,353	43.7
62	54,495	700.0*	5,880	70.4	5,207	47.1	7,734	83.7	91	7,527	119.5	1,337	18.4	1,087	13.3	4,160	41.8
63	48,539	620.0*	5,241	65.1	4,327	41.3	7,377	74.9	92	7,614	123.5	1,283	18.0	1,180	14.9	4,061	42.5
64	44,200	560.0*	4,982	62.8	4,028	41.5	7,487	72.3	93	7,263	120.0	1,255	18.2	1,138	14.7	3,581	38.9
65	42,572	523.4	4,533	57.8	3,621	39.4	7,374	68.0	94	7,186	119.7	1,128	16.9	1,072	14.1	3,341	37.9
66	34,585	430.0*	4,429	56.9	3,402	39.0	8,148	71.2	95	7,040	118.3	1,235	19.0	1,184	15.9	3,362	39.6
67	36,386	440.0*	3,905	50.2	3,163	38.3	7,681	69.8	96	6,310	106.5	934	14.8	938	12.5	2,973	36.3
68	36,033	430.0*	3,931	50.2	2,750	34.4	7,189	69.2	97	6,103	103.4	874	14.1	853	12.0	2,830	35.6
69	34,248	400.0*	3,930	49.9	2,697	34.1	7,120	73.9	98	6,080	103.0	946	15.6	915	13.2	2,876	37.1
70	32,879	375.9	3,809	47.0	2,625	33.7	6,926	77.0	99	5,567	94.5	794	13.3	868	12.9	2,689	35.4
71	32,042	344.9	3,585	44.9	2,343	30.3	6,606	77.3	2000	5,269	89.9	738	12.3	744	11.4	2,397	32.2
72	31,266	330.5	3,599	43.8	2,316	29.7	5,996	72.8	01	4,936	84.5	709	11.9	651	10.3	2,313	31.8
73	31,349	320.0	3,624	42.6	2,253	28.3	5,725	70.6	02	4,746	81.6	730	12.3	644	10.4	2,191	30.8
74	29,082	292.2	3,231	37.1	2,039	25.5	5,119	63.9	03	4,518	78.7	663	11.2	662	10.9	2,132	30.8
75	25,884	260.5	3,205	36.1	2,045	24.9	4,750	60.2	04	4,281	78.7	607	10.3	589	9.8	1,928	28.8
76	23,277	238.1	3,121	33.2	1,911	23.6	4,451	56.9	05	4,102	73.9	655	11.1	590	9.8	1,802	27.6
77	21,367	224.0	3,097	32.4	1,770	21.2	4,123	52.2	06	3,940	72.3	612	10.4	573	9.6	1,778	28.0
78	19,609	213.5	2,975	30.4	1,768	20.7	4,411	55.4	07	3,809	70.8	552	9.5	534	9.0	1,599	25.8
79	17,620	200.1	2,767	27.9	1,677	19.2	4,227	52.8	08	3,747	70.1	557	9.7	516	8.7	1,621	26.7
80	16,298	192.7	2,773	27.8	1,627	18.3	4,043	49.2	09	3,460	65.0	534	9.5	487	8.3	1,467	24.4
81	14,934	183.2	2,558	26.0	1,743	18.5	4,096	50.6	10	3,382	64.4	480	8.6	553	9.4	1,422	23.6
82	13,606	171.9	2,326	24.4	1,717	17.9	4,052	49.1	11	3,622	68.9	749	13.8	728	12.4	1,740	29.0
83	12,701	164.6	2,244	24.4	1,681	17.1	4,288	50.1	12	3,176	60.8	497	9.3	509	8.7	1,369	22.9
84	12,078	159.5	1,880	21.4	1,655	16.6	4,105	46.8	13	2,958	57.0	453	8.5	467	8.1	1,268	21.2
85	10,834	145.3	1,791	21.1	1,649	16.5	4,212	47.2	14	2,883	55.9	460	8.7	501	8.8	1,205	20.3
									15	2,692	54.0	452	8.5	470	8.4	1,221	20.3
									16	2,618	53.5	391	7.5	440	8.0	1,166	19.6
									17	2,454	50.7	351	6.8	437	8.1	1,161	19.7
									18	2,393	50.2	363	7.1	463	8.7	1,143	19.7
									19	2,319	50.5	379	7.5	426	8.0	1,177	20.6

注：率は人口10万人対。ただし、＊印は千人対の値からの換算値

▼2-2：5歳未満児死亡率の国際比較
人口10万対の死亡率 （0歳は出生10万対）

0歳	男		0歳	女	
ベスト1	日本	192.0('17)	ベスト1	日本	180.2('17)
2	スウェーデン	239.3('17)	2	スウェーデン	227.5('17)
3	イタリア	279.1('17)	3	イタリア	255.3('17)
4	ドイツ	351.9('17)	4	ドイツ	299.2('17)
5	オーストラリア	361.7('17)	5	オランダ	310.0('17)
6	フランス	377.0('12)	6	オーストラリア	310.8('17)
7	ニュージーランド	379.0('17)	7	フランス	311.1('12)
8	オランダ	392.4('17)	8	イギリス	344.8('17)
9	イギリス	417.5('17)	9	ニュージーランド	357.8('17)
10	アメリカ合衆国	639.2('15)	10	アメリカ合衆国	537.7('15)

1~4歳	男		1~4歳	女	
ベスト1	スウェーデン	9.7('17)	ベスト1	イタリア	10.1('17)
2	イタリア	12.6('17)	2	スウェーデン	10.8('17)
3	オランダ	12.8('17)	3	イギリス	11.9('17)
4	イギリス	15.0('17)	4	オランダ	12.0('17)
5	ドイツ	15.4('17)	5	オーストラリア	14.1('17)
6	オーストラリア	15.8('17)	6	ドイツ	14.1('17)
7	日本	18.4('17)	7	フランス	14.6('12)
8	フランス	19.4('12)	8	日本	17.2('17)
9	ニュージーランド	21.3('17)	9	アメリカ合衆国	21.6('17)
10	アメリカ合衆国	28.0('15)	10	ニュージーランド	22.5('17)

（厚生労働省『国民衛生の動向』(2020／2021)より）

チャート内注記：
2000年目標値 — 1990年の「子どもサミット」では、2000年の目標値を1990年の死亡率の2/3とした。
2010年目標値 — 2002年の「子どものからだと心・連絡会議」では2010年の目標値を2000年の死亡率の2/3とした。
2020年目標値 — 2014年の「子どものからだと心・連絡会議」では2020年の目標値を2010年の死亡率の2/3とした。

▲2-1：子どもの死亡率の年次推移
（2-1、2-3：厚生労働省『人口動態統計』より）

▼2-3は昨年掲載できなかった2018年度分も含めて2年度分のデータを追加しました。

2019年は5歳未満、10~14歳の年齢階級で死亡率が低下し、「子どものからだと心・連絡会議」が掲げている2020年の目標値に向かって低下していますが、5~9歳、15~19歳の死亡率は増加しました。

また、5歳未満児の死亡率を国際比較すると、0歳は男児女児ともに1位と低い死亡率となっていますが、1~4歳は男児が7位、女児が8位と先進国の中で死亡率が高い状態が続いています。日本の新生児医療は世界で有数な進歩をしていますが、それ以降の子どもがかかる小児科の不足など日本の小児救急医療体制の不備が影響しているのではないかと考えられます。

3 死因別子どもの死亡順位
Children's death ranking classified by cause

▼3-1：0歳の年次推移——第5位までの死亡数および死亡率(出生10万人対)

年	第1位	第2位	第3位	第4位	第5位
1980	出産時外傷等 3,885人(246.4)	先天異常 3,131人(198.6)	不慮の事故 659人(41.8)	詳細不明の未熟児 658人(41.7)	肺炎・気管支炎 583人(37.3)
1990	先天異常 2,028人(166.0)	出産時外傷等 1,185人(97.0)	不慮の事故 346人(28.3)	心疾患 180人(14.7)	敗血症 169人(13.8)
2000	先天奇形・変形および染色体異常 1,385人(116.3)	周産期に特異的な呼吸障害等 603人(50.6)	乳幼児突然死症候群 317人(26.6)	不慮の事故 217人(18.2)	胎児および新生児障害等 207人(17.4)
2010	先天奇形・変形および染色体異常 916人(85.5)	周産期に特異的な呼吸障害等 341人(31.8)	乳幼児突然死症候群 140人(13.1)	不慮の事故 113人(10.5)	胎児および新生児の出血性障害等 85人(7.9)
2011	先天奇形・変形および染色体異常 862人(82.0)	周産期に特異的な呼吸障害等 322人(30.6)	不慮の事故 199人(18.9)	乳幼児突然死症候群 132人(12.6)	胎児および新生児の出血性障害等 85人(8.1)
2019	先天奇形・変形および染色体異常 580人(67.0)	周産期に特異的な呼吸障害等 239人(27.6)	不慮の事故 78人(9.0)	乳幼児突然死症候群 75人(8.7)	胎児および新生児の出血性障害等 56人(6.5)

▼3-2：1～4歳の年次推移——第5位までの死亡数および死亡率(人口10万人対)

年	第1位	第2位	第3位	第4位	第5位
1980	不慮の事故 1,686人(24.3)	先天異常 703人(10.1)	悪性新生物 411人(5.9)	肺炎・気管支炎 305人(4.4)	心疾患 185人(2.7)
1990	不慮の事故 725人(13.8)	先天異常 451人(8.6)	悪性新生物 174人(3.3)	心疾患 157人(3.0)	中枢神経系の非炎症性疾患 149人(2.8)
2000	不慮の事故 308人(6.6)	先天奇形・変形および染色体異常 247人(5.3)	悪性新生物 117人(2.5)	肺炎 89人(1.9)	心疾患 79人(1.5)
2010	先天奇形・変形および染色体異常 162人(3.8)	不慮の事故 151人(3.6)	悪性新生物 86人(2.0)	肺炎 71人(1.7)	心疾患 57人(1.4)
2011	不慮の事故 380人(9.1)	先天奇形・変形および染色体異常 161人(3.8)	悪性新生物 79人(1.9)	肺炎 76人(1.8)	心疾患 57人(1.4)
2019	先天奇形・変形および染色体異常 142人(3.7)	不慮の事故 72人(1.9)	悪性新生物<腫瘍> 65人(1.7)	心疾患 40人(1.1)	インフルエンザ 32人(0.8)

▼3-3：5～9歳の年次推移——第5位までの死亡数および死亡率(人口10万人対)

年	第1位	第2位	第3位	第4位	第5位
1980	不慮の事故 1,138人(11.4)	悪性新生物 473人(4.7)	先天異常 181人(1.8)	心疾患 127人(1.3)	中枢神経系の非炎症性疾患 123人(1.2)
1990	不慮の事故 523人(7.0)	悪性新生物 225人(3.0)	先天異常 103人(1.4)	中枢神経系の非炎症性疾患 79人(1.1)	心疾患 69人(0.9)
2000	不慮の事故 242人(4.0)	悪性新生物 137人(2.8)	先天奇形・変形および染色体異常 60人(1.0)	その他の新生物 38人(0.6)	心疾患 31人(0.5)
2010	不慮の事故 125人(2.3)	悪性新生物 107人(1.9)	心疾患／先天奇形・変形および染色体異常 26人(0.5)		その他の新生物 24人(0.4)
2011	不慮の事故 353人(6.5)	悪性新生物 99人(1.8)	その他の新生物 36人(0.7)	先天奇形・変形および染色体異常 32人(0.6)	心疾患 27人(0.5)
2019	悪性新生物<腫瘍> 86人(1.7)	不慮の事故 56人(1.1)	先天奇形・変形および染色体異常 41人(0.8)	心疾患 18人(0.4)	インフルエンザ 14人(0.3)

▼3-4：10～14歳の年次推移——第5位までの死亡数および死亡率(人口10万人対)

年	第1位	第2位	第3位	第4位	第5位
1980	悪性新生物 390人(4.4)	不慮の事故 370人(4.2)	心疾患 130人(1.5)	中枢神経系の非炎症性疾患 98人(1.1)	先天異常 93人(1.0)
1990	不慮の事故 320人(3.8)	悪性新生物 280人(3.3)	心疾患 113人(1.3)	先天異常 77人(0.9)	良性等の新生物 49人(0.6)
2000	不慮の事故 166人(2.6)	悪性新生物 131人(2.0)	自殺 74人(1.1)	心疾患 57人(0.9)	先天奇形・変形および染色体異常 40人(0.6)
2010	不慮の事故 121人(2.1)	悪性新生物 116人(2.0)	自殺 63人(1.1)	心疾患 42人(0.7)	先天奇形・変形および染色体異常 23人(0.4)
2011	不慮の事故 284人(4.8)	悪性新生物 112人(1.9)	自殺 74人(1.3)	心疾患 28人(0.5)	先天奇形・変形および染色体異常 25人(0.4)
2019	悪性新生物<腫瘍> 98人(1.9)	自殺 90人(1.7)	不慮の事故 53人(1.0)	先天奇形・変形および染色体異常 23人(0.4)	その他の新生物／心疾患 20人(0.4)

▼3-5：15～19歳の年次推移——第5位までの死亡数および死亡率(人口10万人対)

年	第1位	第2位	第3位	第4位	第5位
1980	不慮の事故 1,884人(23.1)	自殺 599人(7.3)	悪性新生物 459人(5.6)	心疾患 244人(3.0)	中枢神経系の非炎症性疾患 103人(1.3)
1990	不慮の事故 2,493人(25.0)	自殺 419人(4.2)	悪性新生物 381人(3.8)	心疾患 250人(2.5)	先天異常 95人(1.0)
2000	不慮の事故 1,052人(14.2)	自殺 473人(6.4)	悪性新生物 237人(3.2)	心疾患 125人(1.7)	先天奇形・変形および染色体異常 52人(0.7)
2010	自殺 451人(7.5)	不慮の事故 424人(7.0)	悪性新生物 150人(2.5)	心疾患 62人(1.0)	先天奇形・変形および染色体異常 30人(0.5)
2011	不慮の事故 659人(11.0)	自殺 509人(8.5)	悪性新生物 159人(2.6)	心疾患 75人(1.2)	先天奇形・変形および染色体異常 30人(0.5)
2019	自殺 563人(9.9)	不慮の事故 204人(3.6)	悪性新生物<腫瘍> 126人(2.2)	心疾患 37人(0.6)	先天奇形・変形および染色体異常 31人(0.5)

(3-1～3-5：厚生労働省『人口動態統計』より)

　2019年の死亡順位は5～9歳、10～14歳で悪性新生物が第1位となりました。しかし、10～14歳の第2位、15～19歳の第1位が自殺であることは憂慮すべき点です。

　また、2011年は東日本大震災の影響を受け、すべての年齢階級で不慮の事故（地震にや津波による死亡を含む）による死亡数、死亡率が例年より高くなっているため、この年の死亡順位を見るときには考慮する必要があります。

4 不慮の事故（死亡）と学校災害（死亡）
Unexpected accident (death)

1）不慮の事故（死亡）

▼4-1：年齢別種類別死亡数および死亡率（2019年）

	交通事故	転倒・転落・墜落	不慮の溺死・溺水	不慮の窒息	煙・火および火災への曝露	有害物質による中毒	その他の不慮の事故
0歳	8人(0.9)	1人(0.1)	3人(0.3)	61人(7.1)	0人(0.0)	1人(0.1)	4人(0.5)
1～4歳	27人(0.7)	3人(0.1)	14人(0.4)	23人(0.6)	0人(0.0)	1人(0.0)	4人(0.1)
5～9歳	21人(0.4)	2人(0.0)	23人(0.5)	6人(0.1)	1人(0.0)	1人(0.0)	2人(0.0)
10～14歳	12人(0.2)	13人(0.2)	13人(0.2)	7人(0.1)	1人(0.0)	0人(0.0)	7人(0.1)
15～19歳	132人(2.3)	13人(0.2)	34人(0.6)	9人(0.2)	5人(0.1)	8人(0.1)	3人(0.1)

注：（　）は10万人対の死亡率

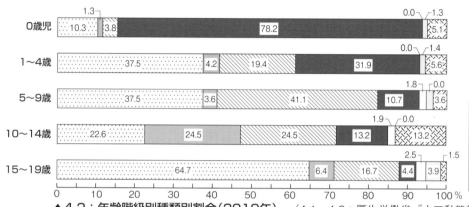

▲4-2：年齢階級別種類別割合（2019年）　（4-1、4-2：厚生労働省『人口動態統計』より）

※各年齢階級の不慮の事故死亡総数を100として

凡例：交通事故／転倒・転落・墜落／不慮の溺死・溺水／不慮の窒息／煙、火および火災への曝露／有害物質による中毒／その他の不慮の事故

▼4-3：年齢層別・状態別交通事故の死者数（2019年）

（（警察庁交通局『令和元年中の交通死亡事故の発生状況及び道路交通法違反取締り状況について』）

	自動車乗車中	自動二輪車乗車中	原付乗車中	自転車乗用中	歩行中	その他	合計
14歳以下死者数	18人(38.3)	0人(0.0)	0人(0.0)	7人(14.9)	22人(46.8)	0人(0.0)	47人(100.0)
15～19歳死者数	37人(31.9)	50人(43.1)	9人(7.8)	8人(6.9)	12人(10.3)	0人(0.0)	116人(100.0)

2）学校災害（死亡）

▼4-4：学校管理下における児童生徒の死亡状況

（独立行政法人日本スポーツ振興センター『令和元年度災害共済給付の給付状況』より）

（1）死亡見舞金の給付状況（2019年度）

死因別	学校種別	保育所等	幼稚園	幼保連携型認定こども園	小学校	中学校	高等学校	高等専門学校	合計	率	計 (2018年度)	率 (2018年度)
突然死	心臓系	0件	0件	0件	2件	3件	1件	0件	6件	10.71%	11件	14.86%
突然死	中枢神経系（頭蓋内出血）	0	0	0	5	2	5	0	12	21.43	11	14.86
突然死	大血管系	0	0	0	2	3	2	0	7	12.50	3	4.05
突然死	計	0	0	0	9	8	8	0	25	44.64	25	33.78
	頭部外傷	1	0	0	0	4	3	0	8	14.29	10	13.51
	溺死	0	0	0	0	0	2	0	2	3.57	4	5.41
	頸椎損傷	0	0	0	0	0	0	0	0	0.00	1	1.35
	窒息死（溺死以外）	0	0	0	2	4	7	0	13	23.21	15	20.27
	内臓損傷	1	0	0	0	0	0	0	1	1.79	4	5.41
	熱中症	0	0	0	0	0	0	0	0	0.00	1	1.35
	全身打撲	0	0	0	0	4	3	0	7	12.50	13	17.57
	電撃死	0	0	0	0	0	0	0	0	0.00	0	0.00
	焼死	0	0	0	0	0	0	0	0	0.00	0	0.00
	その他	0	0	0	0	0	0	0	0	0.00	1	1.35
	合計	2	0	0	11	20	23	0	56	100.00	74	100.00
上記の内再掲	道路交通事故	0	0	0	0	0	0	0	0	0.00	2	2.70
上記の内再掲	列車事故（踏切事故）	0	0	0	0	1	1	0	2	3.57	1	1.35
上記の内再掲	列車事故（踏切以外の事故）	0	0	0	0	0	0	0	0	0.00	2	2.70
上記の内再掲	他殺	0	0	0	1	0	0	0	1	1.79	2	2.70
上記の内再掲	自殺	0	0	0	1	9	8	0	18	32.14	24	32.43

不慮の事故による死亡の内訳をみると、2019年は例年と変わらず、0歳は「不慮の窒息」が約80％を占めています。その他の年齢階級では「交通事故」と「溺死・溺水」が死因の上位にあげられています。特に15～19歳の不慮の事故死の約2/3が交通事故であることより、今後、さらなる交通安全の啓発が望まれます。

2019年の14歳以下の交通事故死亡者数は47人、15～19歳は116人でした。

事故の種類を見ると14歳以下は歩行中が約50％と最も多いのですが、15～19歳は自動二輪車乗車中が約40％であり、年齢階級によって交通事故の特徴に差があることがわかります。

学校管理下で死亡事故が発生し、日本スポーツ振興センターにより死亡見舞金が支払われた状況を見ると、一番多い死亡原因は突然死で心臓系の突然死である急性心不全、頭蓋内出血などが約40％を占めています。また、2019年度の学校管理下の自殺による死亡者数は18人でした。

生存

5 子どもの自殺
Suicide in children

自殺者数について、警察庁と厚生労働省の発表数値に相違がみられます。

これは、警察庁では「死体発見時に自殺、他殺あるいは事故死のいずれかが不明のときには、検視調書または死体検分調書が作成されるのみですが、その後の調査等により自殺と判明したときは、その時点で計上する」のに対して、厚生労働省では、「自殺、他殺あるいは事故死のいずれか不明のときは自殺以外で処理しているので、死亡診断書等について作成者から自殺の旨訂正報告がない場合は、自殺に計上していない」との違いがあるからです。

このページのデータは、昨年掲載できなかった2018年度分も含めて2年度分のデータを追加しました。

2019年は5～9歳の自殺者が0名、10～14歳は90名、15～19歳は563名でした。特に15～19歳では前年より自殺者数が60名増えています。

また、年齢階級を小学生と中学生に分けてみると、小学生の自殺数、自殺率は前年の2倍に増え、中学生は自殺数、自殺率とも減少しました。10～14歳の自殺者数は減少したのに、小学生の自殺者数が増えたことより、小学校高学年の自殺者数が増えていると考えられます。

▼5-2：5～19歳にみる自殺率の年次推移

年度	5～9歳		10～14歳		15～19歳		小学生		中学生	
	自殺数	自殺率	自殺数	自殺率	自殺数	自殺率	自殺数	自殺率	自殺数	自殺率
1950	–	–	2	0.0	1,310	15.3				
55	3	0.0	88	0.9	2,735	31.7				
60	1	0.0	62	0.6	2,217	23.8				
65	–	–	46	0.5	806	7.4				
70	–	–	55	0.7	702	7.1				
75	1	0.0	88	1.1	788	9.7				
80	2	0.0	53	0.6	599	7.3				
81	–	–	87	0.9	526	6.5				
82	2	0.0	74	0.8	496	5.9				
83	1	0.0	91	0.9	560	6.5				
84	1	0.0	66	0.7	485	5.5				
85	4	0.0	81	0.8	453	5.1				
86	3	0.0	123	1.2	659	7.0				
87	3	0.0	66	0.7	490	5.1				
88	2	0.0	77	0.8	476	4.8				
89	–	–	63	0.6	443	3.5				
90	–	–	47	0.6	381	3.8				
91	–	–	36	0.4	371	3.8				
92	1	0.0	83	1.0	407	4.3				
93	–	–	50	0.6	381	3.9				
94	2	0.0	74	1.0	453	5.1				
95	–	–	66	0.9	423	4.9				
96	–	–	64	0.9	400	4.9				
97	4	0.0	49	0.7	389	4.9				
98	1	0.0	93	1.3	610	7.9				
99	1	0.0	72	1.1	540	7.1				
2000	–	–	74	1.1	473	6.4				
01	1	0.0	60	0.9	481	6.6				
02	–	–	37	0.6	410	5.8				
03	–	–	64	1.1	503	7.3				
04	–	–	49	0.6	500	7.5				
05	1	0.0	44	0.7	511	7.8				
06	1	0.0	76	1.3	500	7.9				
07	–	–	47	0.8	455	7.3				
08	1	0.0	58	1.0	507	8.3	9	0.1	68	
09	–	–	55	0.9	457	7.1	2	0.0	70	
10	–	–	63	1.1	451	7.5	6	0.1	76	
11	–	–	74	1.3	509	8.5	11	0.2	76	
12	–	–	75	1.3	510	8.5	8	0.1	81	
13	1	0.0	91	1.6	455	7.6	13	0.2	101	
14	2	0.0	100	1.8	434	7.3	20	0.3	104	
15	1	0.0	89	1.6	447	7.4	5	0.1	111	
16	–	–	71	1.3	430	7.2	10	0.2	85	
17	–	–	100	1.9	460	7.8	10	0.2	115	
18	–	–	99	1.9	503	8.7	7	0.1	127	
19	–	–	90	1.7	563	9.9	15	0.2	107	

注：率は人口10万人対

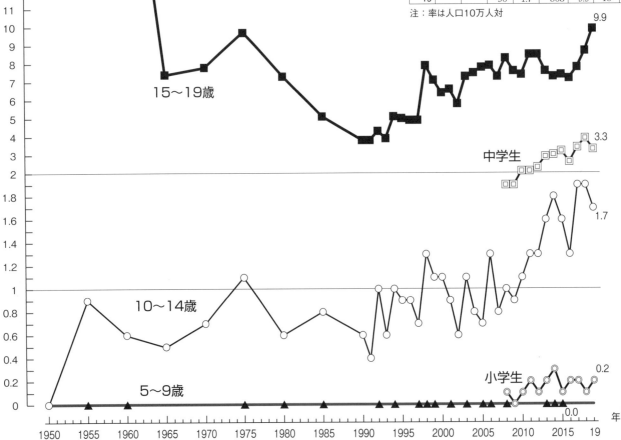

（人口10万人対）

▲5-1：5～19歳にみる自殺率の年次推移

（5-1、5-2：厚生労働省『人口動態統計』より）

▼5-3：日本の分野別順位

分野	指標	日本の順位[3]
精神的幸福度	生活満足度が高い15歳の割合[1]	37位
	15〜19歳の自殺率	
身体的健康	5〜14歳の死亡率	1位
	5〜19歳の過体重／肥満の割合	
学力・社会的スキル	数学・読解力で基礎的習熟度に達している15歳の割合	27位
	社会的スキルを身につけている15歳の割合[2]	

注：
1）最近の生活全般にどれくらい満足しているかという設問で、0〜10のうち「6」以上を選んだ子どもの割合（データの出典は2018年PISAテスト）
2）「すぐに友達ができる」という設問に「まったくその通りだ」または「その通りだ」を選んだ子どもの割合（データの出典は2018年PISAテスト）
3）参加38カ国中の順位

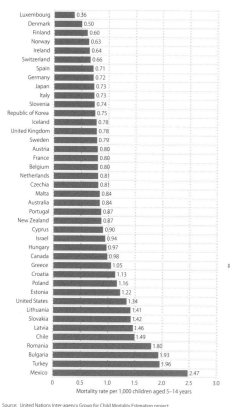

▲5-4：子どもの死亡率（5〜14歳）
注：数値は5〜14歳の子ども1,000人対の割合

Source: United Nations Inter-agency Group for Child Mortality Estimation project.

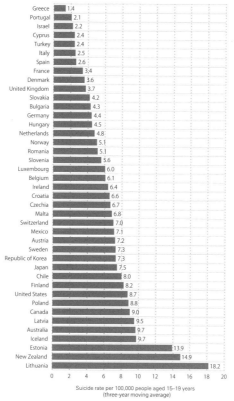

▲5-5：自殺率（15〜19歳）
注：数値は15〜19歳の子ども10万人対の割合（2013〜2015年の3年間平均）

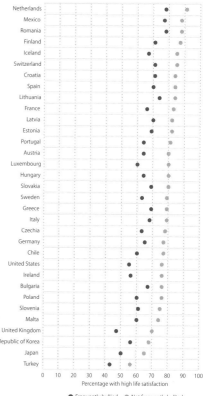

▲5-6：いじめと生活満足度
注：「●」は頻繁に（月に数回以上）いじめを受けている者の生活満足度、「●」はそうではない者の生活満足度

（5-3〜5-6：UNICEF Office of Research – Innocenti（2020）Worlds of Influence: Understanding what shapes child well-being in rich countries より）

　2020年9月3日、ユニセフのリサーチ部門であるイノチェンティ研究所は、報告書『レポートカード16－子どもたちに影響する世界：先進国の子どもの幸福度を形作るものは何か（原題：Worlds of Influence: Understanding what shapes child well-being in rich countries）』を発表しました。「レポートカード（通信簿という意味）」とは、経済協力開発機能（OECD）や欧州連合（EU）に加盟する国々の子どもたちにおけるさまざまな状況のランキングを示す報告書であり、2000年以降、同研究所によりほぼ毎年発行されています。今回の報告書では、子どもの精神的幸福度、身体的健康、学力・社会的スキルの3分野について、子どもの「生存」の指標（自殺率、死亡率）を含む6つの指標（▼5-3）から分析し、ランキングしています。その結果、日本の子どもの幸福度の総合順位は38カ国中20位でした。ところが、分野ごとの順位を比較すると、身体的健康は1位であったのに対して精神的幸福度は37位と、からだと心の順位が両極端に分かれるという様子もみられました（▼5-3）。また、身体的健康についても、死亡率と過体重／肥満では1位なのかもしれませんが、視力不良、アレルギー、睡眠問題等々の課題が横たわっているのが日本の現実でもあり、手放しには喜べない状況もあります。さらに、今回の報告書では、新型コロナウイルス感染症（COVID-19）発生前のデータが使用されています。そのため、コロナによる貧困率の上昇、外出制限による過体重や肥満の増加、いじめや虐待の増加等々により、今後もこれらのデータの変化に注目しておく必要がありそうです。

6 虐待死
Child abuse

▼6-1：子ども虐待による死亡児の人数

年 （報告）	2005 （第3次）	2007 （第5次）	2009 （第7次）	2011 （第9次）	2012 （第10次）	2013 （第11次）	2014 （第12次）	2015 （第13次）	2016 （第14次）	2017 （第15次）	2018 （第16次）
調査時期	1/1～12/31	1/1～12/31	4/1～3/31	4/1～3/31	4/1～3/31	4/1～3/31	4/1～3/31	4/1～3/31	4/1～3/31	4/1～3/31	4/1～3/31
死亡児数(人)	86	114	88	99	90	69	71	84	77	65	73
心中以外 の虐待死 ／ 心中による 虐待死 （未遂含む）	56 ／ 30	61 ／ 53	49 ／ 39	58 ／ 41	51 ／ 39	36 ／ 33	44 ／ 27	52 ／ 32	49 ／ 28	52 ／ 13	54 ／ 19

【厚生労働省による用語定義】
虐待死とは：子ども虐待による死亡をさし、「心中以外の虐待死」と「心中による虐待死（加害者の未遂を含む）」に分類されている。第8次報告以降、「虐待死」とした事例を「心中以外の虐待死」に、「心中」とした事例を「心中による虐待死」にそれぞれ呼称を改めた。

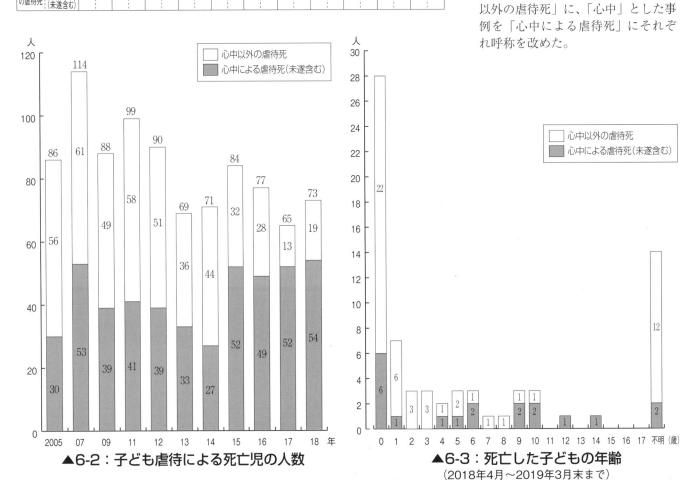

▲6-2：子ども虐待による死亡児の人数

▲6-3：死亡した子どもの年齢
（2018年4月～2019年3月末まで）

凡例：心中以外の虐待死／心中による虐待死（未遂含む）

　2018年度に全国の児童相談所が児童虐待相談として対応した件数は159,850件で、昨年より26,000件（19.5％）増加し、1990年度より27年連続で増加しています。

▼6-4：DV別にみた心中以外の虐待死亡事例数

	DVなし		DVあり		不明		計
	事例数	%	事例数	%	事例数	%	
第5次	22	29.7	4	5.4	48	64.9	74
第6次	22	34.9	6	9.5	35	55.6	63
第7次	13	29.5	6	13.6	25	56.8	44
第8次	10	20.0	1	2.0	39	78.0	50
第9次	28	48.3	8	13.8	22	37.9	58
第10次	20	40.0	6	12.0	24	48.0	50
第11次	17	47.2	1	2.8	18	50.0	36
第12次	15	34.9	5	11.6	23	53.5	43
第13次	21	42.9	6	12.2	22	44.9	49
第14次	31	63.3	3	6.1	15	30.6	49
第15次	20	38.5	5	9.6	27	51.9	52
計	219	38.6	51	9.0	298	52.5	568

　「子ども虐待による死亡事例等の検証結果ついて（第16次報告）」の特集「実母がドメスティック・バイオレンス（以下DV）を受けている事例」では、分析が可能であった第5～15次報告までの虐待死事例のうち、心中以外の虐待死事例で実母がDVを受けていたかの有無を確認しています。

　未記入を除いた心中以外の虐待死事例568人中、「DVあり」が51人、「不明」298人でした。虐待死事例は0歳児（特に日齢0日児）の死亡数が最も多く、虐待死が判明した時点で、それ以前の家庭状況を把握することが難しいことがわかっています。よって、子どもが産まれる前から続いているDVの情報を、虐待に対応している関係機関が十分に把握できていない可能性も考えられるため、妊娠がわかった時点で困難を抱えている妊婦や家庭に対して、DVの有無を確認することを含めた継続的な支援が必要です。

（6-1～6-4：厚生労働省『子ども虐待による死亡事例等の検証結果ついて』第16次報告）

7 妊産婦死亡率
Death rate in expectant and nursing mothers

生
存

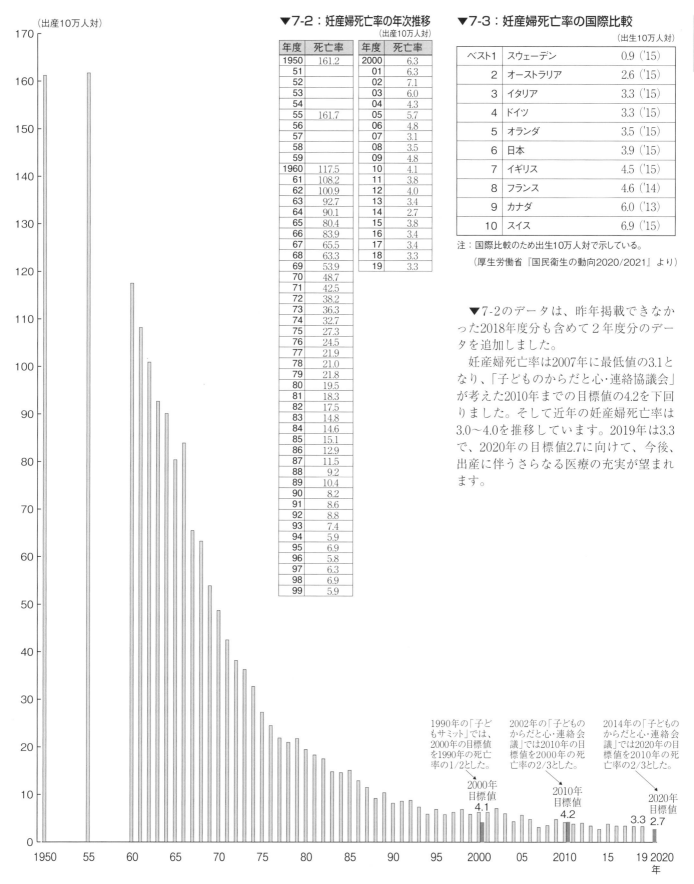

▼7-2：妊産婦死亡率の年次推移

（出産10万人対）

年度	死亡率	年度	死亡率
1950	161.2	2000	6.3
51		01	6.3
52		02	7.1
53		03	6.0
54		04	4.3
55	161.7	05	5.7
56		06	4.8
57		07	3.1
58		08	3.5
59		09	4.8
1960	117.5	10	4.1
61	108.2	11	3.8
62	100.9	12	4.0
63	92.7	13	3.4
64	90.1	14	2.7
65	80.4	15	3.8
66	83.9	16	3.4
67	65.5	17	3.4
68	63.3	18	3.3
69	53.9	19	3.3
70	48.7		
71	42.5		
72	38.2		
73	36.3		
74	32.7		
75	27.3		
76	24.5		
77	21.9		
78	21.0		
79	21.8		
80	19.5		
81	18.3		
82	17.5		
83	14.8		
84	14.6		
85	15.1		
86	12.9		
87	11.5		
88	9.2		
89	10.4		
90	8.2		
91	8.6		
92	8.8		
93	7.4		
94	5.9		
95	6.9		
96	5.8		
97	6.3		
98	6.9		
99	5.9		

▼7-3：妊産婦死亡率の国際比較

（出生10万人対）

ベスト1	スウェーデン	0.9 ('15)
2	オーストラリア	2.6 ('15)
3	イタリア	3.3 ('15)
4	ドイツ	3.3 ('15)
5	オランダ	3.5 ('15)
6	日本	3.9 ('15)
7	イギリス	4.5 ('15)
8	フランス	4.6 ('14)
9	カナダ	6.0 ('13)
10	スイス	6.9 ('15)

注：国際比較のため出生10万人対で示している。

（厚生労働省『国民衛生の動向2020/2021』より）

　▼7-2のデータは、昨年掲載できなかった2018年度分も含めて2年度分のデータを追加しました。
　妊産婦死亡率は2007年に最低値の3.1となり、「子どものからだと心・連絡協議会」が考えた2010年までの目標値の4.2を下回りました。そして近年の妊産婦死亡率は3.0〜4.0を推移しています。2019年は3.3で、2020年の目標値2.7に向けて、今後、出産に伴うさらなる医療の充実が望まれます。

▲7-1：妊産婦死亡率の年次推移

（7-1、7-2：厚生労働省『人口動態統計』より）

8 死産性比
Sex ratio in stillbirth

▼8-2：死産性比の年次推移　　　　　　　　　　　　　　　　　　　（人）

年度	死産性比	年度	死産性比	年度	死産性比	年度	死産性比
1899	109.7	1930	120.0	1960	127.0	1990	190.2
1900	110.7	1931	121.3	1961	127.9	1991	190.1
1901	110.8	1932	119.8	1962	125.7	1992	195.0
1902	110.9	1933	120.5	1963	128.5	1993	198.3
1903	110.1	1934	120.2	1964	127.3	1994	197.9
1904	110.2	1935	119.3	1965	129.1	1995	205.5
1905	109.5	1936	120.8	1966	128.5	1996	204.6
1906	110.1	1937	120.6	1967	129.3	1997	210.4
1907	110.0	1938	120.5	1968	130.7	1998	210.7
1908	111.9	1939	121.2	1969	133.0	1999	209.3
1909	112.2	1940	118.9	1970	132.2	2000	217.0
1910	112.7	1941	121.5	1971	132.4	2001	223.1
1911	114.0	1942	—	1972	136.0	2002	221.3
1912	114.4	1943	—	1973	137.9	2003	221.4
1913	113.3	1944	—	1974	137.0	2004	224.3
1914	114.5	1945	—	1975	137.5	2005	229.0
1915	114.8	1946	—	1976	140.8	2006	224.1
1916	115.3	1947	123.0	1977	141.0	2007	226.2
1917	117.1	1948	124.3	1978	142.4	2008	225.2
1918	115.0	1949	126.7	1979	146.1	2009	225.3
1919	117.6	1950	128.1	1980	151.4	2010	226.2
1920	117.1	1951	127.7	1981	154.7	2011	225.6
1921	118.0	1952	127.5	1982	158.9	2012	220.5
1922	117.8	1953	128.8	1983	154.9	2013	216.7
1923	117.6	1954	129.1	1984	161.3	2014	220.4
1924	117.5	1955	129.6	1985	167.1	2015	216.8
1925	119.6	1956	128.4	1986	169.7	2016	209.9
1926	120.4	1957	128.1	1987	178.5	2017	215.6
1927	119.3	1958	127.8	1988	177.6	2018	212.0
1928	120.0	1959	128.1	1989	182.5	2019	207.4
1929	119.9						

　　▼8-2、▲8-4のデータはともに、昨年掲載できなかった2018年度分も含めて2年度分のデータを追加しました。
　「死産性比」は1970（昭和45）年代中頃から急激に増加し始め、2000年代以降は220〜230人の間で推移した後、ここ2〜3年は減少傾向を示しているものの、依然として200人超を記録し続けています。
　「なぜ女児よりも男児に死産が多いのか」という原因として、公害や農薬による環境ホルモンの問題や、日本人の衣食住などのライフスタイルの変化などいろいろなことがあげられてはいますが、詳細の要因についてはまだ明らかになっていないため、原因を究明していく必要があると思われます。

注：女子100人に対する男子の死産数

▲8-1：死産性比の年次推移
（8-1、8-2：厚生労働省『人口動態統計』より）

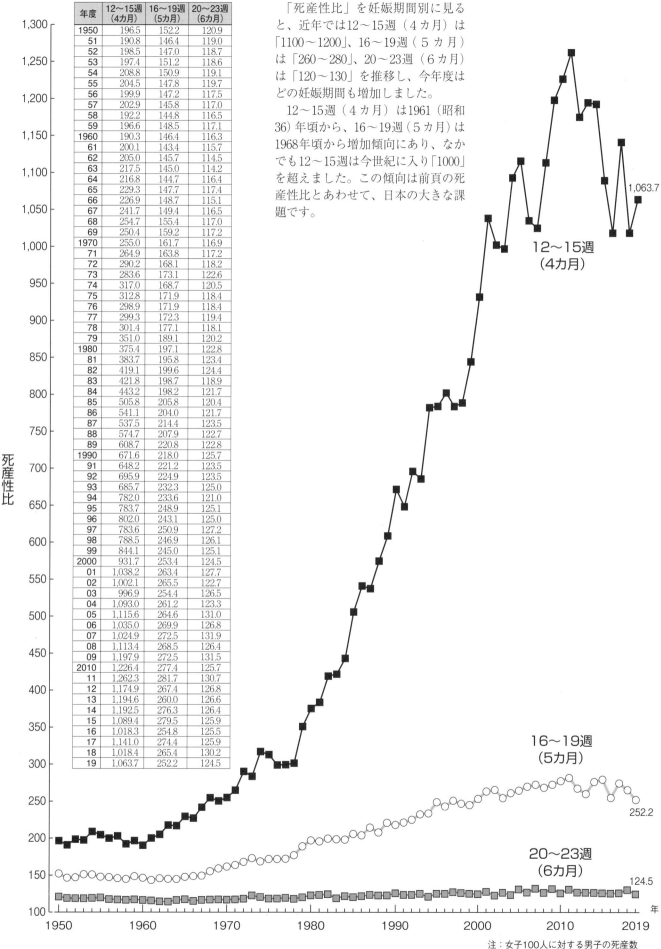

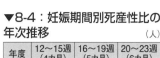

▼8-4：妊娠期間別死産性比の
年次推移　　　　　　　（人）

年度	12～15週(4カ月)	16～19週(5カ月)	20～23週(6カ月)
1950	196.5	152.2	120.9
51	190.8	146.4	119.0
52	198.5	147.0	118.7
53	197.4	151.2	118.6
54	208.8	150.9	119.1
55	204.5	147.8	119.7
56	199.9	147.2	117.5
57	202.9	145.8	117.0
58	192.2	144.8	116.5
59	196.6	148.5	117.1
1960	190.3	146.4	116.3
61	200.1	143.4	115.7
62	205.0	145.7	114.5
63	217.5	145.0	114.2
64	216.8	144.7	116.4
65	229.3	147.7	117.4
66	226.9	148.7	115.1
67	241.7	149.4	116.5
68	254.7	155.4	117.0
69	250.4	159.2	117.2
1970	255.0	161.7	116.9
71	264.9	163.8	117.2
72	290.2	168.1	118.2
73	283.6	173.1	122.6
74	317.0	168.7	120.5
75	312.8	171.9	118.4
76	298.9	171.9	118.4
77	299.3	172.3	119.4
78	301.4	177.1	118.1
79	351.0	189.1	120.2
1980	375.4	197.1	122.8
81	383.7	195.8	123.4
82	419.1	199.6	124.4
83	421.8	198.7	118.9
84	443.2	198.2	121.7
85	505.8	205.8	120.4
86	541.1	204.0	121.7
87	537.5	214.4	123.5
88	574.7	207.9	122.7
89	608.7	220.8	122.8
1990	671.6	218.0	125.7
91	648.2	221.2	123.5
92	695.9	224.9	123.5
93	685.7	232.3	125.0
94	782.0	233.6	121.0
95	783.7	248.9	125.1
96	802.0	243.1	125.0
97	783.6	250.9	127.2
98	788.5	246.9	126.1
99	844.1	245.0	125.1
2000	931.7	253.4	124.5
01	1,038.2	263.4	127.7
02	1,002.1	265.5	122.7
03	996.9	254.4	126.5
04	1,093.0	261.2	123.3
05	1,115.6	264.6	131.0
06	1,035.0	269.9	126.8
07	1,024.9	272.5	131.9
08	1,113.4	268.5	126.4
09	1,197.9	272.5	131.5
2010	1,226.4	277.4	125.7
11	1,262.3	281.7	130.7
12	1,174.9	267.4	126.8
13	1,194.6	260.0	126.6
14	1,192.5	276.3	126.4
15	1,089.4	279.5	125.9
16	1,018.3	254.8	125.5
17	1,141.0	274.4	125.9
18	1,018.4	265.4	130.2
19	1,063.7	252.2	124.5

　「死産性比」を妊娠期間別に見ると、近年では12～15週（4カ月）は「1100～1200」、16～19週（5カ月）は「260～280」、20～23週（6カ月）は「120～130」を推移し、今年度はどの妊娠期間も増加しました。

　12～15週（4カ月）は1961（昭和36）年頃から、16～19週（5カ月）は1968年頃から増加傾向にあり、なかでも12～15週は今世紀に入り「1000」を超えました。この傾向は前頁の死産性比とあわせて、日本の大きな課題です。

生存

死産性比

12～15週
（4カ月）

1,063.7

16～19週
（5カ月）

252.2

20～23週
（6カ月）

124.5

注：女子100人に対する男子の死産数

▲8-3：妊娠期間別死産性比の年次推移
（8-3、8-4：厚生労働省『平成28年人口動態統計』より）

保護 1 出生性比
Sex ratio in live birth

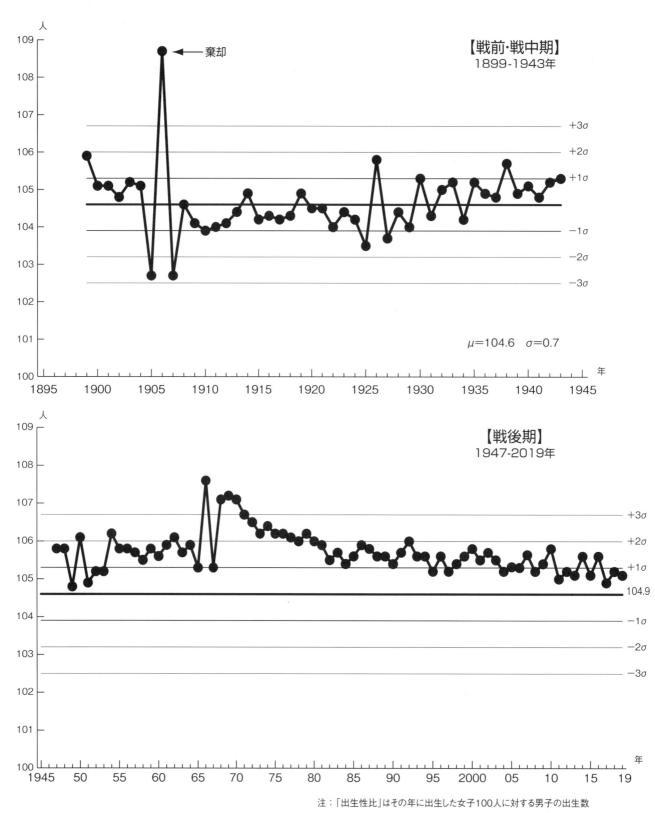

注：「出生性比」はその年に出生した女子100人に対する男子の出生数

▲1-1：出生性比の年次推移
（厚生労働省『人口動態統計』より）

　出生性比は以前より男子が女子より高く、上下のグラフの真ん中にある太い横線は"戦前・戦中期"の平均値水準（104.6）を示しています。戦後期は"戦前・戦中期"の平均値より出生性比が高くなり（つまり、女子より男子がより多く生まれている）、なかでも1968（昭和43）～70（昭和45）年は＋3σを超えました。その後は低下を続け、2008（平成20）年は＋1σ以下の水準まで戻ってきていますが、依然として女子より男子が多く生まれています。また、1906（明治39）年の値が棄却されたのはこの年が「丙午」であったためであり、1966（昭和41）年にも同様の傾向がみられましたが棄却するまでの値ではありませんでした。

2 低出生体重児
Low birth body weight infant

▼2-1：低出生体重別階層分布割合および年次推移（男児）

(%)

男児		1951	1960	1970	1980	1990	2000	2007	2012	2013	2014	2015	2016	2017	2018
	出生総数（人）	1,094,641	824,761	1,000,403	811,418	626,971	612,148	559,847	531,781	527,657	515,533	515,452	501,880	484,449	470,851
	出生時平均体重（kg）	3.14	3.14	3.22	3.23	3.16	3.07	3.05	3.04	3.04	3.04	3.04	3.05	3.05	3.05
出生時体重構成割合	総数　割合	100.0	100.0	100.0	100.0	100.0	100.0	100.0	100.0	100.0	100.0	100.0	100.0	100	100
	1.0kg未満	0.0	0.0	0.1	0.1	0.2	0.2	0.3	0.3	0.3	0.3	0.3	0.3	0.3	0.3
	1.0kg以上1.5kg未満	0.2	0.3	0.3	0.3	0.4	0.4	0.5	0.5	0.5	0.4	0.4	0.4	0	0.4
	1.5～2.0	1.1	1.2	1.0	0.8	0.9	1.1	1.2	1.2	1.2	1.2	1.1	1.1	1.2	1.2
	2.0～2.5	5.2	5.1	3.9	3.6	4.3	6.0	6.6	6.6	6.6	6.5	6.5	6.5	6.5	6.4
	2.5kg未満	6.4	6.5	5.2	4.8	5.7	7.8	8.5	8.5	8.5	8.4	8.3	8.3	8.0	8.3

注1：出生時の体重不詳を除いた%　　注2：2011（平成22）年はデータなし　　注3：数値は発表のまま記載

▼2-2：低出生体重別階層分布割合および年次推移（女児）

(%)

女児		1951	1960	1970	1980	1990	2000	2007	2012	2013	2014	2015	2016	2017	2018
	出生総数（人）	1,043,048	781,280	933,836	765,471	594,614	578,399	529,971	505,450	502,159	488,006	490,225	475,098	461,616	447,549
	出生時平均体重（kg）	3.06	3.06	3.13	3.14	3.08	2.99	2.96	2.96	2.96	2.96	2.96	2.96	2.96	2.96
出生時体重構成割合	総数　割合	100.0	100.0	100.0	100.0	100.0	100.0	100.0	100.0	100.0	100.0	100.0	100.0	100	100
	1.0kg未満	0.0	0.0	0.1	0.1	0.2	0.2	0.3	0.3	0.3	0.3	0.3	0.3	0.3	0.3
	1.0kg以上1.5kg未満	0.2	0.3	0.3	0.3	0.3	0.4	0.5	0.5	0.5	0.5	0.4	0.4	0.4	0.4
	1.5～2.0	1.2	1.3	1.0	0.8	0.9	1.1	1.3	1.3	1.3	1.3	1.2	1.2	1.2	1.2
	2.0～2.5	6.9	6.1	4.8	4.4	5.5	7.7	8.7	8.7	8.7	8.7	8.7	8.6	8.6	8.5
	2.5kg未満	8.3	7.7	6.1	5.6	7.0	9.5	10.8	10.7	10.7	10.7	10.6	10.5	10.5	10.4

注1：出生時の体重不詳を除いた%　　注2：2011（平成22）年はデータなし　　注3：数値は発表のまま記載

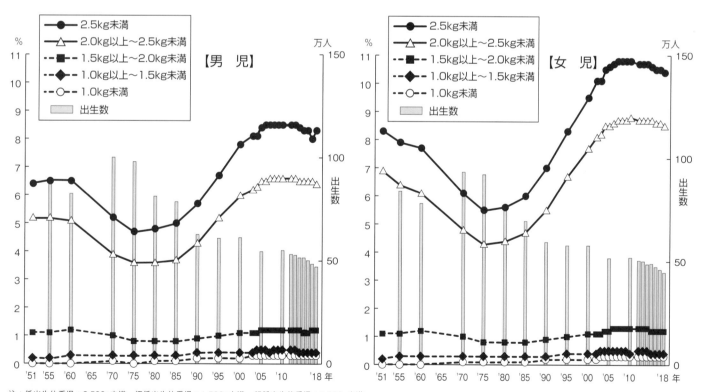

注：低出生体重児：2,500g未満、極低出生体重児：1,500g未満、超低出生体重児：1,000g未満

▲2-3：階層別低出生体重児と出生数の年次推移
（2-1～2-3：厚生労働省『平成30年人口動態統計』より）

　出生児の平均体重は、この10年間大きな変化はありませんが、出生数は依然として減少しています。2,500g未満の低出生体重児の割合は、1980年頃から増加していましたが、2007年をピークに2018年は男児は0.2%、女児は0.4%の減少がみられます。

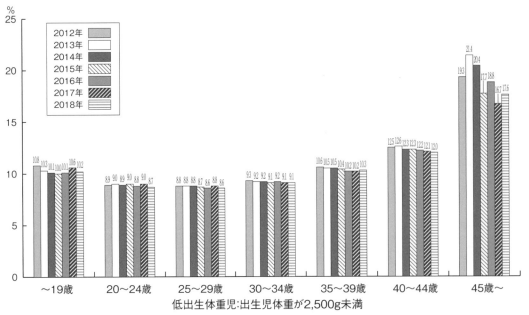

低出生体重児:出生児体重が2,500g未満

▲2-4：母の年齢階級別低出生体重児割合

出生児の体重が2,500g未満となる出産が10%を超える年齢階級は、19歳以下の若年および35歳以上の高齢出産となっています。逆に20代での出産は低出生体重児の割合が最も少なくなっています。
2018年は45歳以上で17.6%でした。

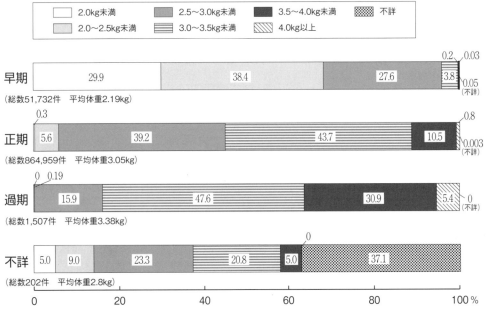

凡例：
- 2.0kg未満
- 2.0～2.5kg未満
- 2.5～3.0kg未満
- 3.0～3.5kg未満
- 3.5～4.0kg未満
- 4.0kg以上
- 不詳

早期（総数51,732件　平均体重2.19kg）
29.9 ／ 38.4 ／ 27.6 ／ 3.8 ／ 0.2 ／ 0.03 ／ 0.05（不詳）

正期（総数864,959件　平均体重3.05kg）
0.3 ／ 5.6 ／ 39.2 ／ 43.7 ／ 10.5 ／ 0.8 ／ 0.003（不詳）

過期（総数1,507件　平均体重3.38kg）
0 ／ 0.19 ／ 15.9 ／ 47.6 ／ 30.9 ／ 5.4 ／ 0（不詳）

不詳（総数202件　平均体重2.8kg）
5.0 ／ 9.0 ／ 23.3 ／ 20.8 ／ 5.0 ／ 0 ／ 37.1

▲2-5：妊娠期間（早期・正期・過期）別出生時の体重割合（2018年）

妊娠期間
早期：妊娠37週未満
正期：妊娠37週から満42週未満
過期：妊娠42週以上

低出生体重児
　低出生体重児は、2,500g未満ということで、国際的なコンセンサスが得られています。低出生体重児の割合は、人口全体の健康状態を表す指標となっており、途上国支援のなかでの健康改善効果の指標に用いられてきました。
　出生体重の小さい子どもが生まれる原因を大別すると、妊娠期間が短い時期に生まれること、妊娠期間が十分でも胎児の発育が不十分であることの2点であると言われています。
　早期産の低出生体重児（2,500g未満）の割合は、2.0kg未満が29.9％、2.0～2.5kg未満が38.4％です。合わせると68.3％と高率です。妊娠37週未満での出産は、低体重児となるリスクが高いと考えられます。

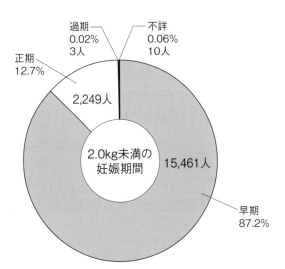

2.0kg未満の妊娠期間

過期 0.02% 3人
不詳 0.06% 10人
正期 12.7% 2,249人
早期 87.2% 15,461人

▲2-6：出生体重2.0kg未満の妊娠期間（2018年）
（2-4～2-6：厚生労働省『平成30年人口動態統計』）

　2.0kg未満の低出生体重児の出生数は17,723人で、うち15,461人（87.2％）が妊娠37週未満の早期産です。

74

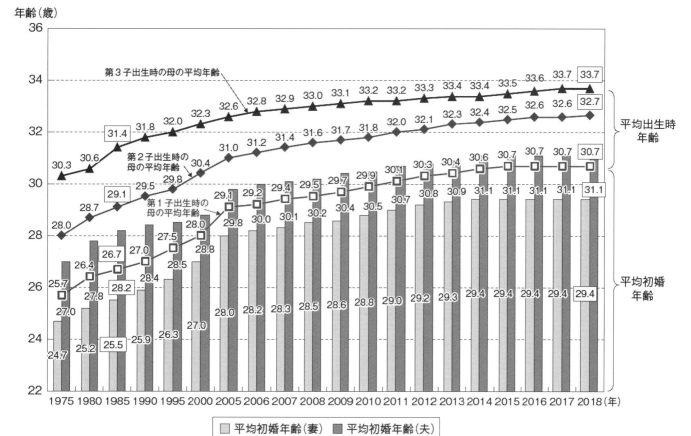

▲ 2-7：平均初婚年齢と出生順位別母の平均年齢の年次推移
（厚生労働省『平成30年人口動態統計』）

　晩婚化の進行に伴い、出生時の母親の平均年齢は上昇傾向が続いています。第1子出産時の母親の平均年齢は2011年には30.1歳と30歳を超え、また、1985年と比較すると2015年以降は4歳上昇した状態を維持しています。

▼2-8：健やか親子21中間報告

指標名	ベースライン	直近値	中間評価（5年後）目標	最終評価（10年後）目標	ベースライン調査	今後の調査
全出生数中の低出生体重児の割合	・低出生体重児 9.6% ・極低出生体重児 0.8%（平成24年）	・低出生体重児 9.4% ・極低出生体重児 0.7%（平成29年）	減少	減少	人口動態統計	人口動態統計
妊娠中の妊婦の喫煙率	・3.8%（平成25年）	・2.7%（平成27年）	0%	0%	平成25年度厚生労働科学研究所（山縣班）	母子保健調査
妊娠中の妊婦の飲酒率	・4.3%（平成25年）	・2.7%（平成29年）	0%	0%	平成25年度厚生労働科学研究所（山縣班）	母子保健調査

（2-8：厚生労働省『健やか親子21中間報告』より抜粋し作成）

　健やか親子21（二次）の計画期間は2015年から2025年の10年間で、この間の取り組みによって最終目標に近づけようとするものです。低出生体重児の減少という目標は「切れ目ない妊産婦・乳幼児への保健対策」の一環として取り組まれています。2012年から2017年の5年間に低出生体重児は0.2%の減がみられ、9.4%で、41カ国中2番目にその割合が高いという結果でした。（ユニセス報告書『レポートカード16』）です。妊娠中の妊婦の喫煙と飲酒については改善がみられます。

3 摂取量
Intake

保
護

　摂取エネルギー量（総数）は、戦後1970年頃まで増加していましたがその後減少に転じ、ここ数年は再び増加傾向にあります。2000年以降の性・年代別に示された推移を見ると、減少傾向にある年代も見受けられます。

　また、今日の摂取エネルギー量（総数）は戦後直後の貧しい時代の農村より低く、女性・20歳代にいたっては都市よりやや低いことがわかります。戦後直後と現代とでは生活状況が大きく異なるため一概には比較できませんが、やせ傾向が心配されている女性・20歳代の摂取エネルギー量の少なさが気になります。妊婦、授乳婦は胎児の栄養分や授乳のため、妊娠や授乳をしていない女性と比べると必要なエネルギー量が増加します（付加量）。若年の女性の"やせ"は摂取エネルギー量の不足が考えられますが、そのような状況にある女性が妊娠に伴い増加する必要なエネルギー量を補うことができないと、胎児や母体への影響が心配です。

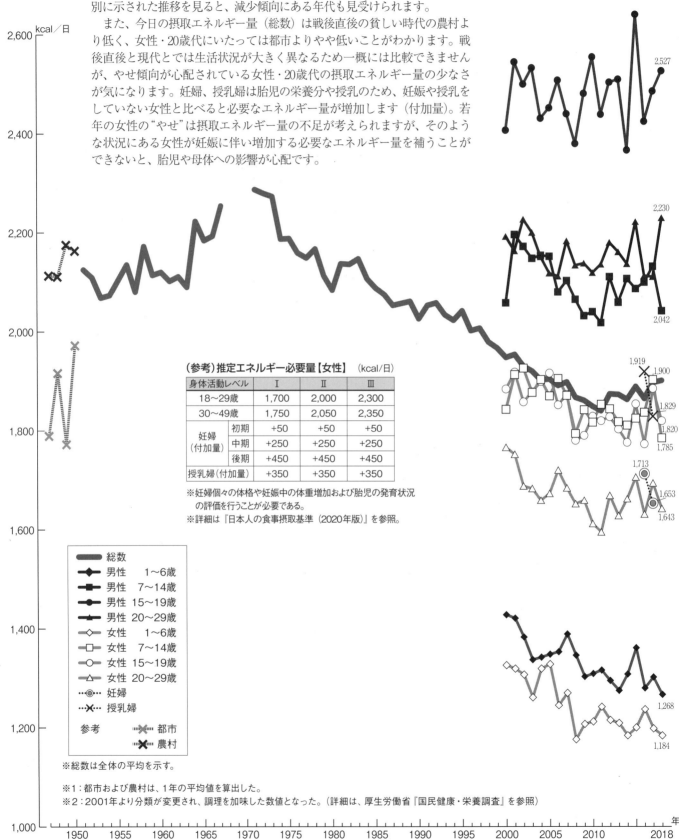

（参考）推定エネルギー必要量【女性】　（kcal／日）

身体活動レベル		Ⅰ	Ⅱ	Ⅲ
18〜29歳		1,700	2,000	2,300
30〜49歳		1,750	2,050	2,350
妊婦（付加量）	初期	+50	+50	+50
	中期	+250	+250	+250
	後期	+450	+450	+450
授乳婦（付加量）		+350	+350	+350

※妊婦個々の体格や妊娠中の体重増加および胎児の発育状況の評価を行うことが必要である。
※詳細は『日本人の食事摂取基準（2020年版）』を参照。

凡例：
- 総数
- 男性　1〜6歳
- 男性　7〜14歳
- 男性　15〜19歳
- 男性　20〜29歳
- 女性　1〜6歳
- 女性　7〜14歳
- 女性　15〜19歳
- 女性　20〜29歳
- 妊婦
- 授乳婦
- 参考　都市
- 　　　農村

※総数は全体の平均を示す。

※1：都市および農村は、1年の平均値を算出した。
※2：2001年より分類が変更され、調理を加味した数値となった。（詳細は、厚生労働省『国民健康・栄養調査』を参照）

▲3-1：摂取エネルギー量の年次推移
（厚生労働省『国民健康・栄養調査』より）

エネルギー産生栄養素バランスの推移から、日本人の食事内容の変化をうかがい知ることができます。数値を見ると、1949年以降たんぱく質の割合に大きな変化はみられませんが、脂質の割合が増加し、その分炭水化物の割合が減少しています。P.79の▲3-6、▲3-7と合わせてみると、炭水化物の割合の減少は穀類の減少、脂質の増加は肉類を含む畜産物や油脂類の増加によるものと推測できます。

エネルギー産生栄養素バランス

エネルギー産生栄養素とは、エネルギーを産生する栄養素、すなわち、たんぱく質、脂質、炭水化物（アルコールを含む）が総エネルギー摂取量に占める割合（％エネルギー）のことです。

◆目標量（『日本人の食事摂取基準 （2020年版)』より）

たんぱく質13〜20（％エネルギー）
脂質20〜30（％エネルギー）
炭水化物50〜65（％エネルギー）

※1〜39歳の男女対象。
※詳細は、『日本人の食事摂取基準（2020年版)』を参照。

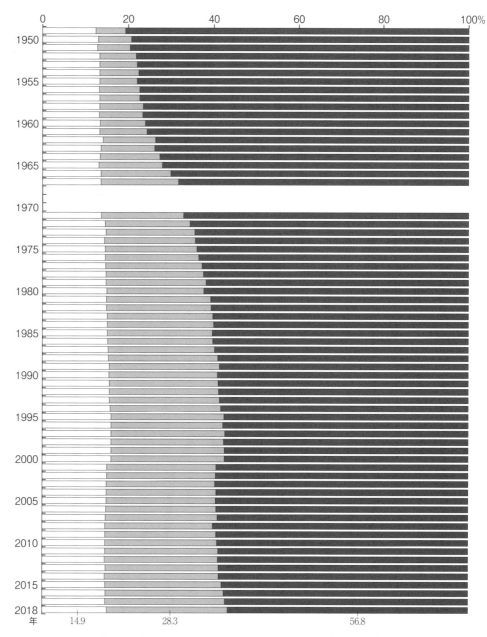

▲3-2：エネルギー産生栄養素バランスの年次推移（総数）
（厚生労働省『国民健康・栄養調査』より）

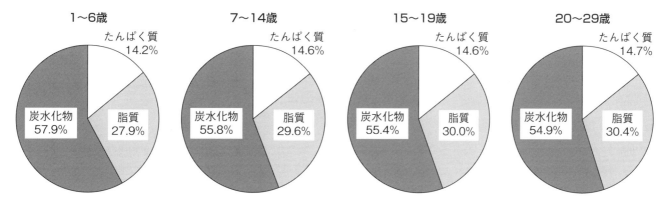

▲3-3：エネルギー産生栄養素バランス（2018年）
（厚生労働省『平成30年国民健康・栄養調査』より）

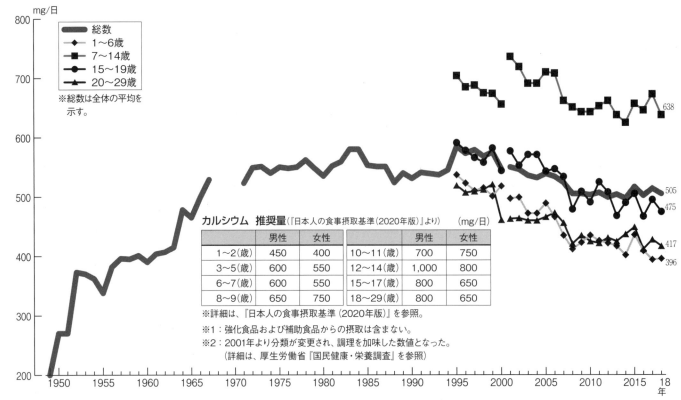

カルシウム　推奨量(『日本人の食事摂取基準(2020年版)』より)　　(mg/日)

	男性	女性		男性	女性
1～2(歳)	450	400	10～11(歳)	700	750
3～5(歳)	600	550	12～14(歳)	1,000	800
6～7(歳)	600	550	15～17(歳)	800	650
8～9(歳)	650	750	18～29(歳)	800	650

※詳細は、『日本人の食事摂取基準(2020年版)』を参照。

※1：強化食品および補助食品からの摂取は含まない。

※2：2001年より分類が変更され、調理を加味した数値となった。
　　(詳細は、厚生労働省『国民健康・栄養調査』を参照)

▲3-4：カルシウム摂取量の年次推移

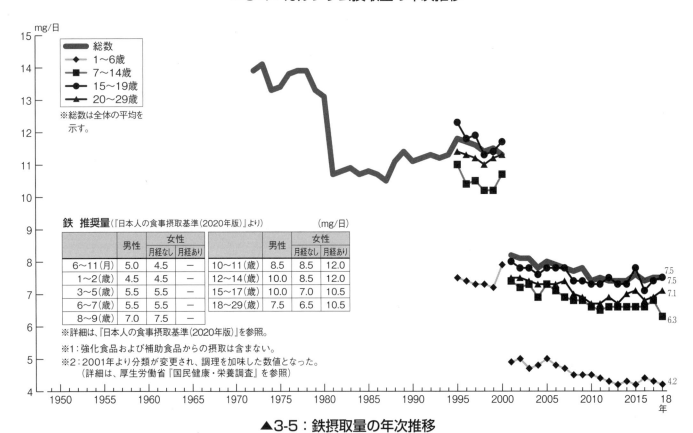

鉄　推奨量(『日本人の食事摂取基準(2020年版)』より)　　(mg/日)

	男性	女性 月経なし	女性 月経あり		男性	女性 月経なし	女性 月経あり
6～11(月)	5.0	4.5	—	10～11(歳)	8.5	8.5	12.0
1～2(歳)	4.5	4.5	—	12～14(歳)	10.0	8.5	12.0
3～5(歳)	5.5	5.5	—	15～17(歳)	10.0	7.0	10.5
6～7(歳)	5.5	5.5	—	18～29(歳)	7.5	6.5	10.5
8～9(歳)	7.0	7.5	—				

※詳細は、『日本人の食事摂取基準(2020年版)』を参照。

※1：強化食品および補助食品からの摂取は含まない。

※2：2001年より分類が変更され、調理を加味した数値となった。
　　(詳細は、厚生労働省『国民健康・栄養調査』を参照)

▲3-5：鉄摂取量の年次推移

(3-4、3-5：厚生労働省『国民健康・栄養調査』より)

　カルシウムの摂取量は戦後上昇し、一定の摂取量を維持していたものの、2000年以降はすべての年齢段階で減少しています。また、推奨量と比べると不足していることがわかります。カルシウムは、日本人に不足している栄養素の１つです。特に子どもの摂取不足は、生涯にわたるからだへの影響が心配されます。

　鉄の摂取量は、数値が示されている1995年以降、すべての年齢段階で減少しています。鉄もカルシウム同様、推奨量と比べると摂取量が不足していることがわかります。鉄も日本人に不足している栄養素の１つであり、鉄を多く含む食品の積極的な摂取が必要です。

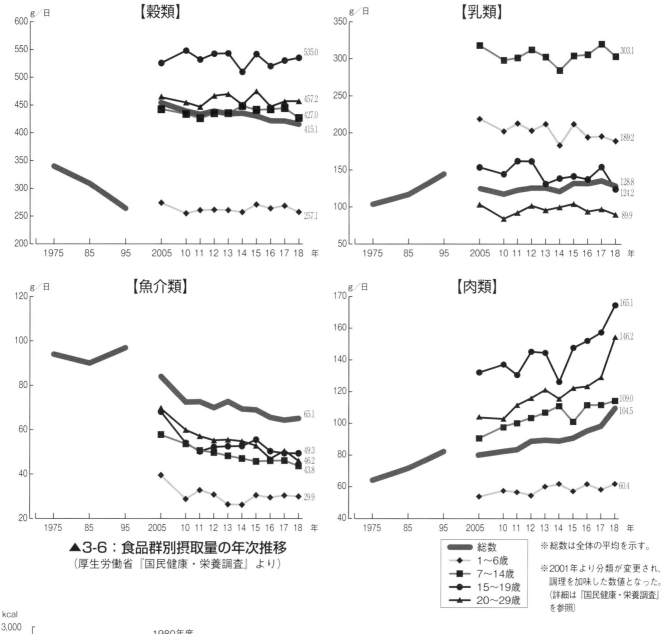

▲3-6：食品群別摂取量の年次推移
（厚生労働省『国民健康・栄養調査』より）

凡例
▬▬ 総数
◆ 1～6歳
■ 7～14歳
● 15～19歳
▲ 20～29歳

※総数は全体の平均を示す。

※2001年より分類が変更され、調理を加味した数値となった。（詳細は『国民健康・栄養調査』を参照）

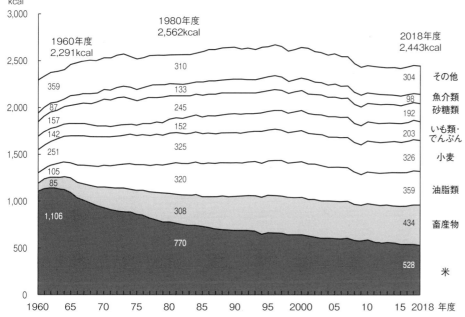

▲3-7：国民1人・1日当たりの供給熱量の構成の推移
（農林水産省『平成30年度食料需給表』より）

　▲3-6を見ると、肉類の摂取量は年々増加し、反対に魚介類の摂取量は減少しています。総数では2008年に肉類の摂取量が魚介類を上回りましたが、1～29歳までの各年代ではそれ以前から上回っています。

　▲3-7には、農林水産省が公表している「食料需給表」の供給熱量の年次推移を示しました。「供給熱量」とは、国内で生産された食料と輸入された食料の総量から国民1人1日あたりの供給量を算出し、カロリーベース（エネルギー量）で示したものです。その内訳を食品群別にみると、1日の供給熱量に占める米の割合は年々減少していますが、油脂および肉、魚、牛乳・乳製品といった畜産物の割合は増加していことがわかります。実際の食事内容を調査している『国民健康・栄養調査（厚生労働省）』のみでなく『食料需給表（農林水産省）』からも日本人の変化を確認することができます。

保護

国内報告日別による陽性者数　　2020年10月14日24時時点

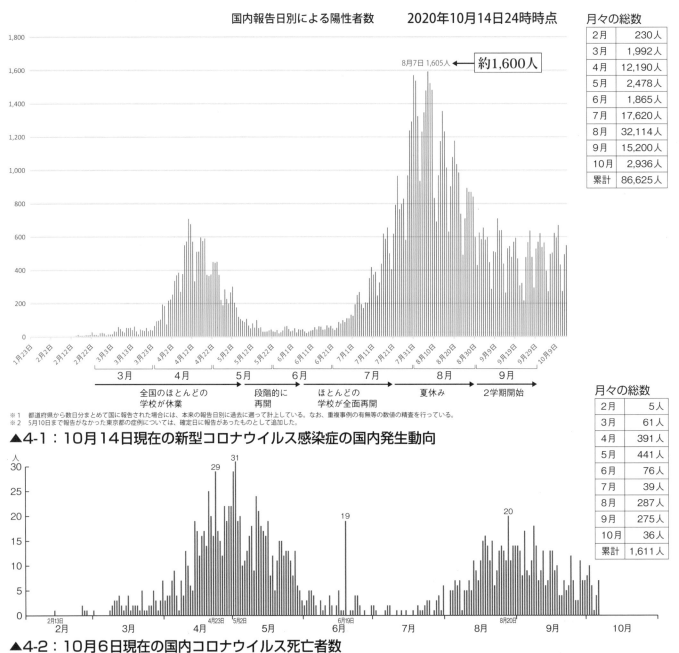

8月7日 1,605人 ← 約1,600人

月々の総数	
2月	230人
3月	1,992人
4月	12,190人
5月	2,478人
6月	1,865人
7月	17,620人
8月	32,114人
9月	15,200人
10月	2,936人
累計	86,625人

3月　全国のほとんどの学校が休業
4月
5月　段階的に再開
6月　ほとんどの学校が全面再開
7月　夏休み
8月
9月　2学期開始

※1　都道府県から数日分まとめて国に報告された場合には、本来の報告日別に過去に遡って計上している。なお、重複事例の有無等の数値の精査を行っている。
※2　5月10日まで報告がなかった東京都の症例については、確定日に報告があったものとして追加した。

▲4-1：10月14日現在の新型コロナウイルス感染症の国内発生動向

月々の総数	
2月	5人
3月	61人
4月	391人
5月	441人
6月	76人
7月	39人
8月	287人
9月	275人
10月	36人
累計	1,611人

▲4-2：10月6日現在の国内コロナウイルス死亡者数

（4-1、4-2：『国内の発生状況・陽性者数、死亡者数』厚生労働省、https://www.mhlw.go.jp/stf/covid-19/kokunainohasseijoukyou.html）

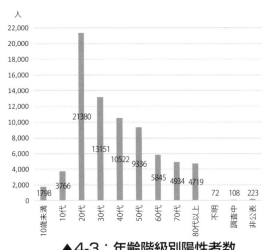

▲4-3：年齢階級別陽性者数
※累計陽性者数

▲4-4：年齢階級別死亡数
※9月16日時点で死亡が確認されている者の数

（4-3、4-4：厚生労働省『国内発生動向（9月16日現在）』より、https://www.mhlw.go.jp/content/10906000/000657357.pdf）

▼4-5：新型コロナウイルス感染症（COVID-19）×子ども関連月報（2019年12月～2020年8月）

年	月	日	出来事
2019	12		中国武漢市で原因不明のウイルス性肺炎の発症が相次ぐ
2020	1	9	中国の専門家グループが新型コロナウイルスを検出
		16	6日に武漢市から帰国した男性の感染を確認（国内初）
		31	WHOが「国際的に懸念される公衆衛生上の緊急事態（PHEIC）」を宣言
	2	5	クルーズ船「ダイヤモンド・プリンセス」号で乗客乗員10名の感染を確認、国内初の集団感染
		11	WHOが新型コロナ感染症を「COVID-19」と命名
		13	神奈川県で80代女性が死亡（国内初）
		27	首相が全国の学校に対し、3月2日からの一斉休校を要請
		28	北海道知事が独自に緊急事態宣言を発令
	3	11	WHOは世界的大流行（パンデミック）とみなせると宣言
		20	ユニセフが各国政府に子どもの安全健康の確保を要請　行動指針も発表
		24	オリンピック・パラリンピックの延期を決定
	4	1	都立高校、休校を5月6日まで延長を決定
		4	大分県の高校生、休校の継続を求める署名活動
		6	国連女性機関事務局長が声明「女性と女児に対する暴力：影のパンデミック」を発表
		7	首相が東京、神奈川、埼玉、千葉、大阪、兵庫、福岡の7都府県に緊急事態宣言発出 文部科学省が2023年度までとしていた小中学生に1人1台パソコンを配備するGIGAスクール構想を前倒しで進め、今年度末までに実現する方針を発表
		8	茨城県の高校生が全県一律休校を求めストライキ　9日に約80名が登校せず 国連子どもの権利委員会が、パンデミックが子どもに及ぼす重大な身体的・感情的・心理的影響を警告し、子どもの権利を保護するよう各国に要請
		16	緊急事態宣言を全都道府県に拡大（5月6日まで）
		18	国内感染者数1万人超
		19	大阪府の高校3年生がTwitterで「Spring Once Again 新学期を9月に！」の署名活動を開始
		24	全国オンライン診療開始
		25	都立公園の遊具使用禁止
		26	全国高校総体（インターハイ）の中止を決定
		27	子どものからだと心・連絡会議がメッセージ「新型コロナウイルス感染症で危惧される子どもの"からだと心"」をHPに掲載 スポーツ庁は「新型コロナウイルス感染対策　スポーツ・運動の留意点と、運動事例について」をHPに掲載
		29	日本助産師会が妊産婦や乳児の保護者の相談に応じる専用コールセンターを設置
		30	ユニセフ、ユネスコ、国連WFP、世界銀行が学校の安全な再開に向けた新しいガイドラインを共同で発表
	5	4	国内感染者数1万5千人超える
		4	専門家会議が感染拡大を防ぐ「新しい生活様式」を提示
		6	緊急事態宣言5月末まで延長
		14	感染者減少の39県の緊急事態宣言解除
		15	文科省が最終学年以外は学習内容を次年度以降に繰り越すことを認める方針を通知
		20	日本小児科学会が「小児の新型コロナウイルス感染症に関する医学的知見の現状」を発表
		21	緊急事態宣言が大阪、兵庫、京都で解除、北海道と首都圏4都県は継続
		22	文科省は『学校における新型コロナウイルス感染症に関する衛生管理マニュアル～「新しい学校生活様式」～』を作成
		25	全国の緊急事態宣言を解除　首相が段階的な自粛解除の方針を示す 日本小児科医会が2歳未満へのマスク着用の危険性を発信
		29	厚労省と環境省が熱中症予防行動のリーフレットを公表　マスク着用時の熱中症リスクを指摘
	6	1	休校していた全国の99％の小中学校と96％の高校が再開
		2	東京都が「東京アラート」を初めて発令（6月12日解除）
		8	厚労省が予防接種と乳幼児健診をためらう母親に向け、受診の重要性を訴えるリーフレットを作成
		19	WHOはパンデミックが加速していると警告世界の感染件数は830万人を超え、死者数は45万3,834人
		29	世界の感染件数は1,010万人を超え、死者数は50万1,000人を超える
	7	28	国内死亡者数1,000人を超える（クルーズ船ダイヤモンド・プリンセス号死者数は除く）
	8	7	過去最多の新規感染者数1,607人の感染数を確認
		11	世界の感染件数は2,000万人を超える

81

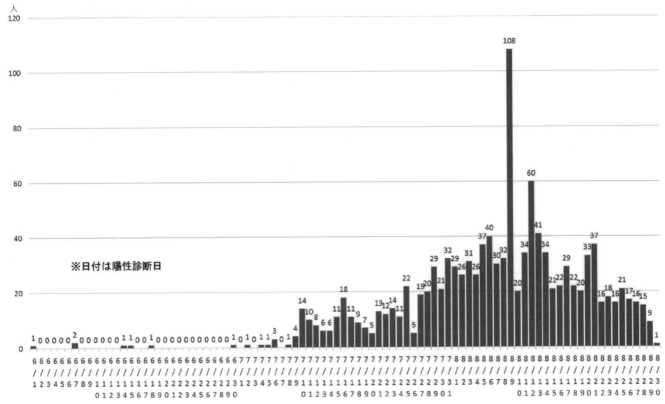

※日付は陽性診断日

▲4-6：児童生徒等感染者の推移（2020/6/1〜8/31　文部科学省に報告があった件数）
（https://www.mext.go.jp/content/20200903-mxt_kouhou01-000004520_1.pdf）

▼4-7：児童生徒感染状況

児童生徒 （小中高）	感染者数	有症状者数 （※）		感染経路判明								感染経路不明	
				家庭内感染		学校内感染		家庭・学校以外 の活動・交流等		海外からの 帰国			
小学校	428	142	33%	323	75%	9	2%	40	9%	3	1%	51	12%
中学校	266	133	50%	180	68%	18	7%	18	7%	2	1%	48	18%
高等学校	463	279	60%	148	32%	153	33%	37	8%	2	0%	123	27%
特別支援学校	9	2	22%	4	44%	0	0%	3	33%	0	0%	2	22%
合計	1166	556	48%	655	56%	180	15%	98	8%	7	1%	224	19%

（※）うち重症者は0人
注：義務教育学校及び中等教育学校については、小学校・中学校・高等学校のうち相当する学校段階に振り分けている。

▼4-8：教職員の感染状況

教職員 （小中高）	感染者数	有症状者数 （※）		感染経路判明								感染経路不明	
				家庭内感染		学校内感染		家庭・学校以外 の活動・交流等		海外からの 帰国			
小学校	72	52	72%	9	13%	2	3%	14	19%	0	0%	47	65%
中学校	43	35	81%	7	16%	1	2%	4	9%	0	0%	31	72%
高等学校	60	41	68%	7	12%	7	12%	12	20%	0	0%	34	57%
特別支援学校	19	17	89%	1	5%	1	5%	3	16%	0	0%	14	74%
合計	194	145	75%	24	12%	11	6%	33	17%	0	0%	126	65%

（※）うち重症者は0人

▼4-9：幼稚園関係者の感染状況

幼稚園	感染者数	有症状者数 （※）		感染経路判明								感染経路不明	
				家庭内感染		学校内感染		家庭・学校以外 の活動・交流等		海外からの 帰国			
幼児	47	16	34%	28	60%	9	19%	4	9%	0	0%	6	13%
教職員	36	29	81%	4	11%	10	28%	7	19%	0	0%	15	42%

（※）うち重症者は0人

（4-6〜4-9：文部科学省『学校における新型コロナウイルス感染症に関する衛生管理マニュアル〜「学校の新しい生活様式」（2020.9.3 Ver.4）』より、https://www.mext.go.jp/content/20200903-mxt_kouhou01-000004520_1.pdf）

　2月27日、首相は3月2日から春休みまで全国の学校に対し、一斉休校を要請しました。翌28日には日本の学校教育史上初めて、文科省が全国の学校に一斉休校を求める通知を出しました。ユネスコによると、全国規模で休校措置が取られているのは世界の190の国と地域で、約15億4300万人の子どもたちが学校に通えなくなっているとの報告もありました。9月23日ユニセフは世界の学齢期の子どもの半数が学校に通えておらず、各国へ学校再開を求める声明を発表しました。

　5月22日、文科省より学校における新型コロナウイルス感染症に関する衛生管理マニュアル「学校の新しい生活様式」（▲4-12参照）が提示され、それを受け各校は安全対策を進めました。5月以降に段階的に学校が再開され、6月にはほとんどの学校が全面再開となりました。再開後、8月30日までの間で児童生徒の感染者は1,166名、感染経路は「家庭内」が56%と最も多く、小学生では75%にものぼりました。一方で「学校内」での感染は全体の15%にとどまっていました。8月9日、全国で108人の児童生徒が感染、うち高校サッカー部でクラスターが発生し86人が感染したと報告されています。

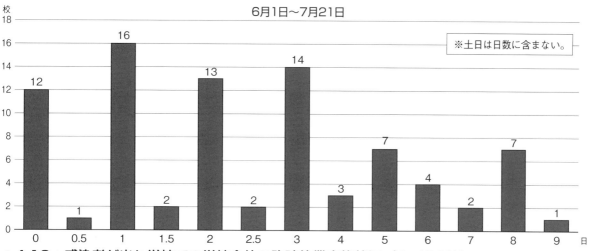

校
18

6月1日〜7月21日

※土日は日数に含まない。

(Bar chart data)
- 0: 12
- 0.5: 1
- 1: 16
- 1.5: 2
- 2: 13
- 2.5: 2
- 3: 14
- 4: 3
- 5: 7
- 6: 4
- 7: 2
- 8: 7
- 9: 1

日

▲4-10：感染者が出た学校での学校全体の臨時休業実施状況（のべ84校）
（文部科学省『学校における新型コロナウイルス感染症に関する衛生管理マニュアル〜「学校の新しい生活様式」（2020.9.3 Ver.4）』より、https://www.mext.go.jp/content/20200903-mxt_kouhou01-000004520_1.pdf）

▼4-11：感染者数の多い主な国
（10月20日午後3時　厚生労働省
集計）
（人）

	感染者数	死亡者数
米国	8,212,981	220,119
インド	7,550,273	114,610
ブラジル	5,250,727	154,176
ロシア	1,406,648	24,205
アルゼンチン	1,002,662	26,716
スペイン	974,449	33,992
コロンビア	965,883	29,102
フランス	900,858	33,491
ペルー	868,675	33,759
メキシコ	854,926	86,338
英国	744,122	43,816
南アフリカ	705,254	18,492
日本	93,480	1,676

　世界ではロックダウンによる移動の制限、外出禁止、公共交通機関運休、公共の場でのマスク着用を義務化、感染者隔離や接触者調査・追跡などさまざまな対策がとられました。感染者数は全世界で4,400万人、死者数も117万人にのぼり未だ終息の目途もたっていません。医療制度が崩壊すると、子どもたちが予防接種や命に関わる基本的医療を受けらず、他の感染症に罹患する可能性もあります。

　日本では、予防接種の状況を迅速に知ることが困難な状況です。実際のデータはそろっていませんが、予防接種は不要不急でない、受診が不安、などの理由から未接種児が増加することが予測されます。事態を受けて、6月、厚労省は子どもの予防接種と乳幼児健診を遅らせることのないよう呼びかけを開始しました。

　影響は健康に限らず、教育、安全、貧困など、子どもたちの生活の多くの側面に及んでいます。さまざまな問題を地球規模で考え解決していくことが必要です。

▶4-12：「新しい生活様式」の
実践例

「新しい生活様式」の実践例

（1）一人ひとりの基本的感染対策

感染防止の3つの基本：①身体的距離の確保、②マスクの着用、③手洗い
- □人との間隔は、できるだけ2ｍ（最低1ｍ）空ける。
- □会話をする際は、可能な限り真正面を避ける。
- □外出時や屋内でも会話をするとき、人との間隔が十分とれない場合は、症状がなくてもマスクを着用する。ただし、夏場は、熱中症に十分注意する。
- □家に帰ったらまず手や顔を洗う。
  人混みの多い場所に行った後は、できるだけすぐに着替える、シャワーを浴びる。
- □手洗いは30秒程度かけて水と石けんで丁寧に洗う（手指消毒薬の使用も可）。
- ※　高齢者や持病のあるような重症化リスクの高い人と会う際には、体調管理をより厳重にする。

移動に関する感染対策
- □感染が流行している地域からの移動、感染が流行している地域への移動は控える。
- □発症したときのため、誰とどこで会ったかをメモにする。接触確認アプリの活用も。
- □地域の感染状況に注意する。

（2）日常生活を営む上での基本的生活様式

- □まめに手洗い・手指消毒　□咳エチケットの徹底
- □こまめに換気（エアコン併用で室温を28℃以下に）　□身体的距離の確保
- □「3密」の回避（密集、密接、密閉）
- □一人ひとりの健康状態に応じた運動や食事、禁煙等、適切な生活習慣の理解・実行
- □毎朝の体温測定、健康チェック。発熱又は風邪の症状がある場合はムリせず自宅で療養

 密集回避　 密接回避　 密閉回避　 換気　咳エチケット　 手洗い

（3）日常生活の各場面別の生活様式

買い物
- □通販も利用
- □1人または少人数ですいた時間に
- □電子決済の利用
- □計画をたてて素早く済ます
- □サンプルなど展示品への接触は控えめに
- □レジに並ぶときは、前後にスペース

娯楽、スポーツ等
- □公園はすいた時間、場所を選ぶ
- □筋トレやヨガは、十分に人との間隔を
  もしくは自宅で動画を活用
- □ジョギングは少人数で
- □すれ違うときは距離をとるマナー
- □予約制を利用してゆったりと
- □狭い部屋での長居は無用
- □歌や応援は、十分な距離かオンライン

公共交通機関の利用
- □会話は控えめに
- □混んでいる時間帯は避けて
- □徒歩や自転車利用も併用する

食事
- □持ち帰りや出前、デリバリーも
- □屋外空間で気持ちよく
- □大皿は避けて、料理は個々に
- □対面ではなく横並びで座ろう
- □料理に集中、おしゃべりは控えめに
- □お酌、グラスやお猪口の回し飲みは避けて

イベント等への参加
- □接触確認アプリの活用を
- □発熱や風邪の症状がある場合は参加しない

（4）働き方の新しいスタイル

- □テレワークやローテーション勤務　□時差通勤でゆったりと　□オフィスはひろびろと
- □会議はオンライン　□対面での打合せは換気とマスク
- ※　業種ごとの感染拡大予防ガイドラインは、関係団体が別途作成

5 性感染症
STI（Sexually Transmitted Infections）

▼5-1：2020年6月29日現在のHIV感染者およびエイズ患者の国籍別、性別、感染経路別報告数の累計　　　（人）

診断区分	感染経路	日本国籍			外国国籍			合計		
		男	女	計	男	女	計	男	女	計
HIV感染者	合計	17,488	1,034	18,522	2,057	1,507	3,564	19,545	2,541	22,0861
	異性間の性的接触	3,227	839	4,066	502	890	1,392	3,729	1,729	5,458
	同性間の性的接触[*1]	12,433	4	12,437	952	1	953	13,385	5	13,390
	静注薬物使用	45	2	47	31	4	35	76	6	82
	母子感染	17	10	27	7	9	16	24	19	43
	その他[*2]	388	41	429	85	33	118	473	74	547
	不明	1,378	138	1,516	480	570	1,050	1,858	708	2,566
エイズ患者	合計[*3]	7,919	427	8,346	1,021	433	1,454	8,940	860	9,8001
	異性間の性的接触	2,367	280	2,647	327	237	564	2,694	517	3,211
	同性間の性的接触[*1]	3,928	3	3,931	220	2	222	4,148	5	4,153
	静注薬物使用	32	4	36	29	3	32	61	7	68
	母子感染	10	3	13	1	6	7	11	9	20
	その他[*2]	241	26	267	34	17	51	275	43	318
	不明	1,341	111	1,452	410	168	578	1,751	279	2,030
HIV感染者＋エイズ患者　合計		25,407	1,461	26,868	3,078	1,940	5,018	28,485	3,401	31,886
凝固因子製剤による感染者[*4]		1,422	18	1,440	−	−	−	1,422	18	1,440

*1　両性間性的接触を含む。
*2　輸血などに伴う感染例、推定される感染経路が複数ある例を含む。
*3　1999年3月31日までの病状変化によるエイズ患者報告数154件を含む。
*4　「血液凝固異常症全国調査」による2019年5月31日現在の凝固因子製剤による感染者数。

※死亡者報告数

感染症法施行後の任意報告数（1999年4月1日〜2018年12月30日）	440名
エイズ予防法[*5]に基づく法定報告数（1989年2月17日〜1999年3月31日）	596名
凝固因子製剤による感染者の累積死亡者数[*6]	720名

*5　エイズ予防法第5条に基づき、血液凝固因子製剤による感染者を除く。
*6　「血液凝固異常症全国調査」による2018年5月31日現在の報告数。

（エイズ予防情報ネット：「日本の状況：エイズ動向委員会四半期報告」http://api-net.jfap.or.jp/status/japan/data/2020/
2009/20200915_HYO-02.pdf より）

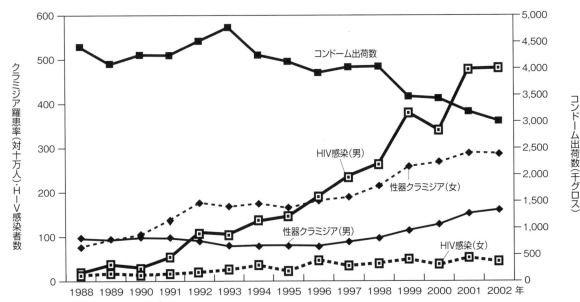

▲5-2：HIV感染者数・性器クラミジア感染症罹患率とコンドーム出荷数の年次推移
（HIVについては厚労省エイズ発生動向年報、STDについては熊本悦明、コンドーム出荷数は薬事工業生産動態統計）

コンドーム出荷数は1993年をピークに減り続け、反比例して男女の性器クラミジアと男性のHIV患者が増加しています。

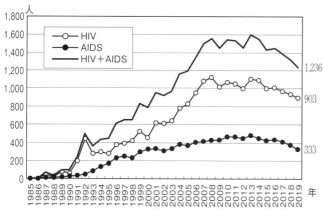

▲5-3：新規HIV感染者およびAIDS患者報告数の年次推移

凡例：
- HIV
- AIDS
- HIV＋AIDS

（2019年の値）1,236 / 903 / 333

（エイズ予防情報ネット：『令和元（2019）年エイズ発生動向年報』、
http://api-net.jfap.or.jp/status/japan/nenpo.html）

保護

▼5-4：新規HIV感染者　感染経路・年齢の動向

○同性間性的接触によるものが651件（全HIV感染者報告数の約72%）
○異性間性的接触によるものが136件（全HIV感染者報告数の約15%）
○静注薬物によるものは2件
○母子感染によるものは0件
○年齢別では、特に20〜40歳代が多い

（エイズ予防情報ネット「日本の状況：エイズ動向委員会報告」
https://api-net.jfap.or.jp/status/japan/data/2020/2009/20200915_coment.pdf より）

　2019年は新規HIV感染者が903件、エイズ患者333件と新規発生数は1,236件で、前年より81件の減少となりました。新型コロナウイルス感染症の影響による検査数の変化等を注視していく必要があります。

▼5-5：新規HIV感染人数とコンドーム出荷数、人工妊娠中絶率および性器クラミジア感染症定点報告数の年次推移について

年	2003	2005	2007	2009	2011	2012	2013	2014	2015	2016	2017	2018	2019
男性HIV感染人数（人）	573	769	1,007	965	994	954	1,060	1,041	948	965	938	889	-
女性HIV感染人数（人）	67	63	75	56	62	48	46	50	58	46	38	51	-
コンドーム出荷数（千グロス）	2949	2450	1994	1713	1999	2159	2715	3185	2906	2584	2430	2839	-
20〜24歳における人工妊娠中絶率	20.2	19.6	17.8	15.1	14.1	14.1	13.3	13.2	13.5	12.9	13.0	13.2	-
20歳未満における人工妊娠中絶率	11.9	9.4	7.8	7.1	7.1	7.0	6.6	6.1	5.5	5.5	4.8	4.7	-
性器クラミジア感染症定点あたり報告数　男	19.27	16.35	13.61	12.33	12.14	11.81	12.70	12.24	11.91	11.90	12.22	12.35	14.19
性器クラミジア感染症定点あたり報告数　女	26.33	21.31	17.32	14.78	14.42	13.45	13.59	13.36	13.04	12.87	12.91	13.12	13.50

注1：HIVについてはエイズ予防情報ネット『エイズ発生動向年報』より。
注2：人工妊娠中絶率（女子人口千人対）については、厚生労働省『衛生行政業務報告』より。
注3：コンドーム出荷数は厚生労働省『薬事工業生産動態統計年報統計　医療機器分類別生産・輸入・出荷・在庫数量』より。
注4：性器クラミジア感染症定点報告数については、厚生労働省『性感染症報告』より（http://www.mhlw.go.jp/topics/2005/04/tp0411-1.html）。

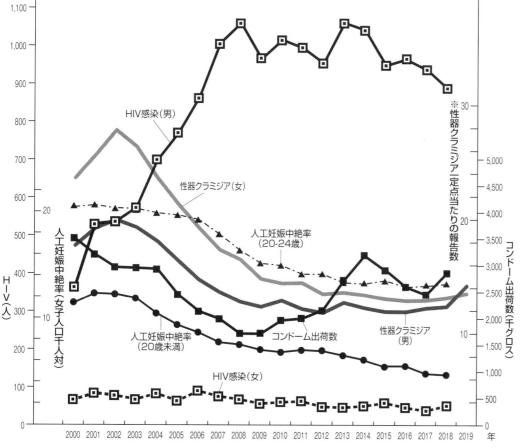

▲5-6：HIV感染人数とコンドーム出荷数、人工妊娠中絶率の年次推移および性器クラミジア一定点当たりの報告数

　▲5-2の続きを見るために▼5-5の表を▲5-6のグラフにしました。HIV感染者は2008年のピークから2014年の第2のピークまで1,100人代前後で推移し、2017年からは900人代に減少しています。10代の人工妊娠中絶率は2001年をピークに半減してきました。コンドーム出荷数は2005年から激減し、2010年から増加傾向となり、2014年以降は減少傾向となっています。

　新型コロナウイルス感染症の影響下の2020年9月15日に発表されたエイズ発生動向委員会の報告内容（2019年の約1年間）は例年のような詳細さに欠けていたため、十分なデータ収集ができませんでした。

6 結核・梅毒・風しん・麻しん
Tuberculosis, syphilis, rubella, measles

▼6-1：新規結核登録患者数・患者罹患率とその年次推移

区　　分		1999年	2001年	2003年	2005年	2007年	2009年	2011年	2013年	2014年	2015年	2017年	2018年	2019年
新登録結核患者数	(人)	43,818	35,489	31,638	28,319	25,311	24,170	22,681	20,495	19,615	18,280	16,789	15,590	14,460
罹患率（人口10万人対）	(%)	34.6	27.9	24.8	22.3	19.8	19.0	17.7	16.1	15.4	14.4	13.3	12.3	11.5
喀痰塗抹陽性肺結核の患者数	(人)	14,482	12,656	11,857	11,857	10,204	9,675	8,654	8,119	7,651	7,131	6,359	5,781	5,231
新登録結核患者数に占める割合	(%)	33.1	35.7	37.5	37.5	40.3	40.1	38.1	39.6	39.0	39.0	37.9	37.1	36.2

▼6-2：梅毒の年別男女別報告数　(人)

東京都梅毒罹患数〜9/1現在

	2010年	2011年	2012年	2013年	2014年	2015年	2016年	2017年	2018年	2019年
男性	155	221	263	368	420	773	1,218	1,229	1180	1,189
女性	18	27	34	51	87	271	455	559	595	523
合計	173	248	297	419	507	1,044	1,673	1,788	1,775	1,167

全国報告〜9/4現在

	2010年	2011年	2012年	2013年	2014年	2015年	2016年	2017年	2018年	2019年
男性	497	650	692	993	1,284	1,930	3,189	3,931	4,591	4,384
女性	124	177	183	235	377	760	1,386	1,895	2,416	2,255
合計	621	827	875	1,228	1,661	2,690	4,575	5,826	7,007	6,639

厚生労働省性感染症報告数（http://www.mhlw.go.jp/topics/2005/04/tp0411-1.html）、東京都感染症情報センター（http://idsc.tokyo-eiken.go.jp/diseases/syphilis/syphilis/）より

結核の2019年の罹患率（人口10万人対）は11.5であり、前年と比べ0.8ポイント減少しています。死亡数は2,088人（概数）で前年に比べ116人減少し、死亡率（人口10万人対）も1.8から1.7に減少しています。

梅毒患者数は全国、東京とも、2010年以降、増加に転じています。男性は依然として20代から40代の幅広い年齢層、女性は20代前半の罹患報告があります。このままでは、先天梅毒の増加が危惧されます。原因究明の観点から、届出事項の更なる見直しについて厚生労働省に見直しを求めるとともに、早期発見・検査も重要と考えられます。

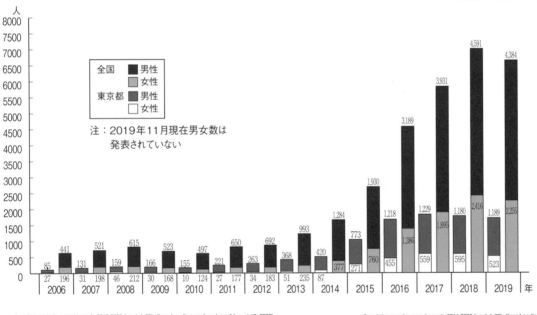

▲6-3：梅毒の全国報告者数および男女別患者報告数推移
（東京都感染症情報センター『梅毒の流行状況』（東京都2006〜2016年のまとめ）（http://idsc.tokyo-eiken.go.jp/diseases/syphilis/syphilis2006/）より、6-2の全国報告者数を加え作図）

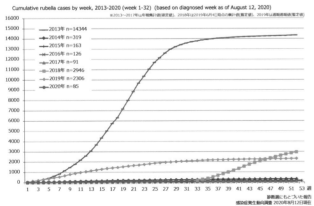

▲6-4：風しん累積報告数の推移 2013〜2020年（第1〜32週）
（https://www.niid.go.jp/niid/images/idsc/disease/rubella/2020pdf/rube20-32.pdf）

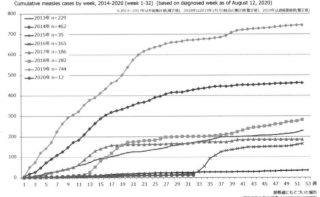

▲6-5：麻しん累積報告数の推移 2013〜2020年（第1〜32週）
（https://www.niid.go.jp/niid//images/idsc/disease/measles/2020pdf/meas20-32.pdf）

2018年から続いていた風しん・麻しんの流行は2020年に入り終息の兆しが見えてきました。身近な予防策である手洗いが習慣化したことも影響していると考えられますが、予防接種の啓発は続けていく必要があります。

7 疾病・異常
Disease and abnormality

　「う歯」の被患率（処置完了者を含む）が最も高いのは、5歳では1970年度（95.40％）、11歳では1976年度（94.04％）、14歳では1979年度（95.47％）です。それらをピークにその後は減少傾向が続いていますが、他の疾病に比べると依然として「裸眼視力1.0未満」と共に高い被患率であることがわかります。「裸眼視力1.0未満」の割合は、増減を繰り返しながらも増加傾向が続き、14歳においてはその増加傾向が著しい状態です。視力検査の方法の変更注）を勘定すると、裸眼視力1.0未満の増加傾向はより大きくなっていると予想されます。う歯と同様に視力低下は防げる疾病であり、幼児期から疾病予防を行うことで発達の権利を保障する必要があります。

　2016年度からは調査項目に「四肢の状態」が追加されました。統計には「せき柱・胸郭・四肢の状態」というひとつの項目にまとめられているため、実態が見えにくい状態となっています。被患率は、2019年度は5歳0.16、11歳1.57、14歳2.23と、いずれも低い被患率となっています。

注）2006年以降、"視力を矯正している者（眼鏡またはコンタクトレンズ装着者）に対して、裸眼視力検査を省略した場合は、その者の所属する学級の全員（男女とも全員）を未受検者として取り扱う"とされています。その後、統計上2012年より「視力矯正者の裸眼視力」が計上されるようになりました。しかし、「視力矯正者の裸眼視力」の検査は必須ではなく、実施した場合のみ報告するという形となっています。

※1 1961年度の値
※2 1969年度の値

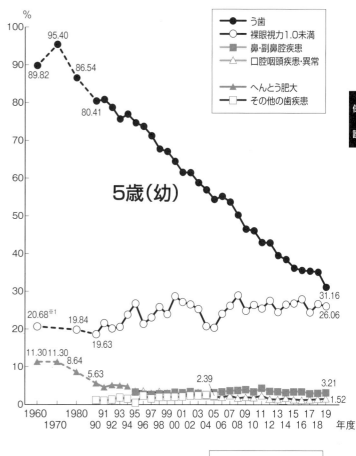

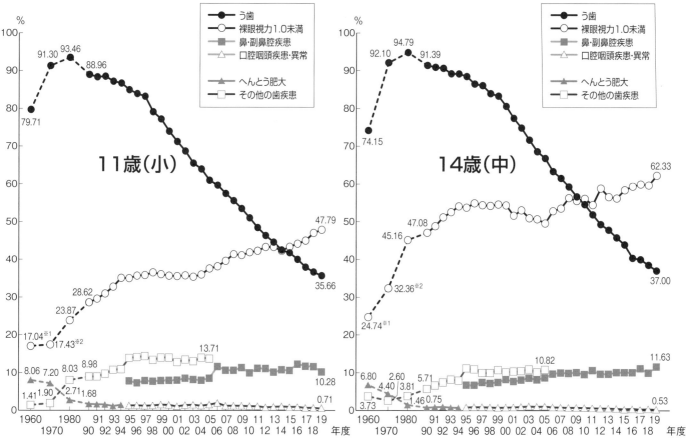

注）「その他の歯疾患について」は、2006年以降「歯列・咬合」「顎関節」「歯垢の状態」「歯肉の状態」「その他の疾病・異常」に分類された。

▲7-1：5・11・14歳児における疾病・異常被患率の年次推移
（文部科学省『学校保健統計調査報告書』より）

保護

8 う歯
Decayed tooth

▼8-2：5・6歳児におけるう歯被患率の年次推移　　　　　　　　　　　　　　　　　　　　　　(%)

年度	1953	1954	1955	1956	1957	1958	1959	1960	1961	1962	1963	1964	1965	1966	1967	1968	1969
5歳		82.17	85.21	73.60	87.40	88.20	90.50	89.82	89.63	89.96	90.03	91.63	91.90	92.63	94.34	93.16	91.62
6歳	60.76	67.54	71.30	71.96	80.00	80.80	82.20	84.15	80.54	83.58	85.81	85.19	84.26	85.54	90.51	88.76	89.23
年度	1970	1971	1972	1973	1974	1975	1976	1977	1978	1979	1980	1981	1982	1983	1984	1985	1986
5歳	95.40		93.82	94.07	94.00	94.20	93.86	88.37	87.53	89.10	86.54	84.60	82.42	83.56	83.86	82.57	83.04
6歳	92.20	94.11	89.72	89.94	92.55	92.54	93.12	92.23	92.74	93.51	91.70	90.92	90.10	89.11	88.30	88.03	87.27
年度	1987	1988	1989	1990	1991	1992	1993	1994	1995	1996	1997	1998	1999	2000	2001	2002	2003
5歳	80.91	81.23	80.86	80.41	80.81	78.72	75.70	76.96	74.66	73.72	71.24	67.73	67.04	64.43	61.54	61.46	58.80
6歳	87.97	86.25	86.52	85.48	85.81	85.46	83.70	83.06	82.82	80.62	79.23	76.02	74.92	71.92	69.42	68.04	71.31
年度	2004	2005	2006	2007	2008	2009	2009	2010	2011	2012	2013	2014	2015	2016	2017	2018	2019
5歳	56.92	54.39	55.20	53.70	50.25	46.50	46.07	46.07	42.95	42.86	39.51	38.46	36.23	35.64	35.45	35.10	31.16
6歳	65.52	63.34	64.12	60.11	58.24	56.19	53.89	53.89	52.06	55.76	49.13	47.34	44.85	42.83	41.49	40.21	40.24

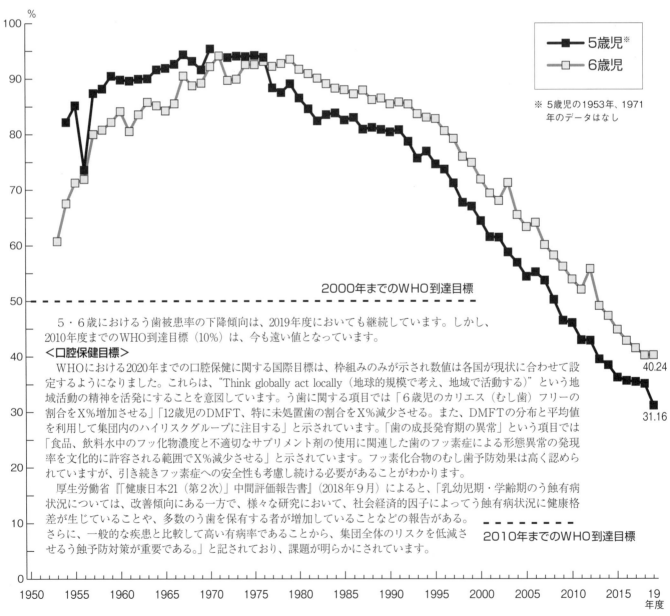

　　5・6歳におけるう歯被患率の下降傾向は、2019年度においても継続しています。しかし、2010年度までのWHO到達目標（10%）は、今も遠い値となっています。

＜口腔保健目標＞

　　WHOにおける2020年までの口腔保健に関する国際目標は、枠組みのみが示され数値は各国が現状に合わせて設定するようになりました。これらは、"Think globally act locally（地球的規模で考え、地域で活動する）"という地域活動の精神を活発にすることを意図しています。う歯に関する項目では「6歳児のカリエス（むし歯）フリーの割合をX％増加させる」「12歳児のDMFT、特に未処置歯の割合をX％減少させる。また、DMFTの分布と平均値を利用して集団内のハイリスクグループに注目する」と示されています。「歯の成長発育期の異常」という項目では「食品、飲料水中のフッ化物濃度と不適切なサプリメント剤の使用に関連した歯のフッ素症による形態異常の発現率を文化的に許容される範囲でX％減少させる」と示されています。フッ素化合物のむし歯予防効果は高く認められていますが、引き続きフッ素症への安全性も考慮し続ける必要があることがわかります。

　　厚生労働省『「健康日本21（第2次）」中間評価報告書』（2018年9月）によると、「乳幼児期・学齢期のう蝕有病状況については、改善傾向にある一方で、様々な研究において、社会経済的因子によってう蝕有病状況に健康格差が生じていることや、多数のう歯を保有する者が増加していることなどの報告がある。さらに、一般的な疾患と比較して高い有病率であることから、集団全体のリスクを低減させるう蝕予防対策が重要である。」と記されており、課題が明らかにされています。

▲8-1：5・6歳児におけるう歯被患率の年次推移

（8-1、8-2：文部科学省『学校保健統計調査報告書』より）

▼8-4：12歳児におけるう歯等の本数（DMF歯数）の年次推移　　　　　　　　　　　　　　（本）

		1984	1985	1990	1995	1997	1998	1999	2000	2001	2002	2003	2004	2005	2006	2007	2008	2009	2010	2011	2012	2013	2014	2015	2016	2017	2018	2019
男	D	1.28	1.25	1.15	0.93	0.84	0.78	0.77	0.71	0.71	0.68	0.63	0.58	0.56	0.52	0.56	0.51	0.47	0.44	0.40	0.38	0.36	0.33	0.32	0.30	0.28	0.25	0.23
	M	0.05	0.05	0.04	0.04	0.03	0.03	0.03	0.03	0.03	0.03	0.03	0.03	0.02	0.02	0.02	0.02	0.02	0.02	0.02	0.02	0.02	0.02	0.01	0.01	0.01	0.01	0.01
	F	3.00	2.94	2.73	2.44	2.21	2.04	1.88	1.71	1.56	1.40	1.27	1.14	1.06	0.98	0.92	0.86	0.78	0.73	0.68	0.63	0.60	0.57	0.50	0.46	0.47	0.42	0.40
	計	4.33	4.25	3.91	3.41	3.08	2.85	2.68	2.46	2.29	2.08	1.92	1.75	1.64	1.57	1.50	1.39	1.27	1.17	1.10	1.03	0.98	0.92	0.83	0.77	0.76	0.68	0.63
女	D	1.42	1.38	1.30	1.02	0.90	0.85	0.82	0.76	0.79	0.71	0.68	0.66	0.65	0.63	0.63	0.59	0.52	0.48	0.42	0.39	0.39	0.37	0.36	0.33	0.31	0.28	0.26
	M	0.05	0.05	0.05	0.05	0.04	0.04	0.04	0.00	0.04	0.04	0.04	0.04	0.03	0.03	0.03	0.03	0.03	0.03	0.02	0.02	0.02	0.02	0.02	0.02	0.01	0.01	0.01
	F	3.71	3.59	3.36	2.97	2.67	2.46	2.30	2.05	1.91	1.71	1.54	1.38	1.32	1.18	1.10	1.06	0.97	0.89	0.85	0.76	0.71	0.70	0.60	0.57	0.57	0.52	0.50
	計	5.19	5.02	4.71	4.04	3.61	3.35	3.17	2.85	2.74	2.46	2.26	2.08	2.00	1.85	1.77	1.68	1.52	1.36	1.30	1.17	1.12	1.09	0.98	0.92	0.89	0.81	0.77
計	D	1.36	1.31	1.22	0.98	0.87	0.81	0.79	0.73	0.75	0.69	0.65	0.62	0.60	0.60	0.59	0.55	0.52	0.46	0.41	0.39	0.37	0.35	0.34	0.31	0.30	0.27	0.24
	M	0.06	0.05	0.04	0.05	0.04	0.04	0.04	0.04	0.03	0.04	0.03	0.03	0.03	0.03	0.03	0.02	0.02	0.03	0.02	0.02	0.02	0.02	0.01	0.01	0.01	0.01	0.01
	F	3.35	3.26	3.04	2.69	2.43	2.25	2.09	1.88	1.73	1.55	1.40	1.25	1.19	1.08	1.01	0.96	0.90	0.81	0.76	0.69	0.66	0.64	0.55	0.51	0.52	0.47	0.45
	計	4.75	4.63	4.30	3.72	3.34	3.10	2.92	2.65	2.51	2.24	2.09	1.91	1.82	1.71	1.63	1.54	1.44	1.29	1.20	1.10	1.05	1.00	0.90	0.84	0.82	0.74	0.70

注：DMF歯数とは永久歯が1人あたり何本う歯になったかを示す。
DMF歯数の算出方法　D〈Decayed teeth〉永久歯のう歯で未処置のもの
M〈Missing teeth〉う歯が原因で抜去された永久歯
F〈Filled teeth〉永久歯のう歯で処置が完了したもの

$$DMF歯数 = \frac{Dの総本数＋Mの総本数＋Fの総本数}{被検者数}$$

▼8-5：12歳児における都道府県別DMF歯数
（2014〜2019 年度）　　　　　　　　　　（本）

件名	DMF 2014	2015	2016	2017	2018	2019	件名	DMF 2014	2015	2016	2017	2018	2019
北海道	1.8	1.3	1.1	1.5	1.2	1.0	滋賀	0.8	0.8	0.6	0.7	0.6	0.6
青森	1.3	1.4	1.3	1.2	1.2	1.1	京都	0.8	0.5	0.7	0.5	0.6	0.6
岩手	1.0	1.1	0.9	0.8	0.8	0.9	大阪	1.2	0.9	0.9	1.0	0.7	0.7
宮城	1.3	1.2	1.2	1.1	1.1	1.0	兵庫	1.0	0.9	0.7	0.7	0.6	0.6
秋田	1.1	1.1	0.8	0.8	0.7	0.7	奈良	0.8	0.8	0.8	0.7	0.7	0.7
山形	0.8	0.8	0.7	0.5	0.5	0.6	和歌山	1.1	0.9	0.7	1.2	0.9	1.1
福島	1.2	1.2	1.2	1.1	0.9	1.0	鳥取	1.1	1.1	1.2	0.8	0.7	0.7
茨城	1.1	1.2	1.1	0.8	1.0	0.9	島根	1.1	1.1	0.8	0.9	0.8	0.6
栃木	1.2	1.0	1.1	1.1	1.0	0.8	岡山	1.0	0.9	0.6	0.8	0.6	0.6
群馬	1.0	0.9	0.9	0.7	0.7	0.8	広島	0.6	0.6	0.7	0.5	0.6	0.6
埼玉	0.8	0.7	0.6	0.6	0.5	0.5	山口	1.0	0.7	0.7	0.7	0.8	0.8
千葉	0.9	0.8	0.8	0.7	0.6	0.6	徳島	1.3	1.0	1.3	0.9	1.0	0.8
東京	0.8	0.8	0.7	0.7	0.7	0.6	香川	1.0	0.9	0.8	0.9	0.8	0.8
神奈川	0.7	0.7	0.8	0.5	0.5	0.5	愛媛	0.7	0.7	0.9	1.0	0.7	0.7
新潟	0.5	0.4	0.4	0.4	0.3	0.3	高知	1.0	1.0	1.0	1.0	0.9	0.9
富山	1.0	0.9	0.6	0.6	0.7	0.6	福岡	1.2	0.9	1.1	1.0	1.0	0.9
石川	1.3	1.1	1.1	1.0	0.9	0.9	佐賀	0.8	0.6	0.7	0.7	0.7	0.6
福井	1.4	1.4	1.2	1.1	1.1	1.1	長崎	1.1	1.0	1.0	1.1	1.0	0.9
山梨	1.1	1.3	1.1	1.1	0.9	1.2	熊本	1.3	1.4	1.1	1.1	1.1	0.8
長野	0.7	0.9	0.6	0.6	0.6	0.6	大分	1.4	1.6	1.4	1.2	1.4	1.2
岐阜	0.6	0.6	0.5	0.5	0.4	0.5	宮崎	1.3	1.3	1.4	1.0	1.0	0.9
静岡	0.8	0.7	0.5	0.7	0.5	0.5	鹿児島	1.3	1.3	1.3	1.4	1.0	1.1
愛知	0.6	0.6	0.6	0.4	0.5	0.4	沖縄	2.2	2.1	1.9	1.7	1.8	1.4
三重	1.2	1.2	1.2	1.0	1.0	0.9							

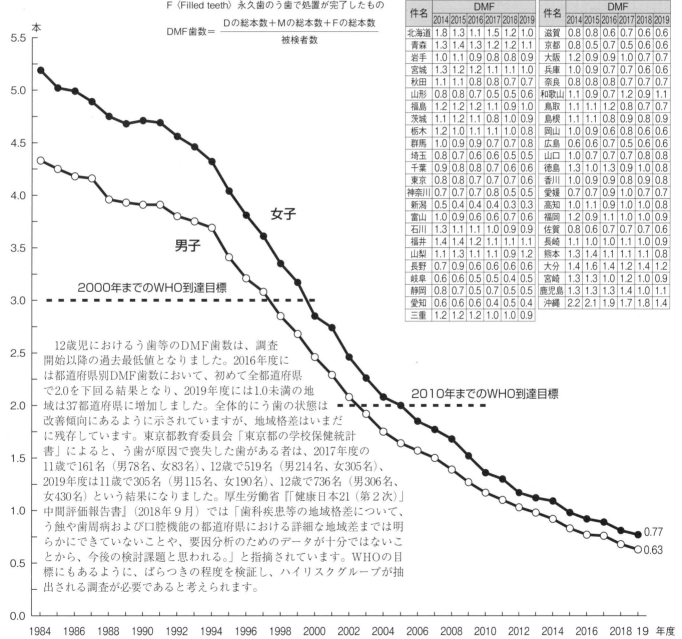

女子

男子

2000年までのWHO到達目標

2010年までのWHO到達目標

0.77

0.63

　12歳児におけるう歯等のDMF歯数は、調査開始以降の過去最低値となりました。2016年度には都道府県別DMF歯数において、初めて全都道府県で2.0を下回る結果となり、2019年度には1.0未満の地域は37都道府県に増加しました。全体的にう歯の状態は改善傾向にあるように示されていますが、地域格差はいまだに残存しています。東京都教育委員会「東京都の学校保健統計書」によると、う歯が原因で喪失した歯がある者は、2017年度の11歳で161名（男78名、女83名）、12歳で519名（男214名、女305名）、2019年度は11歳で305名（男115名、女190名）、12歳で736名（男306名、女430名）という結果になりました。厚生労働省『「健康日本21（第2次）」中間評価報告書』（2018年9月）では「歯科疾患等の地域格差について、う蝕や歯周病および口腔機能の都道府県における詳細な地域差までは明らかにできていないことや、要因分析のためのデータが十分ではないことから、今後の検討課題と思われる。」と指摘されています。WHOの目標にもあるように、ばらつきの程度を検証し、ハイリスクグループが抽出される調査が必要であると考えられます。

▲8-3：12歳児におけるう歯等の本数（DMF歯数）の年次推移
(8-3〜8-5：文部科学省『学校保健統計調査報告書』より)

9 裸眼視力 1.0 未満（保護）
Poor visual acuity

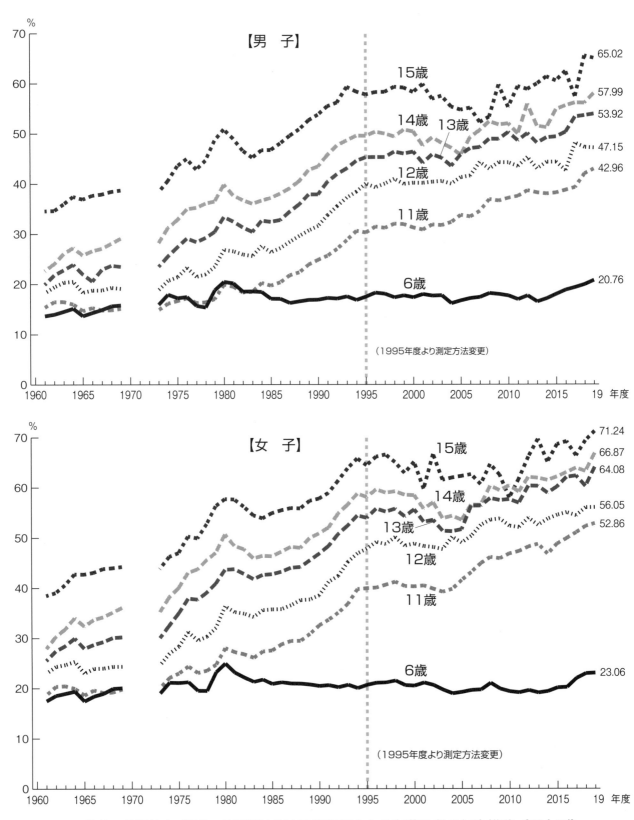

▲9-1：6歳および11〜15歳における裸眼視力1.0未満の者の年次推移（男女別）
（文部科学省『学校保健統計調査報告書』より）

　2012年度以降、「視力矯正者」の裸眼視力も『学校保健統計調査報告書』に計上されるようになりましたが、「視力矯正者」の裸眼視力検査は必須ではなく、実施した場合のみの報告となっています。したがって、2006年度以降の「視力を矯正している者に対して、裸眼視力検査を省略した場合は、その者が在籍する学級の全員（男女とも全員）を未受検者として取り扱う」という集計方法は継続されています。その推移をみると、依然として「裸眼視力1.0未満の者」の割合が減少する傾向はなく、多くの年齢で増加している様子さえ確認できます。視力低下に歯止めをかけることが急務の課題であると言えます。

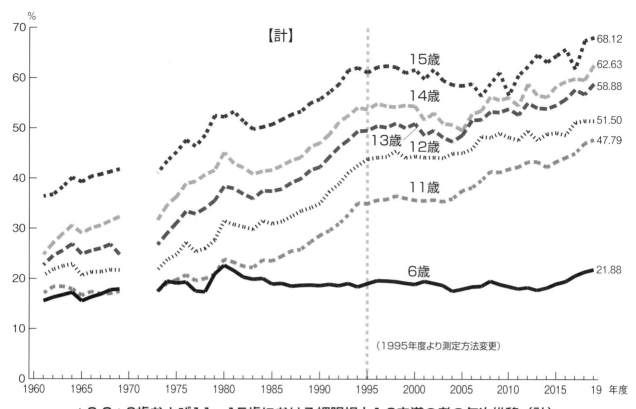

▲9-2：6歳および11～15歳における裸眼視力1.0未満の者の年次推移（計）

▼9-3：6歳および11～15歳における裸眼視力1.0未満の者の年次推移　　(%)

年度	計						男　子						女　子					
	6歳	11歳	12歳	13歳	14歳	15歳	6歳	11歳	12歳	13歳	14歳	15歳	6歳	11歳	12歳	13歳	14歳	15歳
1961	15.53	17.04	20.59	22.69	24.74	36.41	13.68	15.40	18.25	19.93	22.64	34.57	17.47	18.72	23.02	25.54	27.92	38.47
65	15.52	16.62	20.64	24.88	29.00	39.26	13.68	14.70	18.35	21.98	25.78	36.91	17.43	18.63	23.00	27.93	32.35	42.72
66	16.29	17.40	21.31	25.57	30.06	40.35	14.31	15.29	18.77	20.56	26.63	37.67	18.40	19.62	23.93	28.70	33.66	43.07
67	16.87	16.93	21.34	26.02	30.59	40.76	14.90	14.82	18.79	22.90	27.10	37.93	18.95	19.11	24.00	29.27	34.20	43.82
68	17.75	17.01	21.76	26.82	31.52	41.28	15.64	14.86	19.30	23.71	28.10	38.46	19.94	19.23	24.34	30.07	35.14	43.98
69	17.90	17.43	21.68	24.78	32.36	41.79	15.80	15.13	19.11	23.49	29.12	38.73	20.05	19.82	24.36	30.21	36.11	44.23
73	17.42	17.41	21.71	26.72	31.67	41.02	15.91	14.86	18.82	23.47	28.22	38.33	19.01	20.06	24.67	30.05	35.23	43.82
74	19.51	19.09	23.75	28.99	34.64	43.41	17.93	16.16	20.70	25.58	31.24	40.62	21.15	22.14	26.96	32.54	38.20	46.23
75	19.10	19.76	24.80	31.10	36.37	45.25	17.23	16.67	21.40	27.40	32.82	43.57	21.08	23.01	28.34	34.97	40.06	46.98
76	19.32	20.73	27.18	33.42	38.91	47.61	17.46	17.22	23.29	29.13	34.96	44.99	21.26	24.40	31.24	37.91	43.05	50.29
77	17.52	19.62	25.35	32.94	39.37	46.36	15.70	16.27	21.48	28.40	35.23	42.86	19.54	23.10	29.55	37.73	43.74	49.93
78	17.36	20.01	26.00	34.05	40.73	48.62	15.37	16.41	21.96	29.26	36.08	44.67	19.51	23.58	30.33	39.13	45.59	52.78
79	20.93	20.86	27.66	35.58	41.60	52.46	18.79	17.05	23.48	30.43	36.48	48.62	23.24	24.74	32.08	40.93	47.01	56.32
80	22.66	23.87	31.51	38.39	45.16	52.24	20.46	19.92	26.85	33.39	39.86	50.86	24.97	28.03	36.40	43.65	50.70	57.72
81	21.63	23.27	30.78	37.98	42.91	53.26	20.17	19.50	26.57	32.47	37.70	48.99	23.17	27.24	35.21	43.76	48.38	57.65
82	20.32	22.48	30.31	38.27	42.10	51.33	18.53	18.36	25.93	31.32	36.73	46.61	22.19	26.81	34.91	42.82	47.73	56.22
83	19.90	22.21	29.82	35.96	40.84	49.79	18.56	18.49	25.62	30.42	36.03	45.22	21.31	26.12	34.22	41.78	45.91	54.49
84	20.06	23.72	31.51	37.51	41.41	50.23	18.45	20.25	27.63	32.64	36.65	46.69	21.75	27.36	35.60	42.62	46.42	53.90
85	18.95	23.54	30.95	37.44	41.63	50.74	17.10	19.71	26.36	32.42	37.18	46.74	20.88	27.56	35.76	42.75	46.33	54.92
86	19.09	24.48	31.40	37.88	42.54	51.70	17.07	20.37	27.19	32.78	38.07	48.05	21.21	28.79	35.81	43.24	47.23	55.49
87	18.54	25.52	32.41	39.12	43.54	52.69	16.25	21.77	28.44	34.44	39.11	49.56	20.95	29.45	36.58	44.03	48.19	55.92
88	18.70	25.82	33.52	39.94	44.18	53.31	16.57	22.35	29.62	35.89	40.54	50.84	20.93	29.47	37.60	44.18	47.99	55.86
89	18.76	27.32	34.13	41.62	46.28	54.99	16.86	23.94	30.70	37.90	42.76	52.68	20.75	30.86	37.73	45.51	49.98	57.38
90	18.65	28.62	34.99	42.25	47.08	55.76	16.90	24.86	31.58	37.89	43.44	53.78	20.47	32.56	38.55	46.82	50.89	57.81
91	18.90	29.58	37.39	44.28	48.82	57.17	17.25	25.68	33.73	40.40	45.75	55.46	20.62	33.67	41.23	48.35	52.05	58.92
92	18.63	30.95	38.89	46.23	51.16	58.33	17.12	27.04	35.53	41.93	47.66	56.20	20.22	35.07	42.41	50.74	54.82	61.33
93	19.08	32.75	41.12	47.66	52.54	61.55	17.55	28.79	37.24	43.07	48.64	59.30	20.69	36.89	45.20	52.47	56.64	63.87
94	18.40	35.09	42.55	49.39	54.08	62.04	16.84	30.61	38.42	44.58	49.58	58.36	20.04	39.79	46.88	54.45	58.80	65.82
95	19.05	35.00	43.84	49.53	53.72	61.08	17.50	30.27	40.05	45.28	49.54	57.79	20.68	39.95	47.81	53.98	58.12	64.46
96	19.64	35.67	44.13	50.44	54.88	62.16	18.29	31.45	39.29	45.35	50.35	58.26	21.09	40.08	49.17	55.81	59.62	66.17
97	19.58	35.82	44.29	50.15	54.38	62.40	18.07	31.20	40.03	45.31	49.98	58.31	21.17	40.66	48.74	55.21	58.98	66.60
98	19.45	36.53	45.46	50.98	54.21	62.16	17.67	32.03	40.98	46.38	49.40	59.31	21.32	41.24	50.15	55.78	59.24	65.07
99	19.14	36.05	44.09	50.23	54.57	61.10	17.74	31.93	39.97	46.41	50.76	59.15	20.61	40.38	48.40	54.24	58.55	62.89
2000	18.90	35.67	44.40	50.91	54.34	61.66	17.36	31.25	40.19	46.39	50.40	59.03	20.51	40.31	48.83	55.65	58.45	65.14
01	19.52	35.56	44.15	48.56	51.61	59.80	17.99	30.85	40.16	44.16	47.62	59.87	21.12	40.49	48.32	53.18	55.77	59.73
02	19.12	35.75	44.17	49.60	53.04	61.73	17.68	31.85	40.38	45.83	49.23	56.92	20.63	39.84	48.13	53.55	57.03	66.69
03	18.71	35.39	44.05	48.19	50.94	59.49	17.75	31.73	40.54	45.15	48.11	57.52	19.71	39.23	47.70	51.38	53.89	61.53
04	17.54	35.99	44.97	47.34	50.68	58.62	16.17	32.35	40.00	43.54	47.15	55.37	18.97	39.80	50.19	51.29	54.36	61.97
05	17.96	37.58	45.06	48.67	49.57	58.45	16.72	33.75	41.28	45.79	45.73	54.74	19.25	41.58	49.02	51.69	53.56	62.29
06	18.43	35.88	45.88	51.81	52.82	58.84	17.18	33.44	41.60	47.06	49.26	55.14	19.69	43.14	50.35	56.37	56.57	62.65
07	18.54	39.61	48.34	51.73	53.52	60.62	17.40	34.54	44.32	47.26	50.64	55.28	19.73	44.91	52.54	56.39	56.39	66.02
08	19.57	41.40	48.15	53.30	56.29	58.92	18.17	36.88	42.95	48.92	52.43	53.34	21.04	46.13	53.57	57.86	60.33	64.69
09	18.94	41.23	49.03	53.18	55.61	61.12	17.99	36.59	44.25	48.89	51.79	59.73	19.89	45.87	53.81	57.47	59.42	62.51
10	18.51	41.88	48.22	53.87	56.12	57.93	17.69	37.16	44.23	50.25	52.02	55.25	19.36	46.82	52.37	57.65	60.09	60.62
11	18.03	42.31	47.69	52.67	54.46	60.57	16.95	37.54	43.48	48.60	49.96	59.39	19.17	47.30	52.09	56.93	59.15	61.71
12	18.30	43.31	49.52	55.07	58.83	62.36	17.70	38.66	45.27	50.03	55.91	58.84	19.59	48.20	53.97	60.33	62.06	66.15
13	17.77	43.36	47.36	54.06	56.59	64.69	16.49	38.24	42.98	48.12	51.51	59.91	19.11	48.73	52.51	60.29	61.89	69.66
14	18.23	43.88	48.92	55.21	56.21	63.19	17.12	38.02	44.31	49.19	51.21	61.32	19.48	49.93	53.81	61.29	61.38	65.11
15	19.03	43.38	49.13	54.63	58.40	64.51	18.00	38.22	44.33	49.36	54.83	60.51	20.11	48.79	54.52	60.15	62.14	68.61
16	19.51	44.19	48.69	55.83	59.36	65.79	18.83	38.75	42.63	50.29	55.58	62.42	20.21	49.89	55.04	62.06	63.05	69.20
17	20.64	45.02	51.19	57.74	59.93	61.81	19.34	39.28	48.09	52.84	56.14	57.38	22.01	51.04	54.42	62.33	63.91	66.36
18	21.41	47.04	51.53	56.78	59.67	67.49	19.93	42.01	47.26	53.62	56.10	65.49	22.96	52.31	56.00	60.24	63.25	69.37
19	21.88	47.79	51.50	58.88	62.63	68.12	20.76	42.96	47.15	53.92	57.99	65.02	23.06	52.86	56.05	64.08	66.87	71.24

注：紙幅の都合上、1962～64年度の値は割愛した（詳細は『同白書2013』を参照）。(9-2、9-3：文部科学省『学校保健統計調査報告書』より)

保護

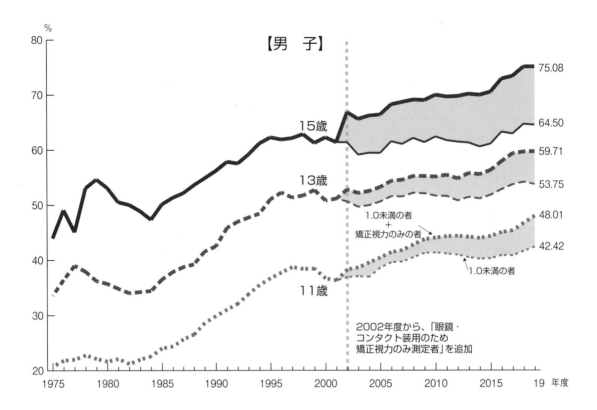

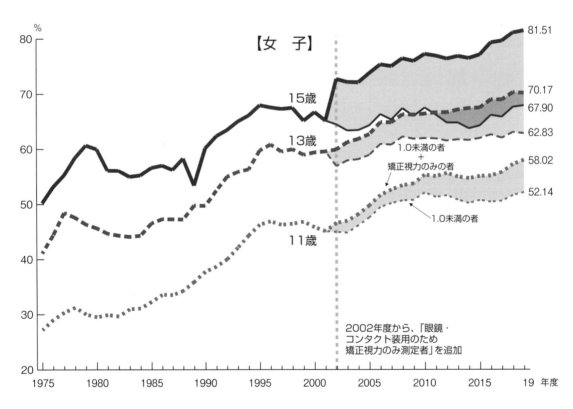

▲9-4：東京都の11・13・15歳における裸眼視力1.0未満の者の年次推移（男女別）
（東京都教育委員会『東京都の学校保健統計書』より）

　「矯正視力のみ測定者」を「裸眼視力1.0未満の者」に追加して集計した推移を見ると、視力不良が今も増加し続けている様子が確認できます。また、両集計値の差は、男女共11歳より13歳、15歳と大きく開いていく様子も確認することができます。このように、「裸眼視力1.0未満の者」のみの推移では、視力不良者が一見横ばい状態に思えてしまう表記方法であることもわかります。全国値においても、このような表記ができるよう視力矯正者の人数が報告されることを期待します。

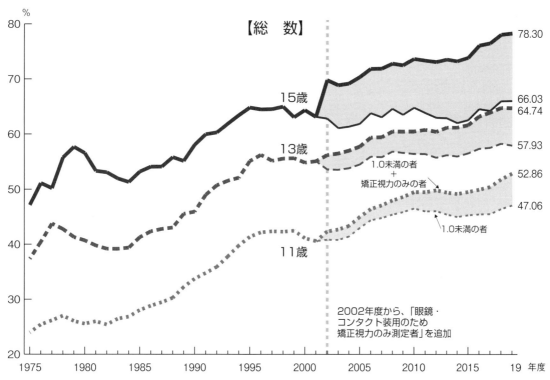

▲9-5：東京都の11・13・15歳における裸眼視力1.0未満の者の年次推移（総数）

▼9-6：東京都の11～15歳における裸眼視力1.0未満の者の年次推移　　(%)

年度	総数 11歳	12歳	13歳	14歳	15歳	男子 11歳	12歳	13歳	14歳	15歳	女子 11歳	12歳	13歳	14歳	15歳
1975	23.99	32.07	37.36	41.90	47.10	20.77	28.25	33.60	38.73	44.00	27.20	35.88	41.11	45.06	50.20
1976	25.43	34.69	40.43	45.64	51.11	21.80	31.03	36.46	42.10	49.10	29.06	38.35	44.40	49.17	53.12
1977	26.18	35.71	43.74	47.80	50.18	21.99	31.82	39.01	43.35	45.10	30.37	39.60	48.46	52.25	55.25
1978	27.02	35.60	42.75	49.53	55.75	22.76	31.02	37.92	45.30	53.06	31.28	40.17	47.58	53.76	58.44
1979	26.06	33.91	41.29	46.70	57.67	22.10	28.95	36.22	42.09	54.66	30.01	38.87	46.35	51.31	60.68
1980	25.57	34.15	40.69	46.50	56.55	21.62	29.55	35.72	42.08	53.11	29.52	38.75	45.66	50.91	59.98
1981	26.01	33.65	39.77	45.38	53.32	22.10	29.01	34.84	40.73	50.53	29.92	38.28	44.69	50.02	56.10
1982	25.42	33.46	39.18	44.30	53.06	21.18	28.56	34.02	39.41	50.04	29.66	38.35	44.34	49.19	56.08
1983	26.48	34.43	39.17	43.35	51.94	21.98	30.82	34.23	38.47	48.90	30.97	38.04	44.11	48.22	54.98
1984	26.85	34.04	39.38	43.53	51.30	22.57	29.35	34.43	38.38	47.35	31.12	38.73	44.33	48.67	55.24
1985	28.04	35.00	41.27	45.09	53.19	24.02	30.68	36.52	41.02	50.14	32.34	39.77	46.55	49.58	56.62
1986	28.84	36.44	42.34	46.86	54.08	24.36	32.75	37.88	42.62	51.34	33.62	40.56	47.33	51.56	57.03
1987	29.47	36.78	42.78	47.03	54.10	25.64	32.89	38.75	43.39	52.16	33.55	41.09	47.28	51.06	56.23
1988	30.27	36.99	43.03	47.34	55.81	26.50	33.87	39.23	44.36	53.57	34.30	40.47	47.25	50.66	58.30
1989	32.23	38.58	44.51	49.46	55.12	28.60	35.23	41.58	46.69	54.87	35.93	42.34	49.77	52.42	53.38
1990	33.72	40.00	45.91	51.58	58.04	29.88	36.47	42.55	48.93	56.20	37.79	43.97	49.72	54.51	60.16
1991	34.77	41.97	49.00	53.26	59.96	31.06	38.91	45.88	50.66	57.85	38.70	45.46	52.49	56.18	62.36
1992	35.91	44.03	50.72	55.48	60.29	32.13	40.53	46.99	52.63	57.54	40.01	47.98	54.97	58.66	63.45
1993	37.82	44.46	51.55	57.30	61.90	33.85	40.93	47.73	54.01	59.18	42.10	48.53	55.86	61.05	65.00
1994	39.77	46.15	52.09	57.11	63.43	35.48	42.21	48.43	53.26	61.16	44.36	50.66	56.31	61.47	66.08
1995	41.36	49.59	55.11	60.11	64.82	36.71	45.58	51.04	56.40	62.25	46.31	54.25	59.76	64.42	67.94
1996	42.17	49.93	56.23	60.30	64.49	37.76	46.07	52.25	56.47	61.87	46.89	54.30	60.83	64.68	67.54
1997	42.36	49.36	55.16	59.64	64.54	38.71	45.60	51.32	56.27	62.12	46.27	53.61	59.55	63.61	67.27
1998	42.28	49.11	55.56	59.13	64.99	38.38	45.51	51.71	55.89	62.83	46.54	52.91	59.97	62.85	67.47
1999	42.47	49.08	55.63	60.02	63.07	38.43	45.59	52.70	57.01	61.24	46.83	52.96	58.97	63.51	65.14
2000	41.10	48.76	54.83	59.24	64.36	36.65	44.82	50.80	55.82	62.25	45.83	53.18	59.40	63.23	66.70
2001	40.58	48.11	55.08	58.63	63.14	36.32	44.22	51.14	55.17	61.38	45.12	52.47	59.57	62.62	65.15
2002	40.82 / 42.33	47.65 / 49.44	53.59 / 56.20	57.47 / 61.31	62.84 / 69.79	36.91 / 38.28	44.25 / 45.89	50.63 / 52.79	54.51 / 57.71	61.37 / 66.86	44.99 / 46.63	51.41 / 53.32	56.92 / 59.93	60.90 / 65.28	64.47 / 72.71
2003	40.79 / 42.69	47.91 / 49.88	53.53 / 56.49	56.57 / 60.90	61.10 / 68.87	37.06 / 38.66	44.21 / 45.94	49.65 / 52.16	53.26 / 56.86	59.13 / 65.58	44.84 / 46.99	51.99 / 54.17	57.95 / 61.26	60.41 / 65.36	63.36 / 72.18
2004	41.40 / 43.33	47.93 / 49.99	53.81 / 57.00	57.09 / 61.47	61.37 / 69.17	36.96 / 39.57	43.92 / 45.69	49.96 / 52.53	53.69 / 57.30	59.47 / 66.22	46.19 / 48.22	52.45 / 54.74	58.17 / 61.85	61.04 / 66.05	63.44 / 72.13
2005	42.95 / 44.96	49.24 / 51.24	54.49 / 57.74	58.17 / 62.61	61.87 / 70.33	38.64 / 40.44	45.04 / 46.82	50.61 / 53.24	54.57 / 58.16	59.44 / 66.40	47.62 / 49.80	53.96 / 56.14	58.95 / 62.71	62.34 / 67.45	64.30 / 73.80
2006	44.46 / 46.40	50.39 / 52.78	55.91 / 59.36	58.76 / 63.58	61.80 / 71.83	39.59 / 41.45	46.03 / 48.10	51.57 / 55.56	55.39 / 59.20	61.53 / 68.26	49.50 / 51.67	55.36 / 58.01	59.93 / 64.87	62.80 / 68.45	66.32 / 75.36
2007	44.76 / 47.07	51.11 / 53.56	55.81 / 59.44	59.23 / 63.94	63.07 / 71.87	39.71 / 41.80	46.83 / 49.00	51.52 / 54.58	54.98 / 58.88	61.05 / 68.69	50.19 / 52.65	55.97 / 58.63	60.80 / 64.85	64.22 / 69.48	65.33 / 75.04
2008	45.38 / 47.96	50.95 / 53.57	56.84 / 60.47	59.55 / 64.60	64.60 / 72.78	40.50 / 42.84	46.44 / 48.65	52.19 / 55.26	55.88 / 60.02	62.14 / 69.11	50.67 / 53.42	56.08 / 59.02	62.25 / 66.28	63.97 / 69.71	67.38 / 76.45
2009	45.83 / 48.61	51.55 / 54.35	56.60 / 60.46	60.28 / 65.19	63.52 / 72.49	41.28 / 43.80	47.15 / 49.65	52.08 / 55.24	56.12 / 60.25	61.36 / 69.02	50.77 / 53.75	56.55 / 59.58	61.85 / 66.21	65.23 / 70.66	65.97 / 75.97
2010	46.49 / 49.51	51.99 / 55.05	56.41 / 60.48	60.18 / 65.17	64.80 / 73.65	41.36 / 44.07	47.47 / 50.23	51.65 / 55.13	56.11 / 60.20	62.39 / 69.98	52.10 / 55.32	57.09 / 60.35	61.96 / 66.41	65.03 / 70.67	67.49 / 77.24
2011	45.97 / 49.49	51.57 / 54.84	56.39 / 60.79	59.37 / 64.71	63.85 / 73.35	41.14 / 44.32	46.85 / 49.67	51.60 / 55.47	55.04 / 59.56	61.72 / 69.65	51.29 / 55.04	56.97 / 60.58	61.91 / 66.64	64.54 / 70.43	66.23 / 76.93
2012	46.01 / 49.83	51.51 / 55.05	55.72 / 60.49	59.32 / 65.24	62.99 / 73.08	40.95 / 44.38	46.72 / 49.99	50.78 / 54.79	55.04 / 60.02	61.45 / 69.74	51.58 / 55.65	56.94 / 60.64	61.51 / 66.65	64.44 / 71.03	64.78 / 76.38
2013	45.40 / 49.41	50.58 / 54.51	56.19 / 61.19	58.44 / 64.78	62.91 / 73.54	40.47 / 44.22	45.64 / 49.14	51.43 / 55.78	54.16 / 59.53	61.29 / 70.15	50.79 / 54.96	56.21 / 60.43	61.73 / 67.13	63.63 / 70.60	64.78 / 76.86
2014	44.95 / 49.36	50.34 / 54.23	55.91 / 60.64	59.29 / 65.72	62.03 / 73.23	40.25 / 44.22	45.11 / 49.41	51.15 / 55.56	54.94 / 60.06	61.61 / 70.49	50.19 / 54.69	55.31 / 59.88	61.61 / 67.39	64.30 / 71.30	64.73 / 76.49
2015	45.27 / 49.53	50.42 / 54.61	56.52 / 61.66	59.25 / 66.05	62.56 / 73.86	40.30 / 44.36	46.08 / 49.75	51.81 / 56.32	55.02 / 60.71	61.09 / 70.52	50.73 / 55.07	55.31 / 59.89	61.98 / 67.49	64.37 / 71.89	64.26 / 77.12
2016	45.43 / 49.95	51.01 / 55.86	57.35 / 63.24	60.46 / 64.56	64.56 / 76.10	40.86 / 45.05	46.84 / 51.20	52.83 / 57.94	56.35 / 62.46	63.24 / 72.88	50.42 / 55.16	55.76 / 60.96	62.62 / 68.98	65.41 / 73.22	66.15 / 79.31
2017	45.48 / 50.43	51.61 / 56.83	57.53 / 63.95	61.06 / 68.61	64.24 / 76.51	40.81 / 45.36	46.36 / 52.01	53.71 / 59.35	57.39 / 63.82	62.91 / 73.37	50.60 / 55.82	56.38 / 62.03	62.02 / 68.96	65.48 / 73.78	65.83 / 79.63
2018	46.39 / 51.81	51.65 / 57.07	58.27 / 64.78	61.17 / 69.07	65.99 / 78.07	41.66 / 46.71	47.44 / 52.44	54.19 / 59.65	57.72 / 64.47	64.66 / 75.06	51.62 / 57.25	56.28 / 62.06	63.06 / 70.28	65.39 / 74.08	67.61 / 81.12
2019	47.06 / 52.86	51.23 / 57.05	57.93 / 64.74	61.69 / 72.06	66.03 / 78.30	42.42 / 48.01	47.44 / 52.53	53.75 / 59.71	58.24 / 65.13	64.50 / 75.08	52.14 / 58.02	55.54 / 61.94	62.83 / 70.17	65.58 / 74.63	67.90 / 81.51

注：左側＝（1.0未満の者）／｛（1.0以上の者）＋（1.0未満の者）｝×100
　　右側＝｛（1.0未満の者）＋（矯正視力のみ測定者）｝／｛（1.0以上の者）＋（1.0未満の者）＋（矯正視力のみ測定者）｝×100

（9-5、9-6：東京都教育委員会『東京都の学校保健統計書』より）

保護

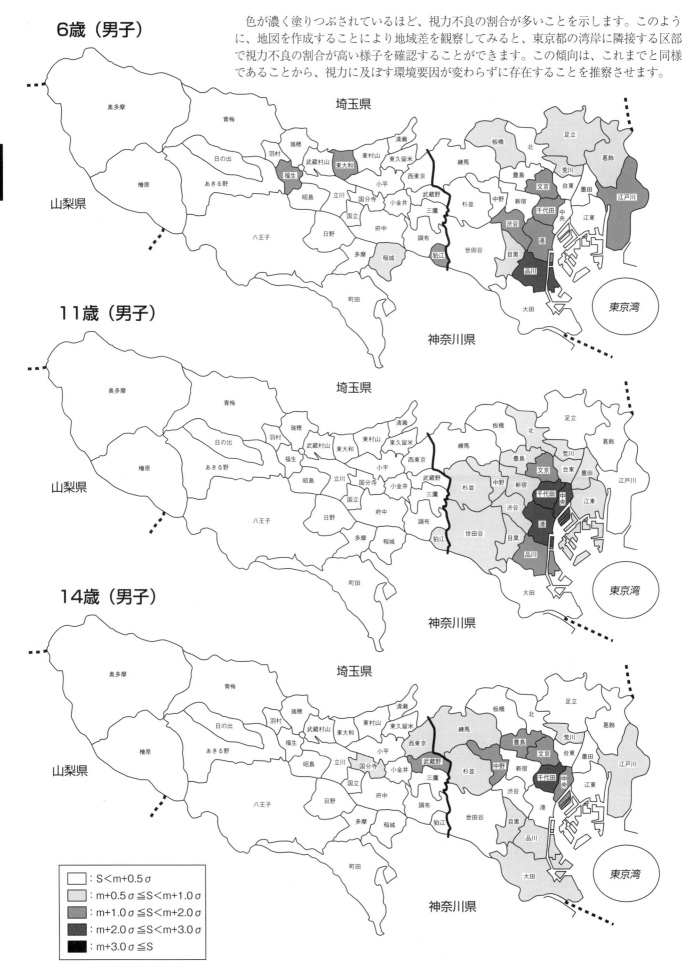

色が濃く塗りつぶされているほど、視力不良の割合が多いことを示します。このように、地図を作成することにより地域差を観察してみると、東京都の湾岸に隣接する区部で視力不良の割合が高い様子を確認することができます。この傾向は、これまでと同様であることから、視力に及ぼす環境要因が変わらずに存在することを推察させます。

6歳（男子）

11歳（男子）

14歳（男子）

凡例：
- □ ：S<m+0.5σ
- ▨ ：m+0.5σ≦S<m+1.0σ
- ▨ ：m+1.0σ≦S<m+2.0σ
- ▨ ：m+2.0σ≦S<m+3.0σ
- ■ ：m+3.0σ≦S

▲9-7：東京都の視力不良地図2019年度（6・11・14歳、男子）
（東京都教育委員会『令和元年度東京都の学校保健統計書』より作成）

保護

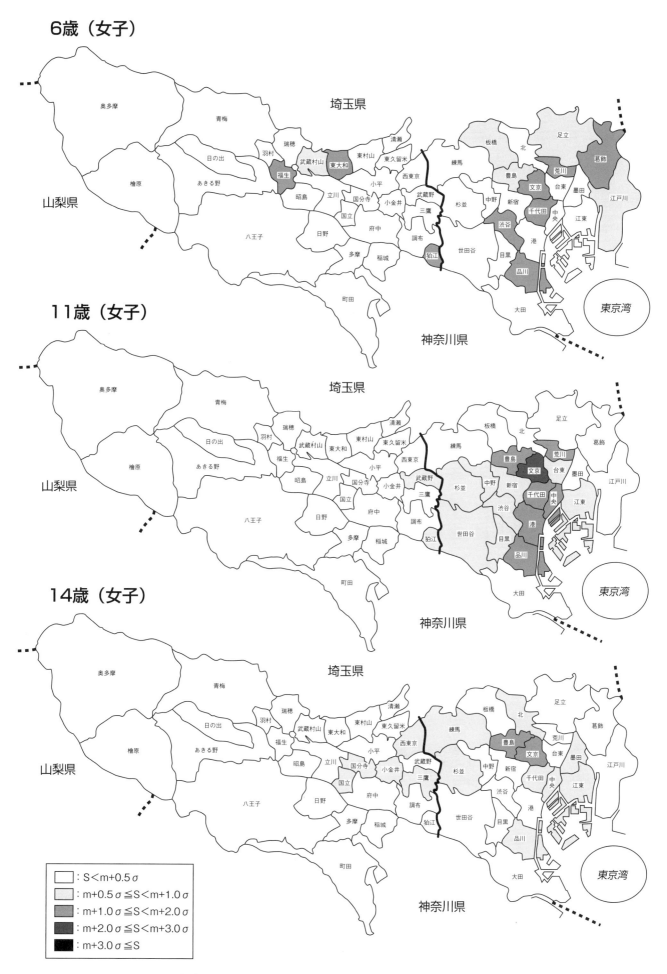

6歳（女子）

11歳（女子）

14歳（女子）

凡例：
- □：S＜m+0.5σ
- □：m+0.5σ≦S＜m+1.0σ
- □：m+1.0σ≦S＜m+2.0σ
- ■：m+2.0σ≦S＜m+3.0σ
- ■：m+3.0σ≦S

▲9-8：東京都の視力不良地図2019年度（6・11・14歳、女子）
（東京都教育委員会『令和元年度東京都の学校保健統計書』より作成）

10 肥満とやせ
Obesity and thinness

▼10-1：肥満傾向児の出現率の年次推移

【男】 (%)

年齢＼年度	1977	1980	1985	1990	1995	2000	2001	2002	2003	2004	2005	2006	新2006	2007	2008	2009	2010	2011	2012	2013	2014	2015	2016	2017	2018	2019
5	-	-	-	-	-	-	-	-	-	-	-	2.42	2.59	2.78	2.87	2.75	2.80	2.14	2.41	2.38	2.55	2.34	2.68	2.78	2.58	2.63
6	2.59	2.64	2.91	3.98	4.33	5.04	4.71	4.81	4.70	4.58	4.54	4.80	5.70	4.79	4.52	4.55	4.46	3.75	4.09	4.18	4.34	3.74	4.35	4.39	4.51	4.68
7	2.72	3.55	3.81	4.65	5.35	5.38	5.74	5.99	5.92	5.70	5.65	5.30	6.21	6.77	6.19	5.60	5.60	5.18	5.58	5.47	5.45	5.24	5.74	5.65	6.23	6.41
8	4.16	4.90	5.03	6.46	7.09	8.08	7.87	7.92	8.26	8.08	7.58	7.47	8.63	8.09	8.03	7.53	7.20	6.70	7.13	7.26	7.57	6.70	7.65	7.24	7.76	8.16
9	5.14	5.71	6.34	7.74	8.69	9.54	9.00	9.32	9.60	9.54	9.48	8.78	10.81	10.23	10.36	9.57	9.06	8.39	9.24	8.90	8.89	8.93	9.41	9.52	9.53	10.57
10	5.91	6.86	7.57	8.93	9.77	10.43	10.83	10.60	10.76	10.59	9.74	10.36	11.70	11.59	11.32	10.76	10.37	9.86	10.90	9.72	9.77	10.01	9.99	10.11	10.63	
11	6.72	7.65	7.93	9.43	9.99	11.21	11.78	11.68	11.83	11.09	11.25	10.67	11.82	11.64	11.18	10.61	11.09	9.46	9.98	10.02	10.28	9.87	10.08	9.69	10.01	11.11
12	6.57	7.48	7.92	9.64	10.23	11.28	11.86	11.44	11.48	11.12	11.23	11.14	13.64	12.41	11.97	11.49	10.99	10.25	10.67	10.65	10.72	9.87	10.42	9.89	10.60	11.18
13	5.17	6.93	7.24	8.80	9.46	10.36	10.37	10.28	10.28	10.07	9.65	9.72	11.23	10.84	10.28	9.71	9.41	9.02	8.96	8.97	8.94	8.37	8.28	8.69	8.73	9.63
14	4.58	6.07	7.22	8.64	8.87	9.33	9.61	9.90	9.54	9.58	9.58	9.55	11.20	10.22	9.99	9.55	9.37	8.48	7.43	8.27	8.16	7.94	8.04	8.03	8.36	8.96
15	-	-	-	-	-	-	-	-	-	-	-	10.88	13.76	13.47	13.45	12.11	12.40	11.99	11.41	11.05	11.42	11.34	10.95	11.57	11.01	11.72
16	-	-	-	-	-	-	-	-	-	-	-	9.45	12.45	12.92	11.85	11.20	11.57	11.16	10.25	10.46	10.16	9.21	9.43	9.93	10.57	10.50
17	-	-	-	-	-	-	-	-	-	-	-	9.73	12.90	12.87	12.33	11.27	11.30	11.54	10.91	10.85	10.69	10.22	10.64	10.71	10.48	10.56

【女】 (%)

年齢＼年度	1977	1980	1985	1990	1995	2000	2001	2002	2003	2004	2005	2006	新2006	2007	2008	2009	2010	2011	2012	2013	2014	2015	2016	2017	2018	2019
5	-	-	-	-	-	-	-	-	-	-	-	3.02	2.97	2.96	2.78	2.65	2.83	2.40	2.36	2.49	2.69	2.24	2.44	2.67	2.71	2.93
6	2.66	2.73	3.33	4.32	4.58	4.57	4.78	4.61	4.57	4.38	4.83	4.72	4.98	4.70	4.57	4.17	4.23	3.93	4.37	3.91	4.15	3.93	4.24	4.42	4.47	4.33
7	3.56	3.45	3.85	4.43	5.38	5.48	5.18	5.43	5.23	5.49	5.39	5.17	5.85	5.71	5.88	5.40	5.13	4.86	5.23	5.38	5.41	5.00	5.18	5.24	5.53	5.61
8	4.37	5.03	4.87	6.26	7.09	7.27	7.65	7.33	7.46	7.19	7.12	6.87	7.41	7.50	7.18	7.05	6.90	5.94	6.09	6.31	6.24	6.31	6.63	6.55	6.41	6.88
9	5.39	5.54	6.04	7.33	7.81	8.79	8.64	8.46	8.38	8.74	8.15	7.89	8.55	8.16	7.91	7.58	7.51	6.82	7.23	7.58	7.36	6.99	7.17	7.70	7.69	7.85
10	5.80	6.78	6.96	7.38	7.80	9.45	9.10	9.48	9.42	9.27	9.20	8.52	8.62	8.92	9.42	8.26	8.13	7.71	7.73	7.96	8.40	7.42	7.86	7.74	7.82	8.46
11	6.18	7.03	6.86	7.57	8.61	9.78	9.37	10.07	9.65	9.35	9.16	8.99	9.95	9.47	9.68	8.74	8.83	8.12	8.61	8.69	8.56	7.92	8.31	8.72	8.79	8.84
12	6.72	7.30	7.43	8.34	9.19	10.05	10.15	10.58	10.02	9.73	9.56	9.35	10.13	9.67	9.84	9.04	8.97	8.51	8.64	8.54	7.97	8.36	8.57	8.01	8.45	8.48
13	6.10	6.48	6.85	7.61	8.05	8.74	9.05	9.28	8.97	8.92	8.83	8.58	9.46	8.99	9.05	8.13	7.96	7.49	7.90	7.83	7.89	7.69	7.46	7.45	7.37	7.88
14	5.24	5.75	5.96	6.77	7.10	7.86	8.05	8.58	8.01	8.03	7.66	7.97	9.20	8.75	8.54	8.21	7.89	7.43	7.36	7.42	7.68	7.14	7.70	7.01	7.22	7.37
15	-	-	-	-	-	-	-	-	-	-	-	8.35	10.15	9.87	9.56	8.47	8.59	8.26	8.51	8.08	8.35	7.82	8.46	7.96	8.35	7.84
16	-	-	-	-	-	-	-	-	-	-	-	7.34	9.46	9.18	8.40	8.27	7.81	7.33	7.74	7.66	7.44	7.48	7.36	7.38	6.93	7.30
17	-	-	-	-	-	-	-	-	-	-	-	7.33	9.67	9.23	8.64	8.35	8.14	7.76	8.18	7.83	8.25	7.75	7.95	7.95	7.94	7.99

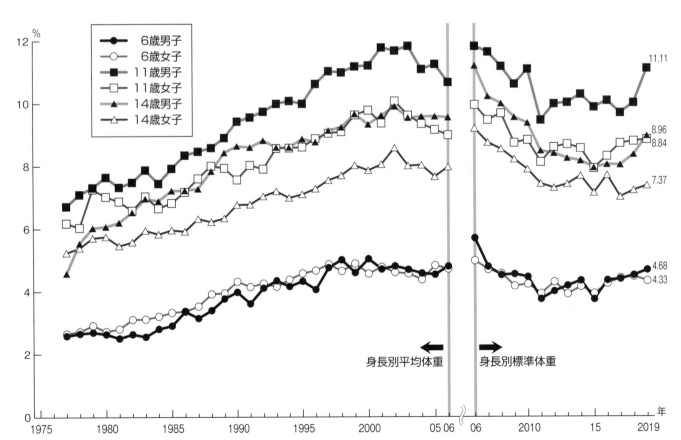

▲10-2：6・11・14歳児における肥満傾向児出現率の年次推移（肥満度方式による）

（10-1、10-2：文部科学省『学校保健統計調査報告書』より）

注：肥満傾向児とは以下の者である。
1．1977～2005年度は、性別・年齢別に身長別平均体重を求め、その平均体重の120%以上の者。
2．2006年度以降は、以下の式により性別・年齢別・身長別標準体重から肥満度を求め、その肥満度が20%以上の者。
肥満度＝（実測体重－身長別標準体重）／ 身長別標準体重 × 100（％）

▼10-3：痩身傾向児の出現率の年次推移

【男】 (%)

年度＼年齢	1977	1980	1985	1990	1995	2000	2001	2002	2003	2004	2005	2006	新2006	2007	2008	2009	2010	2011	2012	2013	2014	2015	2016	2017	2018	2019
5	-	-	-	-	-	-	-	-	-	-	-	0.49	0.39	0.26	0.35	0.34	0.42	0.33	0.36	0.36	0.34	0.40	0.24	0.33	0.27	0.33
6	0.57	0.50	0.42	0.53	0.66	1.01	0.69	0.81	0.71	0.67	0.58	0.67	0.35	0.39	0.46	0.44	0.48	0.40	0.27	0.39	0.41	0.41	0.45	0.47	0.31	0.42
7	0.36	0.49	0.38	0.66	0.81	0.83	0.81	1.03	0.94	0.81	0.88	0.81	0.39	0.38	0.43	0.43	0.42	0.54	0.49	0.40	0.50	0.47	0.41	0.53	0.39	0.37
8	0.72	0.75	0.59	1.12	1.63	1.75	1.71	2.20	1.96	1.67	1.86	1.34	0.87	0.86	0.80	1.06	0.95	1.17	1.06	0.98	0.98	0.79	1.16	0.95	0.95	0.73
9	0.61	0.76	0.80	1.52	1.90	3.10	3.04	2.96	3.15	2.90	2.71	2.67	1.51	1.56	1.25	1.69	1.59	1.50	1.44	1.78	1.79	1.60	1.48	1.57	1.71	1.55
10	1.00	1.36	1.43	2.12	2.43	4.07	3.56	3.72	3.45	3.65	3.41	3.15	2.23	2.54	2.39	2.57	2.36	2.69	2.49	2.48	2.81	2.49	2.66	2.87	2.61	2.61
11	0.93	1.23	1.28	2.26	2.67	3.80	4.08	3.68	3.84	3.71	3.99	3.30	2.48	2.85	2.75	3.28	2.30	3.05	3.38	2.90	3.24	3.18	2.94	3.27	3.16	3.25
12	1.23	1.35	1.27	2.50	2.50	3.53	3.78	4.05	3.71	3.78	3.34	3.83	1.99	2.38	2.25	2.38	2.30	2.43	2.40	2.43	2.77	2.72	2.75	2.96	2.79	2.99
13	0.80	1.08	1.09	1.86	2.13	2.55	2.45	2.75	2.44	2.92	2.54	2.23	1.37	1.64	1.69	1.68	1.53	1.55	1.66	1.46	1.75	1.80	2.04	2.26	2.21	2.31
14	0.79	1.03	1.47	2.00	2.14	2.52	2.80	2.74	2.88	2.78	2.48	2.69	1.46	1.63	1.75	1.94	1.48	1.73	1.79	1.57	1.79	1.72	1.84	2.05	2.18	2.40
15	-	-	-	-	-	-	-	-	-	-	-	4.19	1.98	2.38	2.24	2.45	2.11	2.60	2.35	2.70	2.66	2.62	3.07	3.01	3.24	3.60
16	-	-	-	-	-	-	-	-	-	-	-	3.83	1.61	1.69	1.69	1.85	1.91	1.82	1.89	1.88	2.19	2.18	2.25	2.50	2.78	2.60
17	-	-	-	-	-	-	-	-	-	-	-	3.83	1.39	1.38	1.96	1.77	1.67	1.54	1.64	1.84	1.99	2.07	2.21	2.09	2.38	2.68

【女】 (%)

年度＼年齢	1977	1980	1985	1990	1995	2000	2001	2002	2003	2004	2005	2006	新2006	2007	2008	2009	2010	2011	2012	2013	2014	2015	2016	2017	2018	2019
5	-	-	-	-	-	-	-	-	-	-	-	0.50	0.42	0.43	0.50	0.51	0.51	0.40	0.35	0.34	0.39	0.47	0.44	0.29	0.35	0.31
6	0.48	0.56	0.44	0.64	0.71	0.91	0.73	0.70	0.88	0.87	0.89	0.62	0.53	0.55	0.54	0.60	0.62	0.65	0.57	0.62	0.64	0.48	0.40	0.64	0.63	0.56
7	0.52	0.55	0.56	0.77	0.75	0.95	1.03	0.87	1.11	0.80	0.70	0.82	0.58	0.66	0.57	0.52	0.53	0.55	0.60	0.66	0.75	0.53	0.64	0.61	0.53	0.45
8	0.67	0.97	0.77	1.20	1.50	1.74	1.76	1.59	1.73	1.51	1.47	1.39	1.08	1.06	1.01	1.08	0.93	1.03	1.16	1.06	1.10	0.98	1.07	1.07	1.19	1.09
9	1.11	0.98	1.02	1.58	1.82	2.52	2.34	2.36	2.43	2.29	2.25	2.20	1.82	1.77	1.51	1.79	1.50	1.96	1.85	1.90	2.06	2.02	1.86	1.86	1.69	1.65
10	1.05	1.22	1.40	2.26	2.30	3.07	2.47	3.18	3.08	2.88	2.68	2.40	2.27	2.88	2.42	2.80	2.61	2.64	2.61	2.89	2.50	2.71	2.99	2.43	2.65	2.71
11	1.45	1.55	1.67	2.20	2.52	3.33	3.63	3.08	3.64	3.41	2.93	3.31	2.49	3.36	2.69	2.70	3.08	2.98	3.12	2.74	2.86	2.97	2.99	2.52	2.93	2.67
12	2.06	2.38	2.44	3.16	3.36	4.15	4.26	4.94	4.62	4.41	4.67	3.92	3.53	4.01	3.91	4.37	3.92	4.32	4.18	4.16	4.17	4.33	4.29	4.36	4.18	4.22
13	2.65	2.44	2.35	2.73	3.47	3.99	4.05	4.38	3.95	4.24	4.23	4.03	3.39	3.57	3.39	3.64	3.84	3.91	3.64	3.48	3.52	3.49	3.47	3.69	3.32	3.56
14	2.22	2.64	2.21	2.47	2.67	3.39	3.27	3.76	3.37	3.97	3.46	3.69	2.76	2.69	2.69	2.95	3.09	2.61	3.22	2.68	2.52	2.93	2.67	2.74	2.78	2.59
15	-	-	-	-	-	-	-	-	-	-	-	3.60	2.22	2.38	2.51	2.55	2.37	2.65	2.43	2.69	2.53	2.40	2.30	2.24	2.22	2.36
16	-	-	-	-	-	-	-	-	-	-	-	2.58	1.50	1.83	2.06	1.86	2.40	2.22	2.12	1.98	1.85	1.96	1.84	1.87	2.00	1.89
17	-	-	-	-	-	-	-	-	-	-	-	2.81	1.23	1.42	1.74	1.69	1.81	1.89	1.85	1.72	1.69	1.57	1.51	1.69	1.57	1.71

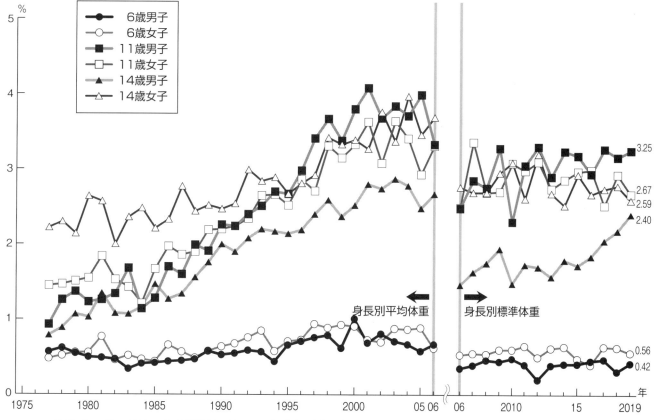

凡例：6歳男子／6歳女子／11歳男子／11歳女子／14歳男子／14歳女子

身長別平均体重　身長別標準体重

(末端値) 3.25　2.67　2.59　2.40　0.56　0.42

▲10-4：6・11・14歳児における痩身傾向児出現率の年次推移（肥満度方式による）

(10-3、10-4：文部科学省『学校保健統計調査報告書』より)

　2019年度の結果を前年度と比較します。肥満傾向児の出現率（▼10-1・▲10-2）は男子の16歳、女子の6・15歳を除いた各年齢で増加、うち1％以上の増加は男子の9・11歳でした。痩身傾向児の出現率（▼10-3・▲10-4）は男子の5・6・11〜15・17歳、女子の10・12・13・15・17歳で増加していました。肥満と痩身の二極化（特に男子）が気になります。また、性別を問わず2019年度の痩身傾向児の出現率が高い順は、上から女子12歳、男子15歳、女子13歳、男子11歳でした。2008年度以降は女子12歳、女子13歳、男子11歳の順（2010年度を除く）でしたが、2016年度より男子15歳が上位に入ってきました。男子15歳の痩身も気になります。

注：痩身傾向児とは以下の者である。
1．1977〜2005年度は、性別・年齢別に身長別平均体重を求め、その平均体重の80％以下の者。
2．2006年度以降は、以下の式により性別・年齢別・身長別標準体重から肥満度を求め、その肥満度が−20％以下の者。
肥満度＝（実測体重−身長別標準体重）／ 身長別標準体重 ×100（％）

対象者数（連絡会議調べ　2014～2020年度）（人）

	男子	女子	合計
高1	6,736	5,660	12,396
高2	6,735	5,595	12,330
高3	6,710	5,394	12,104
合計	20,181	16,649	36,830

判定方法と基準

①文部科学省による肥満度方式

肥満度＝(実測体重(kg)－身長別標準体重(kg))
　　　　÷身長別標準体重(kg)×100

肥満度判定	
−30%以下	高度やせ
−20～−29.9%	やせ
−19.9～19.9%	標準
20～29.9%	軽度肥満
30～49.9%	中等度肥満
50%以上	高度肥満

②日本肥満学会BMI方式

BMI＝実測体重(kg)÷実測身長(m)
　　　　÷実測身長(m)

肥満度判定	
18.5未満	低体重
18.5～25未満	普通体重
25～30未満	肥満（1度）
30～35未満	肥満（2度）
35～40未満	肥満（3度）
40以上	肥満（4度）

＊ここでは下記の指数で分類する。

肥満度指数表	
−20%以下	痩身
−19.9%以上～20%未満	標準
20%以上	肥満

肥満度指数表	
18.5未満	痩身
18.5～25未満	標準
25以上	肥満

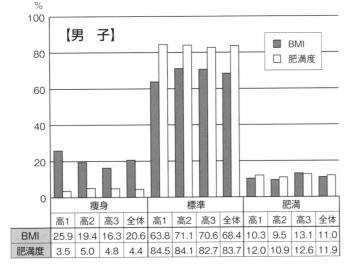

【男子】

	痩身				標準				肥満			
	高1	高2	高3	全体	高1	高2	高3	全体	高1	高2	高3	全体
BMI	25.9	19.4	16.3	20.6	63.8	71.1	70.6	68.4	10.3	9.5	13.1	11.0
肥満度	3.5	5.0	4.8	4.4	84.5	84.1	82.7	83.7	12.0	10.9	12.6	11.9

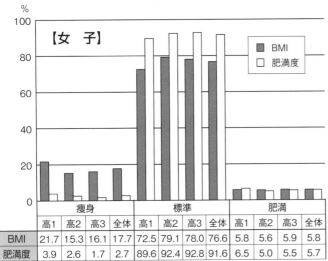

【女子】

	痩身				標準				肥満			
	高1	高2	高3	全体	高1	高2	高3	全体	高1	高2	高3	全体
BMI	21.7	15.3	16.1	17.7	72.5	79.1	78.0	76.6	5.8	5.6	5.9	5.8
肥満度	3.9	2.6	1.7	2.7	89.6	92.4	92.8	91.6	6.5	5.0	5.5	5.7

▲10-5：高校生における肥満度判定比較
（BMI方式と肥満度方式）（2014～2020年度）

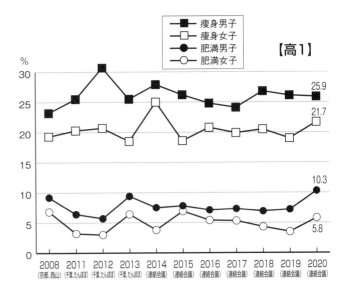

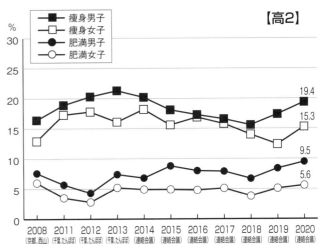

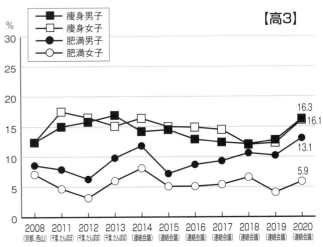

▲10-6：BMI方式による痩身と肥満の割合
（2014～2020年度）

　2010年に元養護教諭の西山幸代氏の提言から、各所の協力を得て継続しているBMIと肥満度方式の判定比較の結果を示しました（▲10-5）。2020年度も「肥満」の判定結果については2つの方式に大差はなかったものの「痩身」の結果について大きな差がみられ、高1男子と女子に顕著な差がみられました。

　肥満度方式で算出される数値の-13%以下は、年齢、性別に関係なくBMI方式で18.5未満と算出されます。場合によっては-6.6%以下でも該当する場合がありますので注意が必要です。

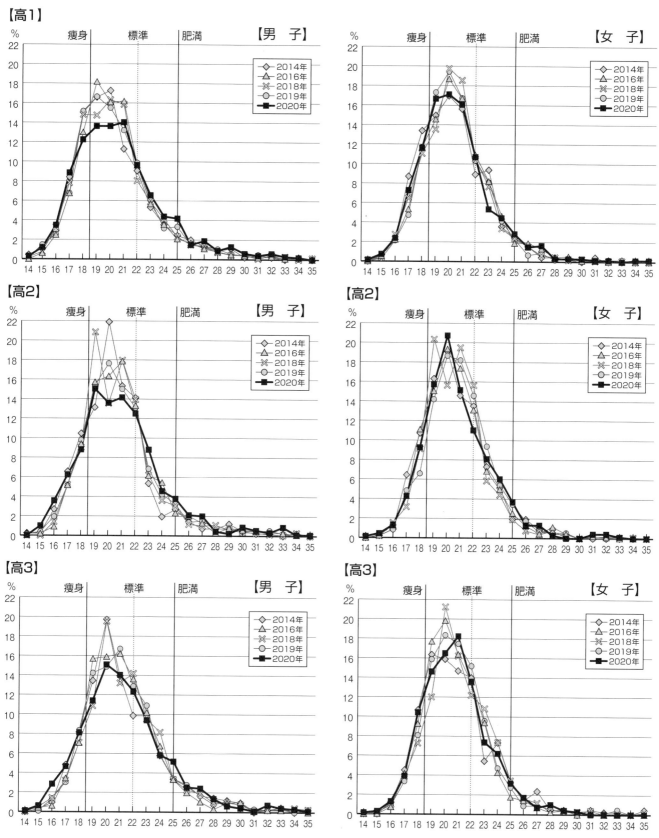

▲10-7：BMIの分布（連絡会議調べ、2014〜2020年度）

　BMI方式による痩身と肥満の割合を▲10-6に示しました。前年度と比較すると、性別学年を問わず、痩身も肥満も増えています（高1の痩身以外）。▲10-7には学年ごとのBMIを示しました（グラフをわかりやすくするために2015・2017年度は提示していません）。年々、標準は全体的に減少、男子のBMI14〜17あたりの分布がどの学年も増加、肥満は性別学年を問わずBMI25〜28あたりの分布が増えています。今年はコロナの影響で測定時期がずれていることなどもあり、例年どおりの比較ができませんが、P.96、97の報告でも痩身も肥満も増加傾向がみられています。子どもたちの発育に何が起きつつあるのか、引き続き観察が必要です。全国各地の測定結果（身長・体重・学年・性別のみで構いません）やご意見を事務局までお寄せいただけると幸いです。

保護

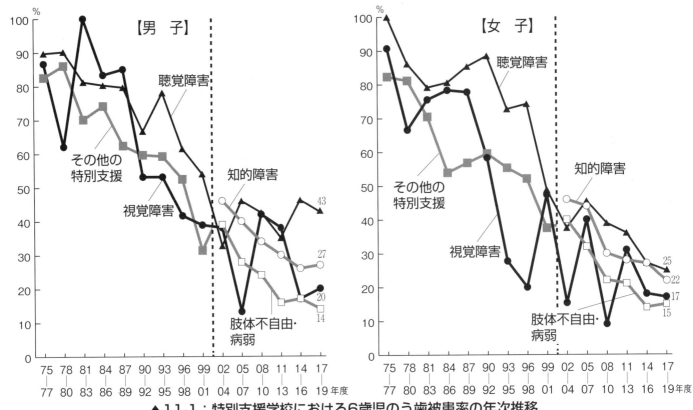

▲11-1：特別支援学校における6歳児のう歯被患率の年次推移

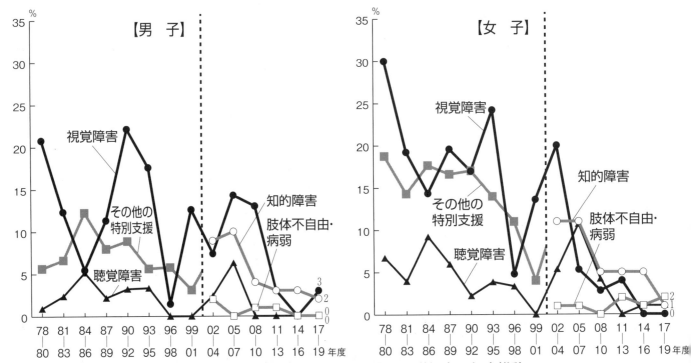

▲11-2：特別支援学校における17歳の肥満傾向の年次推移
（11-1、11-2：東京都教育委員会『東京都の学校保健統計書』より）

　このページには、東京都の特別支援学校に在籍する子どものうち、障がい種別に「6歳児のう歯被患率（処置完了者を含む）」「17歳の肥満傾向」を示しました。対象者が少ないため、3年間の平均値を算出した推移を観察しています。また、2001年度までの「その他の特別支援」には、知的障害、肢体不自由、病弱の者が含まれています。全国統計では「特別支援学校」という大きな枠組みで、性別・年齢ごとに集計されており、障がい種別の課題が見えにくくなっているという現状があります。

　多少の増減がありながらも「6歳児のう歯被患率」「17歳の肥満傾向」は、ほぼ改善傾向となっています。しかし、6歳児の男子う歯罹患率において聴覚障がい児のみ、約30〜50％の範囲で増減が繰り返されています。聴覚障がいのある男児に特徴的な保健管理の難しさがあるのか、一過性のものなのか、今後も変化を注目していく必要があります。

12 アレルギー
Allergy symptoms

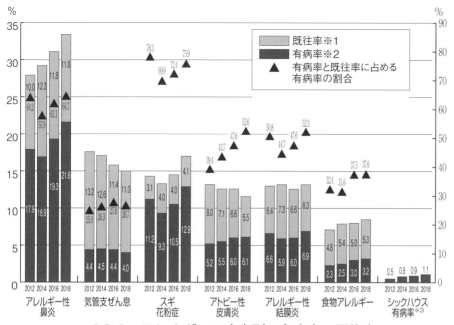

凡例:
- ▨ 既往率※1
- ▮ 有病率※2
- ▲ 有病率と既往率に占める有病率の割合

▲12-1：アレルギーの疾患別の有病率・既往率

▼12-2：アレルギー疾患別 学校での対応率
(%)

	学校での対応率			
	2012	2014	2016	2018
食物アレルギー	97.6	100.0	94.2	80.4
気管支ぜん息	11.0	14.8	12.0	12.3
シックハウス	9.3	16.2	10.6	9.1
アレルギー性 結膜炎	4.1	6.2	5.6	4.7
アトピー性 皮膚炎	4.8	7.5	5.0	4.4
スギ 花粉症	3.6	5.5	4.0	3.6
アレルギー性鼻炎	3.3	4.6	3.5	3.2

※1：既往率：過去に医師に診断されたが
　　現在は治っている。
※2：有病率：現在、医師に診断され、
　　治療・対応している。
※3：シックハウスは有病率のみ記載

アレルギーの全体像は、隔年発行されている日本学校保健会『児童生徒の健康状態サーベイランス事業報告書』から変化を見ています。2012年度より調査項目が大幅に変更され、医師の診断に基づいた回答が得られようになりました。2018 年度「有病率と既往率を合計した割合に占める有病率の割合（▲）」は、スギ花粉症、アレルギー性鼻炎、アトピー性皮膚炎、アレルギー性結膜炎の順に高くなっています。これらは、学童期における発症が多く寛解率が低いことを示唆しています。

気管支喘息と医師に診断され治療・対応している保護者を対象に行われた過去12カ月以内の "気管支喘息が原因の学校生活における支障" を調査した結果、欠席が25.5%（推定130,053名）、遅刻・早退が14.6%（推定74,343名）、体育などの授業見学が18.6%（推定94,930名）、日帰り校外学習への不参加が0.8%（推定4,010名）、宿泊を伴う校外学習への不参加が0.2%（推定990名）と、前回調査から引き続き学校生活に支障をきたしている状況がみられました。

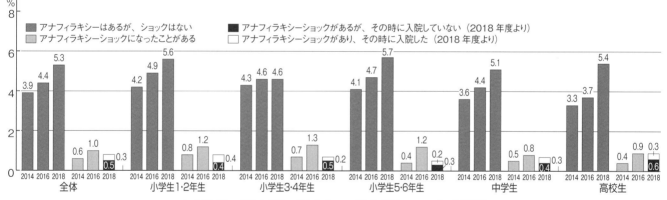

凡例:
- ■ アナフィラキシーはあるが、ショックはない
- ▨ アナフィラキシーショックになったことがある
- ■ アナフィラキシーショックがあるが、その時に入院していない（2018 年度より）
- □ アナフィラキシーショックがあり、その時に入院した（2018 年度より）

▲12-3：アナフィラキシーおよびショックの既往

※アナフィラキシー：アレルギーが原因で、皮膚（じんましん、かゆみなど）、粘膜（唇、まぶたの腫れなど）、呼吸器（咳、ゼイゼイなど）、消化器（嘔吐、下痢、腹痛など）などの症状が同時に複数、全身に現れる状態。
※アナフィラキシーショック：アナフィラキシーの症状のなかでも、ぐったり、顔が青ざめる、意識がもうろうとしたり、呼びかけや刺激に反応しなかったりなどのより重篤な状態。

▼12-4：エピペン®の所持率と学校対応率

	所持率	推計人数	学校対応率
2012年	0.1%	12,000 名	62.4%
2014年	0.3%	32,854 名	76.3%
2016年	0.4%	42,034 名	84.4%
2018年	0.5%	54,495 名	86.7%

▼12-5：エピペン®使用

	小学校		中学校		高校	
	人数	%	人数	%	人数	%
本人自己注射	51	20.6	32	47.8	24	66.7
学校職員注射	63	25.4	20	29.9	8	22.1
保護者注射	87	35.1	11	16.4	2	5.6
救急救命士注射	47	18.9	4	5.9	2	5.6
合計	248	100	67	100	36	100

アナフィラキシーおよびショックの既往について、2018年度からは入院を必要としたか否かが調査され、重篤度の高い症例の抽出が可能となりました。アナフィラキシーはあるがショックはないという割合は増加し、アナフィラキシーショックの割合は高校生を除いた全ての学年で減少となりました。

エピペン®の所持率と学校対応率は前回より増加しましたが、いまだ対応できない学校もあり、引き続き普及啓発が必要であると言われています。また、医師は必要としていないが保護者の希望でエピペン®が処方されているという報告もありますが、アナフィラキシーショックの有症率0.8%を考えると、エピペン®所有率0.5%は低い状況にあり、適正に処方されていく必要性があると指摘されています。

食物アレルギーの原因食物除去に関しては、推計値において医師の診断による除去は鶏卵・ピーナツ・果物類が5万名以上、甲殻類・ソバ・魚卵類・牛乳・木の実類がそれぞれ2万名以上、保護者の判断で除去しているのは鶏卵、果物類が4万名以上、ソバ・甲殻類・魚卵類・落花生が2万名以上という結果となりました。食物アレルギーは、学校対応を求める割合が他の疾患に比べると著しく高いため、適切な判断に基づく対応と適切な治療が求められています。

（▲ 12-1 〜 12-4：日本学校保健会『児童生徒の健康状態サーベイランス事業報告書』より）
（▲ 12-5：日本学校保健会『平成25年度学校生活における健康管理に関する調査事業報告書』より）

保
護

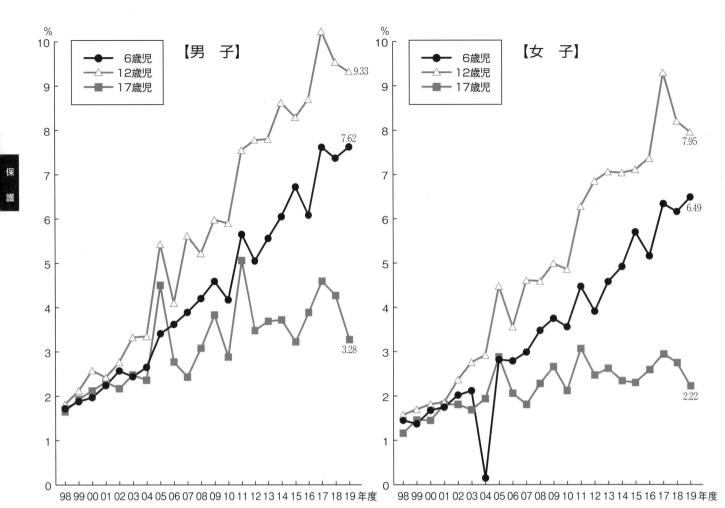

▲12-6：年齢別・男女別アレルギー性眼疾患被患率の年次推移（東京都）

▼12-7：東京都のアレルギー性眼疾患被患率の年次推移　　　　　　　　　　　　　　　　（%）

年度	計			男　子			女　子		
	6歳	12歳	17歳	6歳	12歳	17歳	6歳	12歳	17歳
1998	1.60	1.70	1.41	1.72	1.82	1.65	1.45	1.58	1.16
99	1.63	1.92	1.69	1.88	2.12	1.93	1.37	1.70	1.46
2000	1.83	2.22	1.79	1.97	2.58	2.12	1.68	1.82	1.45
01	2.00	2.15	2.06	2.24	2.42	2.32	1.75	1.86	1.81
02	2.27	2.58	1.99	2.57	2.77	2.17	2.02	2.37	1.81
03	2.28	3.05	2.08	2.44	3.33	2.48	2.12	2.76	1.69
04	1.45	3.14	2.15	2.65	3.35	2.36	0.15	2.92	1.94
05	3.13	4.98	3.62	3.41	5.43	4.50	2.82	4.48	2.88
06	3.22	3.85	2.41	3.62	4.10	2.77	2.79	3.56	2.06
07	3.45	5.14	2.25	3.89	5.62	2.43	2.99	4.61	1.81
08	3.85	4.92	2.67	4.20	5.22	3.08	3.48	4.59	2.28
09	4.18	5.51	3.24	4.59	5.98	3.83	3.75	4.99	2.66
10	3.88	5.41	2.49	4.17	5.90	2.88	3.56	4.86	2.12
11	5.08	6.95	4.05	5.65	7.55	5.06	4.47	6.28	3.07
12	4.50	7.33	2.96	5.05	7.78	3.48	3.91	6.85	2.47
13	5.09	7.45	3.14	5.56	7.80	3.69	4.58	7.06	2.62
14	5.50	7.85	3.02	6.05	8.62	3.72	4.92	7.02	2.34
15	6.22	7.71	2.76	6.72	8.27	3.23	5.70	7.10	2.30
16	5.63	8.05	3.24	6.08	8.68	3.89	5.16	7.35	2.59
17	7.00	9.76	3.75	7.61	10.21	4.59	6.34	9.28	2.94
18	6.78	8.89	3.50	7.37	9.51	4.27	6.16	8.21	2.75
19	7.07	8.67	2.74	7.62	9.33	3.28	6.49	7.95	2.22

（12-6、12-7：東京都教育委員会『東京都の学校保健統計書』より）

　　アレルギー性眼疾患は、増減を繰り返しながらも増加傾向にありましたが、2019 年度は 6 歳児のみ前年度より増加となりました。また、アレルギー性眼疾患はアレルギー性結膜炎、春季カタル、花粉症などを含みますが、すべての学年において男子の割合が女子より高い値となっています。

注）東京都教育委員会『東京都の学校保健統計書』における定義

※被患率(%)：各項目の該当者数÷各項目の受診者数×100
※アレルギー性疾患：ここ1年以内にその疾患と判定された、又は医療機関で経過観察中の者を、学校医の判定に加え、保健調査や日常の健康観察により把握している。

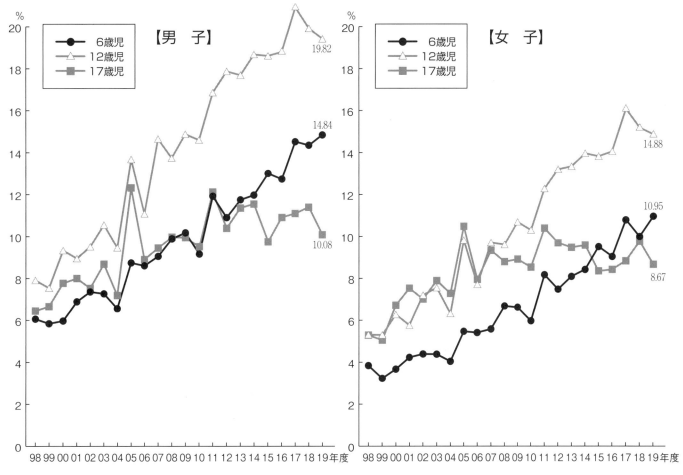

保護

▲12-8：年齢別・男女別アレルギー性鼻疾患被患率の年次推移（東京都）

▼12-9：東京都のアレルギー性鼻疾患被患率の年次推移　　　　　　　　　　　　（%）

年度	計			男　子			女　子		
	6歳	12歳	17歳	6歳	12歳	17歳	6歳	12歳	17歳
1998	4.99	6.68	5.88	6.06	7.91	6.45	3.84	5.31	5.29
99	4.58	6.47	5.86	5.84	7.54	6.66	3.23	5.30	5.05
2000	4.86	7.88	7.24	5.97	9.33	7.77	3.67	6.27	6.72
01	5.60	7.44	7.76	6.89	8.95	8.00	4.23	5.76	7.53
02	5.68	8.40	7.27	7.36	9.51	7.53	4.39	7.20	7.01
03	5.87	9.11	8.28	7.27	10.55	8.68	4.38	7.55	7.89
04	5.34	7.97	7.24	6.56	9.46	7.19	4.04	6.32	7.28
05	7.17	11.85	11.33	8.74	13.68	12.32	5.47	9.82	10.48
06	7.06	9.49	8.42	8.60	11.08	8.90	5.41	7.71	7.95
07	7.37	12.31	9.39	9.05	14.65	9.45	5.58	9.70	9.33
08	8.34	11.78	9.32	9.89	13.74	9.97	6.68	9.61	8.79
09	8.47	12.90	9.42	10.18	14.88	9.95	6.62	10.69	8.91
10	7.62	12.55	9.01	9.16	14.60	9.51	5.97	10.30	8.53
11	10.10	14.68	11.24	11.92	16.86	12.12	8.17	12.28	10.39
12	9.24	15.65	10.03	10.90	17.87	10.39	7.48	13.20	9.69
13	9.98	15.65	10.39	11.75	17.69	11.36	8.09	13.42	9.47
14	10.25	16.42	10.55	11.97	18.67	11.55	8.42	13.96	9.58
15	11.31	16.32	9.04	13.01	18.61	9.75	9.49	13.85	8.36
16	10.94	16.52	9.81	12.74	18.84	10.91	9.02	14.08	8.73
17	12.77	18.64	10.10	14.52	20.96	11.10	10.89	16.14	9.14
18	12.24	17.64	10.57	14.35	19.90	11.40	9.99	15.20	9.77
19	12.95	17.44	9.37	14.84	19.82	10.08	10.95	14.88	8.67

（12-8、12-9：東京都教育委員会『東京都の学校保健統計書』より）

　　花粉症を含むアレルギー性鼻疾患は、他のアレルギー疾患と比べて群を抜いて高い割合を示しています。さらに男女とも6歳児、12歳児で著しい増加傾向が続いています。また、アレルギー性鼻疾患は、アレルギー性鼻炎、花粉症などを含みますが、すべての年齢で男子の割合が女子より高い値となっています。

保
護

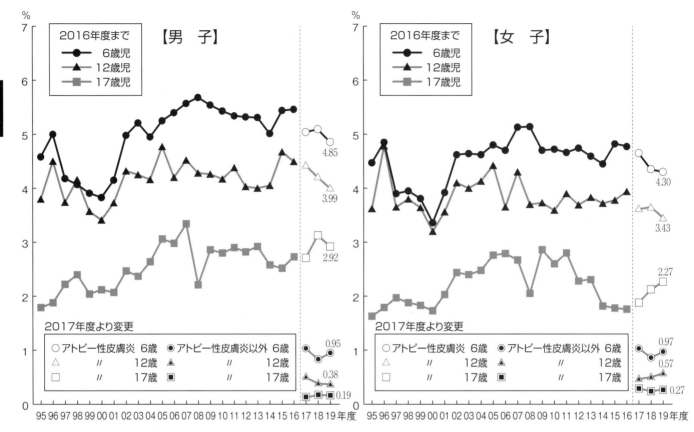

▲12-10：年齢別・男女別アレルギー性皮膚疾患被患率の年次推移（東京都）

※2017年度より集計方法変更

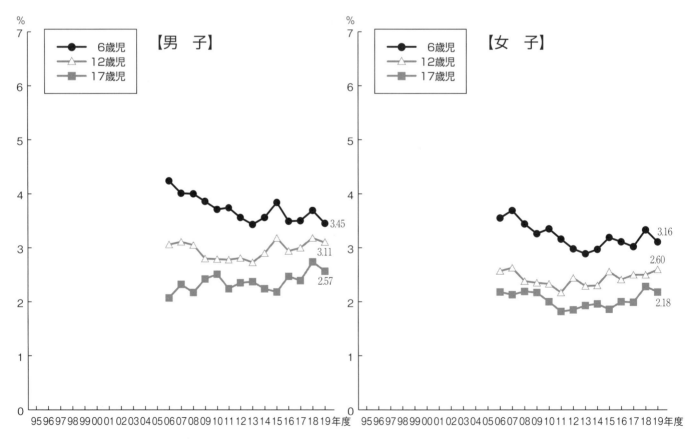

▲12-11：年齢別・男女別アトピー性皮膚疾患被患率の年次推移（全国）

■保護 (right margin vertical)

皮膚疾患の定義
【東京都：東京都教育委員会『東京都の学校保健統計書』より】
皮膚疾患は（1）感染性皮膚疾患（2）アレルギー性皮膚疾患（3）その他の皮膚疾患、に分けられている。
※なお、（2）のアレルギー性皮膚疾患は、2017年度より集計方法に変更あり。2016年度までは、「アレルギー皮膚疾患：ここ1年以内に、じん麻疹やアトピー性皮膚炎などと判定された者」が計上されている。2017年度以降は、「アレルギー皮膚疾患：①アトピー性皮膚炎：ここ1年以内に、アトピー性皮膚炎と判定された者②アトピー性皮膚炎以外：ここ1年以内に、蕁麻疹や薬疹、接触性皮膚炎などのアトピー性皮膚炎以外のアレルギー性皮膚疾患と判定された者」が計上されている

【全国：文部科学省『学校保健統計調査報告書』より】
皮膚疾患は（1）アトピー性皮膚炎の者（2）その他の皮膚疾患の者（伝染性皮膚疾患、毛髪疾患等上記以外の皮膚疾患と判定された者）に分けられている。
※2006年度以前、皮膚疾患は「伝染性皮膚疾患」のみが計上されていた。

▼12-12：東京都のアレルギー性皮膚疾患被患率の年次推移 (%)

年度	計			男 子			女 子		
	6歳	12歳	17歳	6歳	12歳	17歳	6歳	12歳	17歳
1995	4.52	3.71	1.71	4.58	3.80	1.79	4.47	3.62	1.63
97	4.05	3.70	2.10	4.18	3.74	2.22	3.90	3.65	1.97
99	3.86	3.60	1.94	3.91	3.57	2.04	3.81	3.64	1.83
2001	4.04	3.65	2.05	4.15	3.73	2.07	3.92	3.56	2.03
03	4.93	4.13	2.39	5.21	4.25	2.37	4.64	4.00	2.40
05	5.03	4.60	2.87	5.25	4.77	3.06	4.80	4.42	2.76
07	5.36	4.42	2.80	5.57	4.52	3.34	5.13	4.30	2.67
09	5.14	4.01	2.86	5.54	4.26	2.86	4.70	3.73	2.86
11	5.01	4.15	2.85	5.34	4.38	2.90	4.66	3.90	2.80
13	4.96	3.92	2.61	5.31	4.00	2.92	4.59	3.83	2.31
15	5.14	4.24	2.15	5.44	4.67	2.52	4.82	3.78	1.80
①17	4.80	4.04	2.30	5.04	4.43	2.71	4.54	3.63	1.90
②17	1.28	0.50	0.22	1.51	0.52	0.14	1.03	0.48	0.29
①18	4.73	3.94	2.62	5.09	4.21	31.3	4.35	3.65	2.12
②18	0.84	0.46	0.22	0.83	0.40	0.20	0.86	0.52	0.24
①19	4.58	3.72	2.59	4.85	3.99	2.92	4.30	3.43	2.27
②19	0.96	0.47	0.23	0.95	0.38	0.19	0.97	0.57	0.27

①はアトピー性皮膚炎　②はアトピー性皮膚炎以外のアレルギー性皮膚疾患
（12-10、12-12：東京都教育委員会『東京都の学校保健統計書』より）　※2017年度より集計方法変更

▼12-13：アトピー性皮膚疾患被患率の年次推移（全国） (%)

年度	計			男 子			女 子		
	6歳	12歳	17歳	6歳	12歳	17歳	6歳	12歳	17歳
2006	3.89	2.82	2.13	4.24	3.06	2.07	3.55	2.57	2.18
07	3.86	2.88	2.23	4.01	3.11	2.32	3.69	2.63	2.13
08	3.73	2.72	2.18	4.00	3.05	2.17	3.44	2.38	2.19
09	3.57	2.58	2.30	3.86	2.80	2.42	3.26	2.35	2.17
10	3.53	2.57	2.26	3.71	2.79	2.51	3.35	2.33	2.00
11	3.46	2.48	2.03	3.74	2.78	2.24	3.16	2.17	1.82
12	3.28	2.63	2.10	3.56	2.81	2.35	2.98	2.44	1.85
13	3.17	2.51	2.15	3.43	2.73	2.37	2.89	2.29	1.93
14	3.28	2.60	2.10	3.56	2.90	2.24	2.97	2.30	1.96
15	3.52	2.88	2.02	3.84	3.18	2.18	3.19	2.56	1.86
16	3.30	2.68	2.23	3.49	2.94	2.47	3.11	2.41	2.00
17	3.27	2.75	2.19	3.50	3.00	2.39	3.02	2.50	1.99
18	3.52	2.85	2.51	3.69	3.18	2.74	3.33	2.50	2.28
19	3.31	2.86	2.37	3.45	3.11	2.57	3.16	2.60	2.18

（12-11、12-13：文部科学省『学校保健統計調査報告書』より）

　アレルギー性皮膚疾患は、東京都と全国との両方で経年変化を見ています。東京都教育委員会『東京都の学校保健統計書』では、2017年度から「アレルギー性皮膚疾患」は「アトピー性皮膚炎」と「アトピー性皮膚炎以外」に細かく計上されるようになり、アレルギー性皮膚疾患の状態が見えやすい統計となっています。全国の被患率が報告されている文部科学省『学校保健統計調査報告書』では、皮膚疾患は「アトピー性皮膚炎」と「その他の皮膚疾患」に分けて計上されています。
　東京都のアトピー性皮膚炎は、すべての年齢で男子の割合が女子より高くなっていますが、アトピー性皮膚炎以外は、男子より女子の割合が高い結果となりました。東京都と全国を比べると、すべての年齢で東京都のほうが被患率が高いこと、どちらも低年齢での割合が高いことがわかります。子どもの脆弱性は皮膚症状に現れやすいため、今後も皮膚疾患の変化に注目する必要があります。

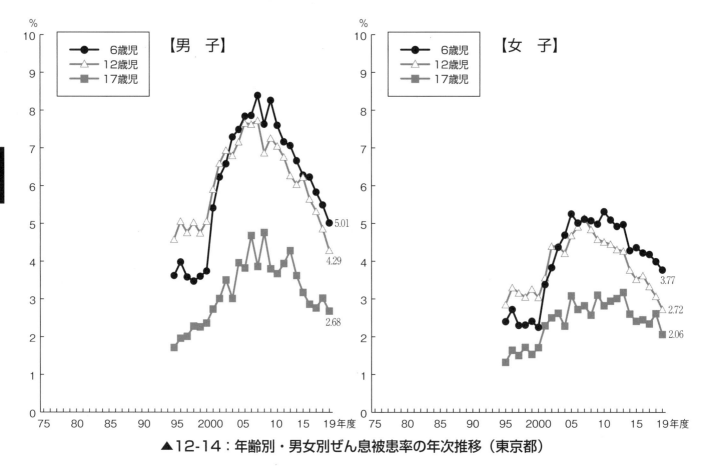

▲12-14：年齢別・男女別ぜん息被患率の年次推移（東京都）

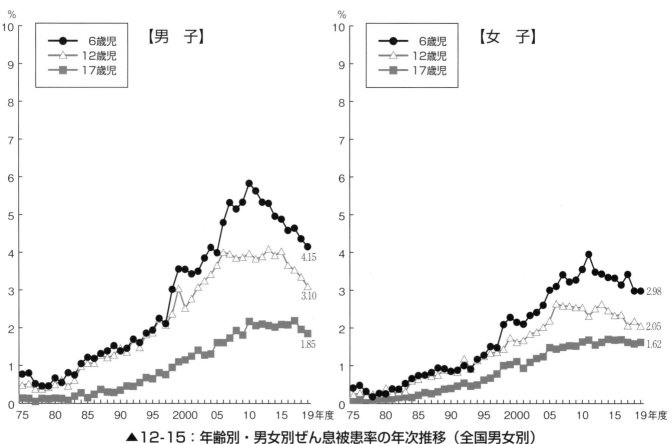

▲12-15：年齢別・男女別ぜん息被患率の年次推移（全国男女別）
（文部科学省『学校保健統計調査報告書』より）

　ぜん息は、東京都と全国との両方で経年変化を見ています。男女ともに2010年前後をピークに多少の増減はあるものの、下降傾向にあります。また、すべての年齢で女子よりも男子の割合が高いこと、低年齢での割合が高いこと、全国に比べて東京の割合が高いことがわかります。

▼12-16：ぜん息被患率の年次推移（東京都）　　　　　　　　　　　　　　　　　　　(%)

年度	計			男　子			女　子		
	6歳	12歳	17歳	6歳	12歳	17歳	6歳	12歳	17歳
1995	3.30	3.78	1.52	3.62	4.58	1.71	2.40	2.85	1.32
96	3.37	4.23	1.80	3.98	5.06	1.96	2.72	3.30	1.64
97	2.95	4.01	1.77	3.58	4.76	2.01	2.30	3.16	1.50
98	2.91	4.09	2.00	3.47	5.03	2.28	2.31	3.05	1.72
99	3.02	4.04	1.90	3.60	4.75	2.26	2.41	3.26	1.53
2000	3.02	4.10	2.04	3.74	5.06	2.36	2.25	3.04	1.71
01	4.29	4.80	2.51	5.41	5.91	2.73	3.38	3.56	2.29
02	5.07	5.54	2.75	6.23	6.59	3.01	3.83	4.40	2.50
03	5.51	5.72	3.06	6.58	6.94	3.50	4.37	4.39	2.62
04	6.04	5.57	2.64	7.29	6.80	3.01	4.69	4.21	2.28
05	6.41	5.99	3.49	7.49	7.16	3.96	5.25	4.68	3.08
06	6.48	6.36	3.26	7.84	7.66	3.82	5.01	4.91	2.72
07	6.53	6.45	3.34	7.86	7.63	4.68	5.11	5.14	2.82
08	6.79	6.36	3.20	8.39	7.73	3.86	5.07	4.84	2.57
09	6.36	5.79	3.92	7.63	6.87	4.76	4.98	4.58	3.10
10	6.84	5.95	3.30	8.26	7.26	3.80	5.31	4.51	2.82
11	6.38	5.82	3.30	7.60	7.05	3.67	5.09	4.45	2.94
12	6.07	5.59	3.46	7.16	6.76	3.94	4.92	4.31	3.01
13	6.05	5.32	3.71	7.06	6.27	4.28	4.97	4.27	3.17
14	5.51	4.96	3.10	6.66	6.04	3.62	4.28	3.77	2.60
15	5.35	4.93	2.78	6.28	6.23	3.17	4.36	3.52	2.41
16	5.26	4.68	2.65	6.23	5.65	2.86	4.22	3.62	2.45
17	5.03	4.36	2.55	5.75	5.32	2.76	4.18	3.33	2.34
18	4.76	4.01	2.81	5.49	4.89	3.02	3.99	3.07	2.61
19	4.41	3.53	2.36	5.01	4.29	2.68	3.77	2.72	2.06

（12-14、12-16：東京都教育委員会『東京都の学校保健統計書』より）

▼12-17：ぜん息被患率の年次推移（全国）　　　　　　　　　　　　　　　　　　　(%)

年度	計			男　子			女　子		
	6歳	12歳	17歳	6歳	12歳	17歳	6歳	12歳	17歳
1975	0.60	0.36	0.12	0.77	0.48	0.14	0.41	0.23	0.09
76	0.64	0.40	0.11	0.80	0.52	0.13	0.48	0.28	0.09
77	0.42	0.29	0.08	0.52	0.38	0.05	0.32	0.20	0.10
78	0.32	0.32	0.11	0.46	0.38	0.13	0.18	0.25	0.09
79	0.37	0.34	0.12	0.46	0.42	0.12	0.27	0.25	0.12
80	0.47	0.46	0.13	0.67	0.50	0.14	0.26	0.41	0.12
81	0.47	0.45	0.13	0.55	0.62	0.13	0.39	0.28	0.13
82	0.60	0.38	0.12	0.81	0.46	0.08	0.38	0.30	0.16
83	0.64	0.47	0.18	0.75	0.61	0.19	0.53	0.32	0.18
84	0.86	0.80	0.22	1.05	0.98	0.28	0.66	0.60	0.16
85	0.98	0.86	0.18	1.22	1.06	0.15	0.74	0.64	0.22
86	0.98	0.92	0.26	1.19	1.06	0.24	0.75	0.77	0.29
87	1.08	1.00	0.32	1.32	1.27	0.37	0.82	0.72	0.26
88	1.17	0.99	0.30	1.39	1.21	0.30	0.94	0.75	0.31
89	1.23	1.09	0.33	1.53	1.28	0.29	0.92	0.89	0.38
90	1.12	1.18	0.37	1.39	1.47	0.35	0.85	0.87	0.40
91	1.18	1.10	0.46	1.46	1.36	0.46	0.88	0.83	0.46
92	1.36	1.44	0.49	1.70	1.69	0.45	1.00	1.19	0.54
93	1.27	1.20	0.50	1.61	1.48	0.55	0.91	0.91	0.46
94	1.53	1.49	0.59	1.86	1.82	0.68	1.17	1.14	0.49
95	1.62	1.57	0.63	1.94	1.87	0.65	1.28	1.25	0.62
96	1.89	1.79	0.74	2.25	2.22	0.81	1.51	1.34	0.67
97	2.01	1.72	0.77	2.11	2.07	0.76	1.48	1.36	0.78
98	2.56	1.91	0.98	3.02	2.37	0.95	2.09	1.44	1.00
99	2.94	2.41	1.07	3.56	3.04	1.10	2.28	1.74	1.03
2000	2.86	2.08	1.13	3.55	2.52	1.15	2.15	1.62	1.11
01	2.78	2.23	1.09	3.43	2.77	1.25	2.10	1.67	0.93
02	2.93	2.47	1.25	3.50	3.08	1.41	2.33	1.84	1.09
03	3.15	2.58	1.23	3.85	3.25	1.28	2.41	1.89	1.19
04	3.38	2.74	1.28	4.13	3.42	1.31	2.60	2.02	1.24
05	3.51	2.95	1.54	3.99	3.66	1.61	3.00	2.19	1.48
06	3.95	3.33	1.53	4.79	4.00	1.61	3.10	2.64	1.44
07	4.39	3.28	1.61	5.32	3.96	1.73	3.41	2.58	1.49
08	4.21	3.23	1.73	5.15	3.85	1.93	3.22	2.58	1.53
09	4.32	3.22	1.67	5.33	3.87	1.81	3.27	2.54	1.52
10	4.71	3.27	1.90	5.83	3.97	2.17	3.55	2.54	1.63
11	4.81	3.09	1.87	5.63	3.83	2.06	3.95	2.31	1.68
12	4.43	3.22	1.83	5.33	3.89	2.10	3.48	2.51	1.55
13	4.39	3.38	1.84	5.30	4.09	2.06	3.43	2.63	1.62
14	4.17	3.21	1.86	4.96	3.92	2.02	3.34	2.46	1.70
15	4.11	3.20	1.89	4.88	4.03	2.09	3.32	2.33	1.68
16	3.88	3.02	1.88	4.58	3.66	2.08	3.14	2.35	1.69
17	4.05	2.82	1.91	4.64	3.54	2.19	3.42	2.06	1.62
18	3.68	2.78	1.77	4.36	3.35	1.96	2.98	2.18	1.58
19	3.58	2.59	1.73	4.15	3.10	1.85	2.98	2.05	1.62

（12-15、12-17：文部科学省『学校保健統計調査報告書』より）

　『平成30年度・令和元年度　児童生徒の健康状態サーベイランス事業報告書』では、「治療内容は、吸入ステロイド薬やロイコトリエン受容体拮抗薬などの長期管理薬の処方が十分でなく、かつ発作治療薬である気管支拡張薬の使用率が引き続き高い状況にあった。まして日常的なステロイド薬内服率も3.5%である実態も特筆に値する。十分にコントロールされていないどころか、治療が過小となっている状況に変化が必要であるが、経年的に改善傾向は見られない。」と指摘しています。不十分な治療や東京都と全国に差が生じる背景としては、環境、気候変動、生活習慣、貧困や虐待、医療体制などさまざまな要因が絡み合っている可能性があり、引き続き変化に注目する必要があります。

注）文部科学省『学校保健統計調査報告書』における定義
※被患率：健康診断受検者のうち疾病・異常該当者の占める割合
※「疾病・異常者」の取り扱い：学校における健康診断で実施された検査項目で学校医又は学校歯科医が疾病・異常と判定した者。なお、健康診断の結果、疾病・異常と判定されなかったが、医療機関において、医師から疾病・異常と診断されており、学校生活上の健康観察が必要な者として学校でも把握している者も含む。

13 学校災害（負傷・疾病）
School disaster (injury and disease)

▼13-2：医療費の給付条件

年度	給付条件	備　考
1959〜	100円以上	日本学校安全法ができる
1969〜	500円以上	
1978〜	2,500円以上	1982年に名称が日本学校健康会に変更 1986年に名称が日本体育・学校健康センターに変更
1988〜	3,000円以上	
1996〜	4,000円以上	
1999〜		2003年10月に名称が独立行政法人日本スポーツ振興センターに変更
2009〜	5,000円以上	2009年4月に学校保健安全法に改題され、学校における安全管理に関する条項が加えられた 2015年に認定こども園（幼保連携型、保育機能施設）、特定保育事業を加入対象に加えた 2016年に義務教育学校を加入対象に加えた 2019年に共済掛金額改定、障害・死亡見舞金額改定

　日本スポーツ振興センターによると学校管理下における負傷・疾病に対する医療費の給付率は、近年、高等学校（全日制）を除き、減少傾向にあります。しかし、2015年から統計に加えられた幼保連携型認定こども園は、保育所、幼稚園とともに給付率が増加傾向にあります。

　近年、子どもへの医療費助成制度を小学校または中学校卒業時までに拡大している市区町村が増加しています。厚生労働省子ども家庭局母子保健課の「乳幼児等の医療費に対する援助の実施状況」によると、2018年4月時点で12歳年度末まで通院医療費援助を実施しているのは全国1,741市区町村のうち96カ所（5.5％）、15歳年度末まで実施しているのは1,007カ所（57.8％）、18歳年度末まで実施しているのは541カ所（31.1％）です。この援助制度を利用して本給付を受けない児童生徒が増えてきたことにより、このような減少傾向がみられることが推察されます。

▲13-1：医療費（負傷・疾病）の給付率の推移

（13-1、13-2：独立行政法人日本スポーツ振興センター『災害共済給付状況』より）

▼13-3：負傷・疾病・障害の学校種別給付状況（2019年度）　　　　　　（金額は千円未満切り捨て）

学校種別		医療費				障害見舞金		計	合計
		給付件数(件)	給付金額(千円)	給付率(%)	平均給付金額(円)	給付件数(件)	給付金額(千円)	給付件数(件)	給付金額(千円)
保育所		57,782 (40,988)	234,345	3.25	4,056	3	5,170	57,785	239,515
幼稚園		25,579 (16,417)	114,783	2.79	4,487	3	6,600	25,582	121,383
幼保連携型認定こども園		19,708 (13,751)	79,750	3.37	4,047	2	4,350	19,710	84,100
小学校		535,482 (333,137)	2,612,975	8.41	4,880	60	180,285	535,542	2,793,260
中学校		609,552 (303,550)	4,180,813	18.86	6,859	68	195,370	609,620	4,376,183
高等学校	全日制	660,638 (246,653)	7,433,736	20.84	11,252	220	1,179,195	660,858	8,612,931
	定時制	5,093 (2,347)	45,424	6.40	8,919	2	2,280	5,095	47,704
	通信制	2,598 (741)	28,743	1.64	11,063	4	22,300	2,602	51,043
高等専門学校		5,218 (2,130)	57,300	9.21	10,981	1	1,450	5,219	58,750
計		1,921,650 (959,714)	14,787,869	11.75	7,695	363	1,597,000	1,922,013	16,384,869

（独立行政法人日本スポーツ振興センター「令和元年度災害共済給付状況」より）

注1：上記のほか、へき地にある学校の管理下における児童生徒の災害に対する通院費5,692千円（2,692件）、供花料2,550千円（15件）の支給を行っています
注2：（　）は発生件数で当該年度中に最初に医療費の給付を行った災害の件数です。100（%）で表しています。
注3：給付率＝医療費給付件数÷（加入者数－要保護児童生徒数）×100（%）で表しています。
注4：金額は千円未満切捨てのため、合計額は一致しない場合があります。

校種があがるに従って給付件数と発生件数の差が大きくなっていることは、継続的な通院が増えていることを示しています。
　また、校種があがるに従って医療費の平均給付金額が高くなっていることより、年齢があがるに伴い1件ごとのケガの重症度が高くなっていることがわかります。

保護

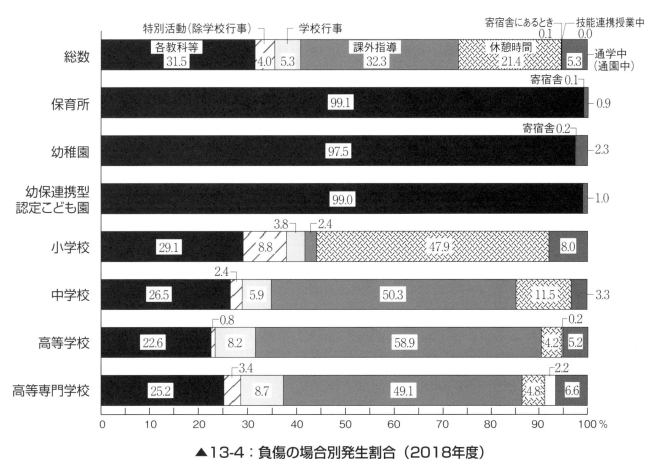

▲13-4：負傷の場合別発生割合（2018年度）
（独立行政法人日本スポーツ振興センター『学校管理下の災害－令和元年版』より）

　小学校での負傷の約半数は休憩時間、中学校と高等学校では部活動などを含む課外指導中に多く発生しています。小学校では教師の目の届きにくい休憩時間の安全な過ごし方について、中・高等学校では安全な部活動について指導する必要があります。

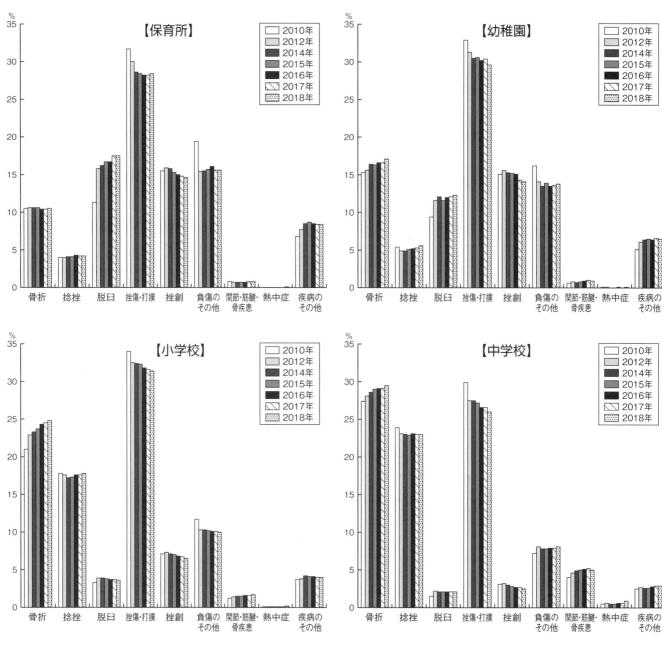

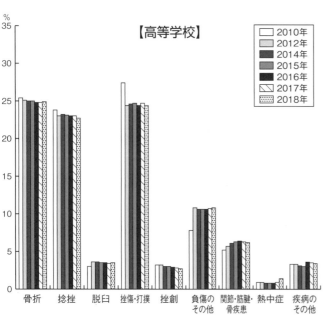

負傷の種類別発生状況を、負傷分類に変更があった2010年から2018年の9年間の校種ごとに検討したところ、保育所では「脱臼」が増加傾向で、「挫傷・打撲」が減少傾向でした。幼稚園、小学校、中学校では「骨折」が増加傾向でした。また、保育所以外のすべての校種で「骨折」が増加にあり、高等学校では「関節・筋腱・骨疾患」が増加傾向でした。2016年度より学校健康診断に必須項目となった運動器検診の充実が望まれます。

▲13-5：負傷の種類別発生数の年次推移
（独立行政法人日本スポーツ振興センター『学校管理下の災害』より）

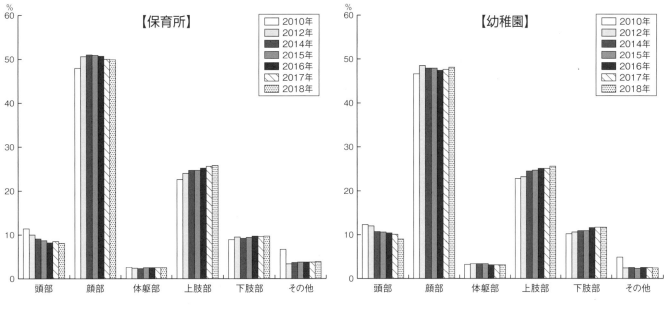

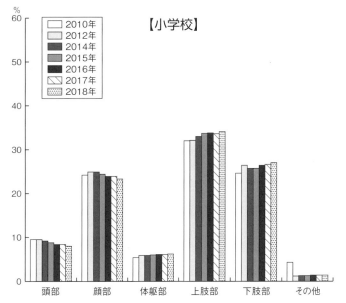

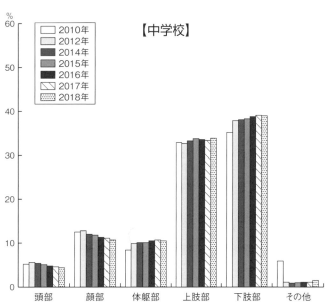

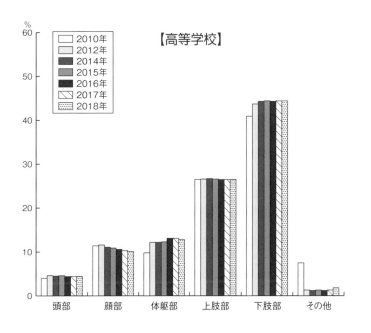

　負傷の部位別発生状況を2010年から2018年の9年間の校種ごとに検討したところ、保育所、幼稚園、小学校ともに「上肢部」が増加傾向で、「頭部」が減少傾向でした。中学校と高等学校では「下肢部」が増加傾向でした。校種が上がるにしたがって「頭部」「顔部」の負傷が減少し、四肢の負傷が増加するという特徴を踏まえた対策を考慮する必要があると思われます。

▲13-6：負傷の部位別発生数の年次推移
（独立行政法人日本スポーツ振興センター『学校管理下の災害』より）

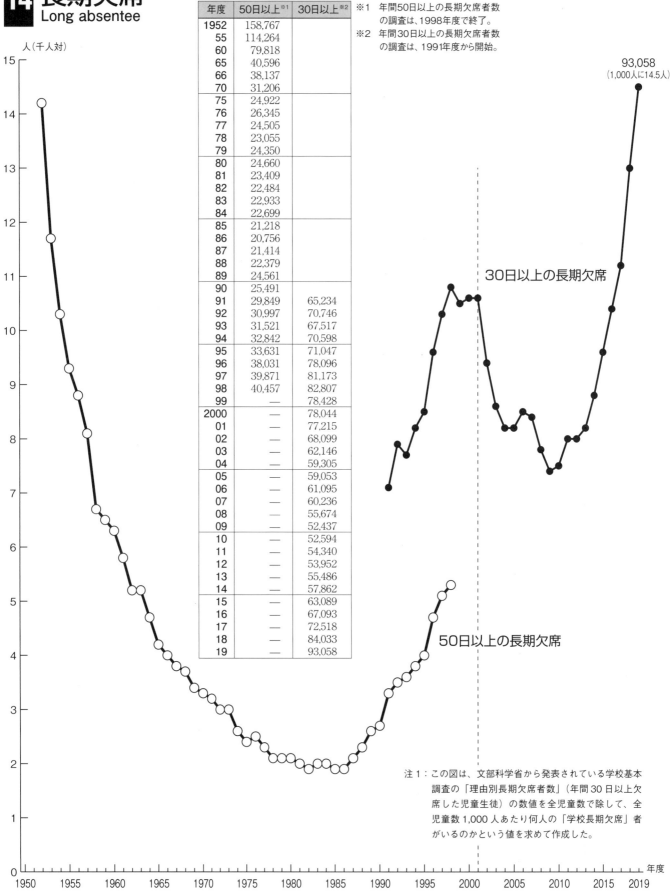

14 長期欠席
Long absentee

保護

▼14-2：学校長期欠席児童数
の推移　　　　　　　　（人）

年度	50日以上※1	30日以上※2
1952	158,767	
55	114,264	
60	79,818	
65	40,596	
66	38,137	
70	31,206	
75	24,922	
76	26,345	
77	24,505	
78	23,055	
79	24,350	
80	24,660	
81	23,409	
82	22,484	
83	22,933	
84	22,699	
85	21,218	
86	20,756	
87	21,414	
88	22,379	
89	24,561	
90	25,491	
91	29,849	65,234
92	30,997	70,746
93	31,521	67,517
94	32,842	70,598
95	33,631	71,047
96	38,031	78,096
97	39,871	81,173
98	40,457	82,807
99	—	78,428
2000	—	78,044
01	—	77,215
02	—	68,099
03	—	62,146
04	—	59,305
05	—	59,053
06	—	61,095
07	—	60,236
08	—	55,674
09	—	52,437
10	—	52,594
11	—	54,340
12	—	53,952
13	—	55,486
14	—	57,862
15	—	63,089
16	—	67,093
17	—	72,518
18	—	84,033
19	—	93,058

※1　年間50日以上の長期欠席者数
　　の調査は、1998年度で終了。
※2　年間30日以上の長期欠席者数
　　の調査は、1991年度から開始。

人（千人対）

93,058
（1,000人に14.5人）

30日以上の長期欠席

50日以上の長期欠席

注1：この図は、文部科学省から発表されている学校基本
　　調査の「理由別長期欠席者数」（年間30日以上欠
　　席した児童生徒）の数値を全児童数で除して、全
　　児童数1,000人あたり何人の「学校長期欠席」者
　　がいるのかという値を求めて作成した。

年度

▲14-1：学校長期欠席児童の割合の推移（小学校）

（14-1、14-2：文部科学省『児童生徒の問題行動・不登校等生徒指導上の諸問題に関する調査』、ただし2019年度は速報値）
　　表題「児童生徒の問題行動等生徒指導上の諸問題に関する調査」は「問題行動等」から「不登校」を独立させる形で変更となりました。全国の小学校在籍者数は630万千人で昨年度より6万8千人減少し過去最少ですが、長期欠席者数は9,025人増加し、今年も過去最多を更新しています。学校外の機関等で相談指導を受けて指導要録上出席扱いにした児童は6,212人で、昨年より増加しました。また、「自宅でITの活用」をして「出席扱い」とした児童も増加していますが全体の長期欠席者は増え続けています。

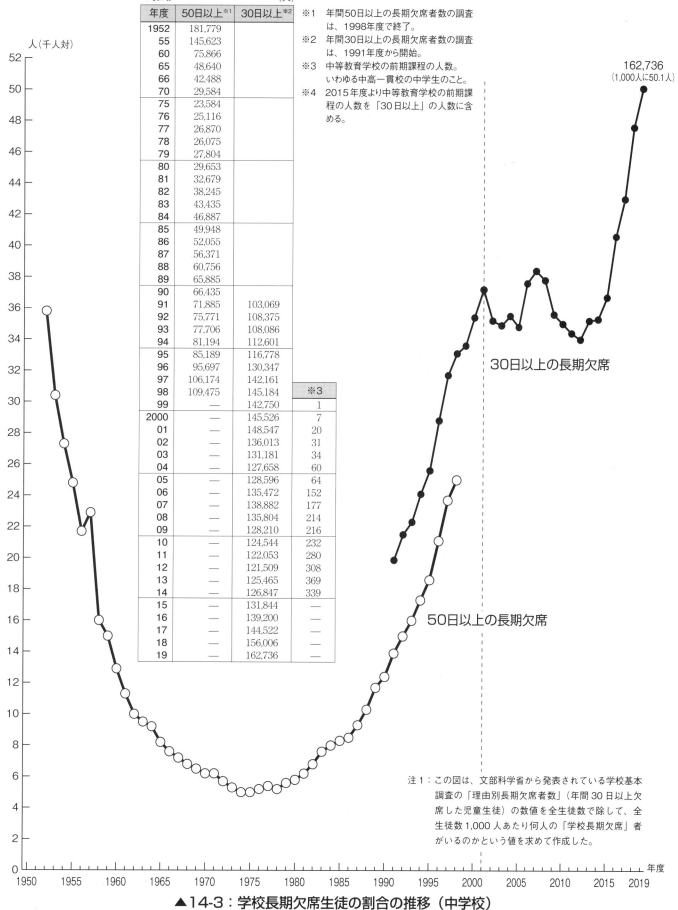

▼14-4：学校長期欠席生徒数
の推移　　　　　（人）

年度	50日以上※1	30日以上※2	※3
1952	181,779		
55	145,623		
60	75,866		
65	48,640		
66	42,488		
70	29,584		
75	23,584		
76	25,116		
77	26,870		
78	26,075		
79	27,804		
80	29,653		
81	32,679		
82	38,245		
83	43,435		
84	46,887		
85	49,948		
86	52,055		
87	56,371		
88	60,756		
89	65,885		
90	66,435		
91	71,885	103,069	
92	75,771	108,375	
93	77,706	108,086	
94	81,194	112,601	
95	85,189	116,778	
96	95,697	130,347	
97	106,174	142,161	
98	109,475	145,184	
99	—	142,750	1
2000	—	145,526	7
01	—	148,547	20
02	—	136,013	31
03	—	131,181	34
04	—	127,658	60
05	—	128,596	64
06	—	135,472	152
07	—	138,882	177
08	—	135,804	214
09	—	128,210	216
10	—	124,544	232
11	—	122,053	280
12	—	121,509	308
13	—	125,465	369
14	—	126,847	339
15	—	131,844	—
16	—	139,200	—
17	—	144,522	—
18	—	156,006	—
19	—	162,736	—

※1　年間50日以上の長期欠席者数の調査
　　は、1998年度で終了。
※2　年間30日以上の長期欠席者数の調査
　　は、1991年度から開始。
※3　中等教育学校の前期課程の人数。
　　いわゆる中高一貫校の中学生のこと。
※4　2015年度より中等教育学校の前期課
　　程の人数を「30日以上」の人数に含
　　める。

162,736
（1,000人に50.1人）

保護

30日以上の長期欠席

50日以上の長期欠席

人（千人対）

注１：この図は、文部科学省から発表されている学校基本
　　　調査の「理由別長期欠席者数」（年間30日以上欠
　　　席した児童生徒）の数値を全生徒数で除して、全
　　　生徒数1,000人あたり何人の「学校長期欠席」者
　　　がいるのかという値を求めて作成した。

年度

▲14-3：学校長期欠席生徒の割合の推移（中学校）

（14-3、14-4：文部科学省『児童生徒の問題行動・不登校等生徒指導上の諸問題に関する調査』、ただし2019年度は速報値）

　こちらも表題「児童生徒の問題行動等生徒指導上の諸問題に関する調査」は「問題行動等」から「不登校」を独立させる形で変更となりました。全国の中学校在籍者数は321万2,000人で昨年度より7,000人減少しましたが、長期欠席者数は6,730人増加し今年も過去最多を更新しています。学校外の機関等で相談指導を受けて指導要録上出席扱いにした生徒は19,654人で昨年より増加しました。また、「自宅でITの活用」をして「出席扱い」とした児童も増加していますが全体の長期欠席者は増え続けています。

▼14-6：学校長期欠席児童（年間50日・30日以上）の理由別推移　　　　　　　　　　　　　　　　　　(%)

年度		1952	55	66	70	75	76	77	78	79	80	81	82	83	84	85	86	87	88	89	1990
50日以上[※1]	病気	41.5	49.0	71.0	75.6	76.2	76.2	74.4	72.9	72.9	71.8	70.6	68.8	67.5	68.1	65.7	63.8	60.4	56.5	55.0	50.7
	不登校	14.3	12.0	11.6	11.6	11.3	11.2	12.1	13.9	14.1	14.9	15.5	16.1	16.7	17.5	19.2	21.2	24.7	28.1	29.2	31.4

年度		91	92	93	94	95	96	97	98	99	2000	01	02	03	04	05	06	07	08	09	10
50日以上[※1]	病気	51.2	50.4	47.6	46.3	43.9	41.2	39.6	36.8	—	—	—	—	—	—	—	—	—	—	—	—
	不登校	32.3	33.7	36.4	37.3	38.0	40.3	41.1	51.2	—	—	—	—	—	—	—	—	—	—	—	—
30日以上[※2]	病気	69.2	65.9	65.4	62.9	60.7	59.7	58.6	55.4	54.5	53.4	48.9	46.8	44.7	44.5	43.0	41.9				
	不登校	19.4	21.9	22.4	23.3	25.0	25.6	31.4	33.2	33.8	34.3	38.0	38.8	39.3	38.5	39.0	39.7				

年度	11	12	13	14	15	16	17	18	19
病気（50日以上）	—	—	—	—	—	—	—	—	—
不登校（50日以上）	—	—	—	—	—	—	—	—	—
病気（30日以上）	36.0	37.7	33.8	32.8	31.6	30.0	29.6	27.8	24.9
不登校（30日以上）	41.6	39.2	43.6	44.7	43.7	45.9	48.3	53.4	57.3

※1　年間50日以上の長期欠席者数の調査は、1998年度で終了。
※2　年間30日以上の長期欠席者数の調査は、1991年度から開始。

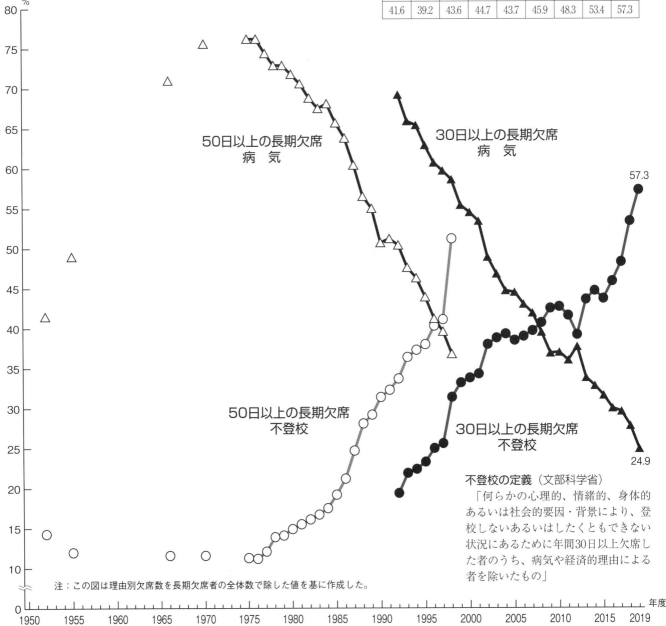

注：この図は理由別欠席数を長期欠席者の全体数で除した値を基に作成した。

不登校の定義（文部科学省）
「何らかの心理的、情緒的、身体的あるいは社会的要因・背景により、登校しないあるいはしたくともできない状況にあるために年間30日以上欠席した者のうち、病気や経済的理由による者を除いたもの」

▲14-5：学校長期欠席者の理由別推移（小学校）（長期欠席者に対する比率の変化）
（14-5、14-6：文部科学省『児童生徒の問題行動・不登校等生徒指導上の諸問題に関する調査』、ただし2019年値は速報値より）

　長期欠席における「不登校」と「病気」の割合の差は今年も広がりました。「不登校の要因」では「本人に係る状況・無気力、不安」が41.1％と最高でした。次いで「家庭に係る状況・親子の関り方」が16.7％、「学校に係る状況・いじめを除く友人関係をめぐる問題」は10.2％となっています。また、「不登校の状態が前年度から継続している児童数」は「公立・国立・私立」の順に多くなっています。私立以外は学年が上がるにつれて増加し、6年生では平均43.2％が昨年度から引き続きの不登校となっています。

▼14-8：学校長期欠席生徒（年間50日・30日以上）の理由別推移

(%)

年　度		1952	55	66	70	75	76	77	78	79	80	81	82	83	84	85	86	87	88	89	1990
50日[※1]以上	病　気	17.0	20.0	46.7	57.1	54.0	52.3	48.9	46.0	43.0	41.0	37.7	33.8	31.8	31.3	31.0	29.9	27.8	25.5	24.5	23.9
	不登校	17.6	18.5	28.9	28.5	32.7	33.3	36.5	40.0	43.2	45.6	48.7	52.7	55.4	55.9	55.9	57.0	58.1	59.4	60.8	60.5

年　度		91	92	93	94	95	96	97	98	99	2000	01	02	03	04	05	06	07	08	09	10
50日[※1]以上	病　気	24.2	23.2	21.9	21.6	21.0	19.3	17.7	13.4	—	—	—	—	—	—	—	—	—	—	—	—
	不登校	60.9	62.7	63.3	63.3	63.5	63.5	67.0	78.5	—	—	—	—	—	—	—	—	—	—	—	—
30日[※2]以上	病　気	33.0	30.6	31.0	29.2	27.3	25.2	21.5	19.2	18.2	17.0	15.5	15.0	14.5	15.0	15.7	15.4	14.3	13.4	13.5
	不登校	53.9	55.5	54.8	55.7	57.4	59.6	70.0	73.0	74.2	75.5	77.5	77.9	78.4	77.4	76.0	75.7	76.6	77.9	78.0

	11	12	13	14	15	16	17	18	19
	—	—	—	—	—	—	—	—	—
	—	—	—	—	—	—	—	—	—
	13.8	15.2	14.8	14.8	16.0	16.2	16.5	16.8	15.8
	77.5	75.0	75.9	76.3	74.7	74.2	75.4	76.7	78.6

※1　年間50日以上の長期欠席者数の調査は、1998年度で終了。
※2　年間30日以上の長期欠席者数の調査は、1991年度から開始。
注1：中等教育学校（前期課程）は含まない。
注2：2015年度より中等教育学校（前期課程）を含む。

注：この図は理由別欠席数を長期欠席者の全体数で除した値を基に作成した。

▲14-7：学校長期欠席者の理由別推移（中学校）（長期欠席者に対する比率の変化）

（14-7、14-8：文部科学省『児童生徒の問題行動・不登校等生徒指導上の諸問題に関する調査』、ただし2019年値は速報値より）

　小学校同様、中学校でも「不登校」と「病気」の割合の差は広がっています。「不登校の要因」では「本人に係る状況・無気力、不安」が39.5％と最高でした。次いで「学校に係る状況・いじめを除く友人関係をめぐる問題」17.2％、「本人に係る状況・生活リズムの乱れ 遊び 非行」8.6％となっており、「親子の係り方」7.8％を若干上回っています。「不登校の状態が前年度から継続している生徒数」はこちらも小学校同様「公立・国立・私立」の順に多くなっていますが、その割合は小学校よりやや高くなっています。3年生では「公立71.6％」「国立60.4％」「私立53.0％」となっており、平均54.6％が昨年度から引き続きの不登校となっています。

15 いじめ
Bullying

▼15-1：小・中・高校におけるいじめの認知（発生）件数の推移　　　　　　　　　　　　　　　　　　　　　　　　　（件）

年度	1995	2000	2005	2006	2007	2008	2009	2010	2011	2012	2013	2014	2015	2016	2017	2018	2019
小学校	26,614	9,114	5,087	60,897	48,896	40,807	34,766	36,909	33,124	117,384	118,748	122,734	151,692	237,256	317,121	425,844	484,545
中学校	29,069	19,371	12,794	51,310	43,505	36,795	32,111	33,323	30,749	63,634	55,248	52,971	59,502	71,309	80,424	97,704	106,524
高等学校	4,184	2,327	2,191	12,307	8,355	6,737	5,642	7,018	6,020	16,274	11,039	11,404	12,664	12,874	14,789	17,709	18,352
特別支援学校	229	106	71	384	341	309	259	380	338	817	768	963	1,274	1,704	2,044	2,676	3,075
計	60,096	30,918	20,143	124,898	101,097	84,648	72,778	77,630	70,231	198,109	185,803	188,072	225,132	323,143	414,378	543,933	612,496

注1：1994年度および2006年度に調査方法等を改めている。　　注2：2005年度までには発生件数、2006年度からは認知件数。
注3：2013年度からは高等学校に通信制課程を含める。
注4：小学校には義務教育学校、中学校には義務教育学校後期課程及び中等教育学校前期課程、高等学校には中等教育学校後期課程を含む。

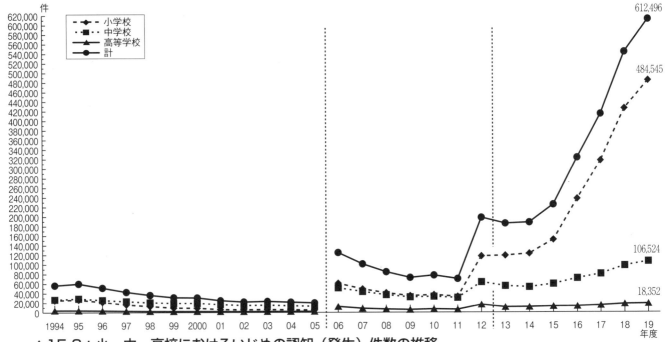

▲15-2：小・中・高校におけるいじめの認知（発生）件数の推移

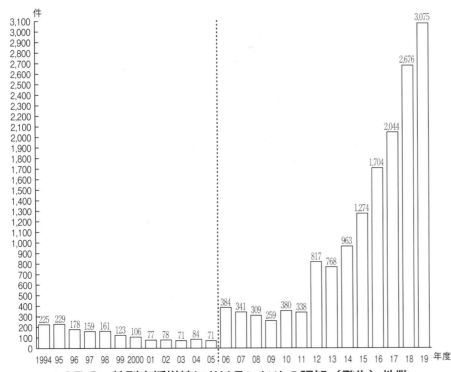

▲15-3：特別支援学校におけるいじめの認知（発生）件数

（15-1〜15-3：文部科学省『児童生徒の問題行動・不登校等生徒指導上の諸問題に関する調査』速報より）

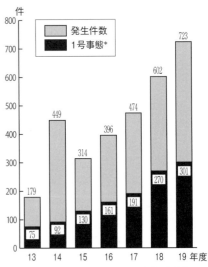

▲15-4：いじめ重大事態
発生件数

いじめ防止対策推進法第28条第1項に規定する
「重大事態」の発生件数と、その内の※「1号事態」
発生件数。
文部科学省『児童生徒の問題行動等生徒指導上
の諸問題に関する調査』より

＊「1号事態」とは「生命・身体・精神・金品などに
大きな被害がででる事態」「2号事態」は「長期
欠席を余儀なくされる事態」と規定。

16 子ども虐待
Child abuse

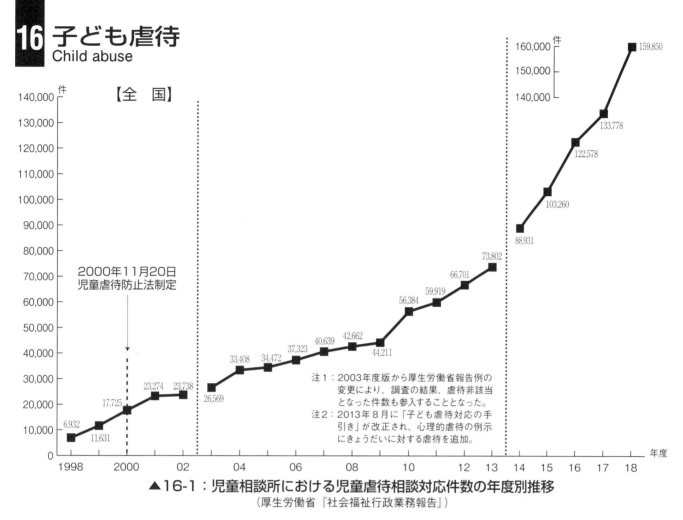

▲16-1：児童相談所における児童虐待相談対応件数の年度別推移
（厚生労働省『社会福祉行政業務報告』）

　児童虐待相談対応件数は一貫して増加が続いています。その背景には心理的虐待が増加したこと、警察からの通報が増えたこと、児童相談所全国共通ダイヤル番号を３桁「１８９」にする等相談体制が充実したことがあります。また、不幸な虐待死事件が報道で大きく取り上げられ、社会全体の意識が高まったことなども増加の原因と考えられます。

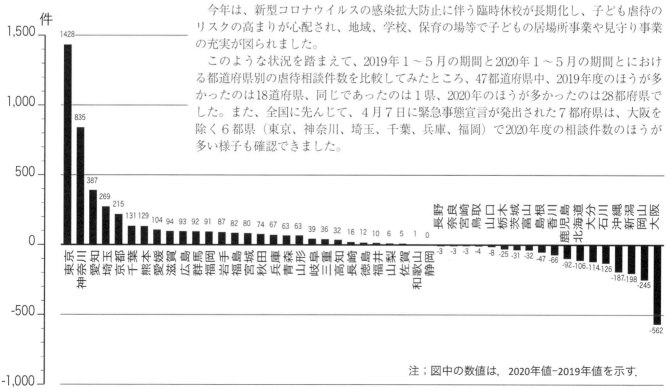

　今年は、新型コロナウイルスの感染拡大防止に伴う臨時休校が長期化し、子ども虐待のリスクの高まりが心配され、地域、学校、保育の場等で子どもの居場所事業や見守り事業の充実が図られました。

　このような状況を踏まえて、2019年１〜５月の期間と2020年１〜５月の期間とにおける都道府県別の虐待相談件数を比較してみたところ、47都道府県中、2019年度のほうが多かったのは18道府県、同じであったのは１県、2020年のほうが多かったのは28都府県でした。また、全国に先んじて、４月７日に緊急事態宣言が発出された７都府県は、大阪を除く６都県（東京、神奈川、埼玉、千葉、兵庫、福岡）で2020年度の相談件数のほうが多い様子も確認できました。

注；図中の数値は，2020年値−2019年値を示す.

▲16-2：2019年１〜５月と2020年１〜５月とにおける児童相談所での児童虐待相談対応件数の比較
（厚生労働省『児童虐待相談対応件数の動向について（令和2年1月〜5月分（速報値））』より）

17 暴力行為
Violence action

　文科省の「用語の解説」によると、「暴力行為」とは「自校の児童生徒が、故意に有形力（目に見える物理的な力）を加える行為」を言い、被暴力行為の対象によって、「対教師暴力」（教師に限らず、用務員等の学校職員も含む）、「生徒間暴力」（何らかの人間関係がある児童生徒同士に限る）、「対人暴力」（対教師暴力、生徒間暴力の対象者を除く）、学校の施設・設備等の「器物損壊」の四形態に区分されています。なお、家族・同居人に対する暴力行為は、調査対象外となっています。また、当該暴力行為によってケガや外傷があるかないかといったことやケガによる病院の診断書、被害者による警察への被害届の有無などにかかわらず、暴力行為に該当するものをすべて対象とすることとしています。

▼17-1：学校における暴力行為発生件数の推移

	年度	1997	1999	2001	2003	2005	2007	2009	2011	2013	2014	2015	2016	2017	2018	2019
学校管理下(件)	小学校	1,304	1,509	1,465	1,600	2,018	4,807	6,600	6,646	10,078	10,609	15,870	21,605	26,864	34,867	41,794
	中学校	18,209	24,246	25,769	24,463	23,115	33,525	39,382	35,411	36,869	32,986	31,274	28,690	27,389	28,089	27,388
	高等学校	4,108	5,300	5,896	5,215	5,150	9,603	8,926	8,312	7,280	6,392	6,111	5,955	5,944	6,674	6,245
	小計	23,621	31,055	33,130	31,278	30,283	47,935	54,908	50,369	54,227	49,987	53,255	56,250	60,197	69,630	75,427
学校管理下以外(件)	小学校	128	159	165	177	158	407	515	529	818	863	1,208	1,236	1,451	1,669	1,820
	中学校	3,376	3,831	3,619	2,951	2,681	3,278	4,333	3,840	3,377	2,697	1,799	1,458	1,313	1,232	1,130
	高等学校	1,401	1,533	1,317	986	896	1,136	1,159	1,119	923	699	544	500	364	410	410
	小計	4,905	5,523	5,101	4,114	3,735	4,821	6,007	5,488	5,118	4,259	3,551	3,192	3,128	3,310	3,360
管理下・管理下外合計		28,526	36,578	38,231	35,392	34,018	52,756	60,915	55,857	59,345	54,246	56,806	59,444	63,325	72,940	78,787
発生率(%)	小学校	0.2	0.2	0.2	0.2	0.3	0.7	1.0	1.0	1.6	1.7	2.6	3.5	4.4	5.7	6.8
	中学校	5.1	7.1	7.9	7.9	7.7	10.2	12.1	10.9	11.3	10.1	9.5	8.8	8.5	8.9	8.8
	高等学校	1.8	2.3	2.5	2.3	2.4	3.2	3.0	2.8	2.3	2.0	1.9	1.8	1.8	2.1	2.0
	合計	1.9	2.6	2.5	2.7	2.6	3.7	4.3	4.0	4.3	4.0	4.2	4.4	4.8	5.5	6.1

注1：2006年度からは国・私立学校も調査。
注2：2013年度から高等学校に通信制課程を含める。
注3：2015年度から「学校内」を「学校の管理下」に、「学校外」を「学校の管理外」に名称が変更された。
注4：小学校には義務教育学校前期課程、中学校には義務教育学校後期課程および中等教育学校前期課程、高等学校には中等教育学校後期課程を含める。

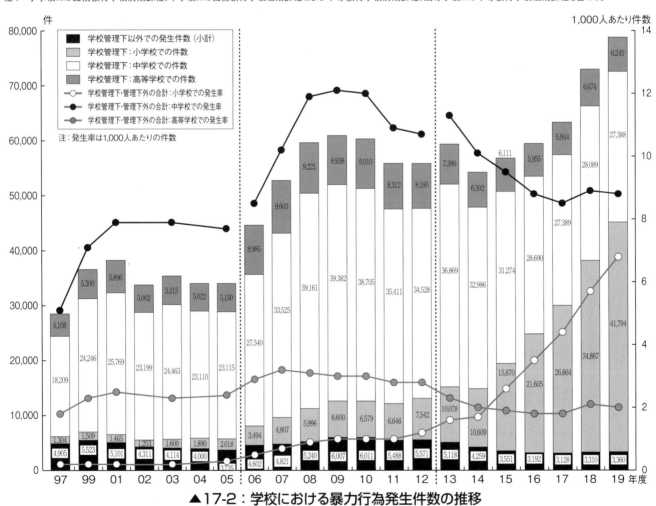

▲17-2：学校における暴力行為発生件数の推移
（17-1、17-2：文部科学省『児童生徒の問題行動等生徒指導上の諸問題に関する調査』速報より）

　小学校での暴力行為の発生件数、発生率は増加が止まりません。昨年微増した中学校、高等学校は微減しました。一般的に暴力行為の加害者は「自分の感情を抑えられない」「相手の気持ちがわからない」「自分の思いが伝えられない」など課題を抱える場合が多いと言われています。発達障害などの増加傾向との関連は不明瞭ですが、考慮の余地があると思われます。「国連子どもの権利委員会」では「子どもへのあらゆる形態の暴力根絶を優先課題とすることを勧告する」「子どもの権利条約および選択議定書に関する特別な研修講座を定期的に実施すること」としていますが、このような教育環境の整備が望まれています。

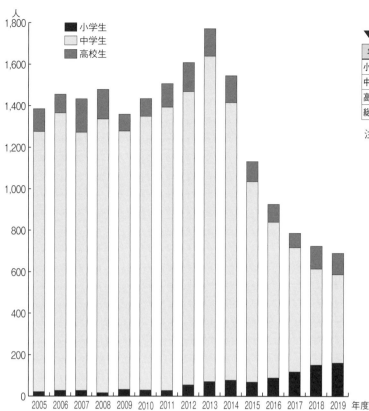

▼17-3：校内暴力事件　検挙・補導人員の推移　（人）

年度	2005	2006	2007	2008	2009	2010	2011	2012	2013	2014	2015	2016	2017	2018	2019
小学生	21	27	27	16	32	29	27	54	70	77	68	88	117	150	160
中学生	1,255	1,338	1,245	1,320	1,246	1,320	1,366	1,414	1,569	1,338	967	751	600	464	427
高校生	109	90	161	142	81	85	113	140	132	130	96	87	69	110	103
総数	1,385	1,455	1,433	1,478	1,359	1,434	1,506	1,608	1,771	1,545	1,131	926	786	724	690

注：ここで言う「校内暴力」とは、『警察において検挙又は補導した小学生、中学生及び高校生による校内暴力事件を対象とする。「校内暴力事件」とは、学校内における教師に対する暴力事件・生徒間の暴力事件・学校施設、備品等に対する損壊事件をいう。ただし、犯行の原因、動機が学校教育と密接な関係を有する学校外における事件を含む。』

全体としては2013年度のピークから減少しており、総数では近年最少となりました。しかし、その内容を見ると警察庁のデータでも、文科省と同じ傾向となっています。小学生では年々最高値を更新し、5年前から約2倍の160件となりました。

◀17-4：校内暴力事件　検挙・補導人員の推移
（警察庁　生活安全局少年課『令和元年度中における少年の補導及び保護の概況』より）

▼17-5：少年による家庭内暴力　認知件数の推移（就学・就労状況別）　（人）

年度	1988	89	90	91	92	93	94	95	96	97	98	99	2000	01	02	03	04	05	06	07	08	09
小学生	11	13	3	13	15	14	12	19	18	37	19	19	34	40	50	38	56	53	68	67	66	73
中学生	324	313	276	315	277	253	218	268	299	316	424	355	524	541	419	441	473	570	565	534	548	506
高校生	191	190	176	168	157	168	152	164	201	234	252	259	386	353	384	325	328	366	360	363	407	356
その他	29	29	35	34	32	31	32	28	29	27	18	27	53	34	60	44	31	34	36	32	29	26
総数	555	545	490	530	481	466	414	479	547	614	713	660	997	968	913	848	888	1,023	1,029	996	1,050	961

2010	11	12	13	14	15	16	17	18	19
87	93	110	122	168	269	285	367	438	631
684	667	720	805	947	1,132	1,277	1,385	1,545	1,525
436	446	486	579	648	758	766	893	1,023	1,082
39	40	44	41	55	80	70	82	72	100
1,246	1,246	1,360	1,547	1,818	2,239	2,398	2,727	3,078	3,338

凡例：
■ 小学生
□ 中学生
■ 高校生
▨ 大学生以外のその他の学生
注：有職少年、無職少年を含まない

▲17-6：少年による家庭内暴力　認知件数の推移（就学・就労状況別）
（警察庁『生活安全局の資料』より）

　警察庁のまとめによる家庭内暴力の認知件数は今年も増加し過去最多を更新しました。中高生は変わらないものの、小学生と大学生以外のその他の学生で増加がみられました。家庭内暴力は「本人がまじめで自己主張に乏しい」「生活習慣に乱れがある」「片親が過干渉で片親が無関心」「親子分離が十分でない」など一定の共通点があるとされています。そこにインターネット環境の簡易化、心的外傷、精神疾患や発達障害の2次障害など複雑な影響が絡んでいると考えられています。保護者がゆとりをもって子育てできる働き方や、気軽に相談できる仕組みが望まれています。

18 薬物乱用
Drug abuse

保護

▼18-1：薬物事犯の少年の送致人員の推移（14〜20歳）　　　　　　　　　　　　（人）

年	2000	2002	2004	2006	2008	2010	2011	2012	2013	2014	2015	2016	2017	2018	2019
覚取法	1,137	745	388	289	249	228	183	148	124	92	119	136	91	96	97
大麻法	102	190	221	187	227	164	81	66	59	80	144	210	297	429	609
麻向法	7	18	80	36	31	33	19	7	8	6	11	14	13	24	37
毒劇法	4,298	3,267	2,581	981	565	264	112	99	36	15	11	13	11	7	3
うちシンナー	3,417	2,751	2,205	841	476	221	100	74	32	14	7	13	9	7	1

注：犯罪少年＝14〜20歳を言う
注：覚取法＝覚せい剤取締法違反
　　大麻法＝大麻取締法違反
　　麻向法＝麻薬および向精神薬取締法違反
　　劇毒法＝毒物および劇物取締法違反

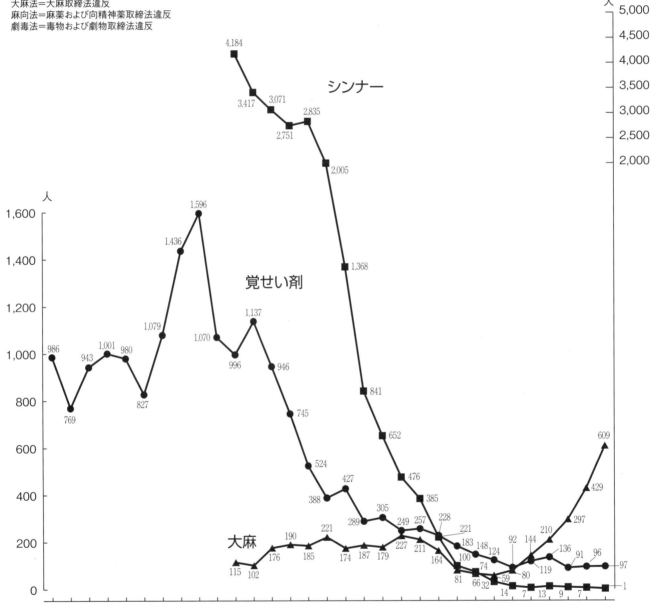

▲18-2：薬物事犯の少年の送致人員の推移（14〜20歳）
（18-1、18-2：警察庁生活安全局少年課『令和元年度中における少年補導及び保護の概況』より）

　「大麻の乱用で送致される少年」は2013年の59名を最後に連続増加し、6年で10倍となりました。大麻事犯の検挙人員に占める10代・20代の割合は4割強を占め、覚醒剤等の他の薬物に比べて、若年層の比率が高いことが特徴です。原因としてはインターネット上にあふれる誤った情報、たとえば「大麻はタバコよりも害が少ない」「タバコやアルコールよりも依存性が低い」等を鵜呑みにしていると言われています。世界的にはWHOで2018年12月に「大麻及び大麻関連物質の規制等級が緩和もしくは対象外」となり、大麻が健康面で影響が少ないと定められたことが影響しているとも考えられます。引き続き保健教育が必要です。

19 特別支援教育
Spesial educasion needs

▼19-1：通級による指導を受けている子ども数の推移（公立学校・障がい種別）

[小学校] (人)

年度 障がい種	2011	2013	2015	2017	2019
言語障害	31,314	33,305	34,908	37,134	38,275
自閉症	9,007	10,680	12,067	16,737	20,418
ADHD	6,312	9,105	12,554	15,420	18,129
学習障害	6,455	8,785	10,474	13,351	16,142
情緒障害	5,218	7,189	8,863	12,308	13,317
聴力障害	1,710	1,674	1,691	1,750	1,719
弱視	111	156	139	176	184

[中学校] (人)

年度 障がい種	2011	2013	2015	2017	2019
言語障害	293	301	429	427	477
自閉症	1,335	1,628	2,122	2,830	3,529
ADHD	714	1,219	2,055	2,715	3,086
学習障害	1,358	1,984	2,714	3,194	4,069
情緒障害	1,114	1,424	1,757	2,284	2,669
聴力障害	341	370	389	446	392
弱視	19	23	22	21	24

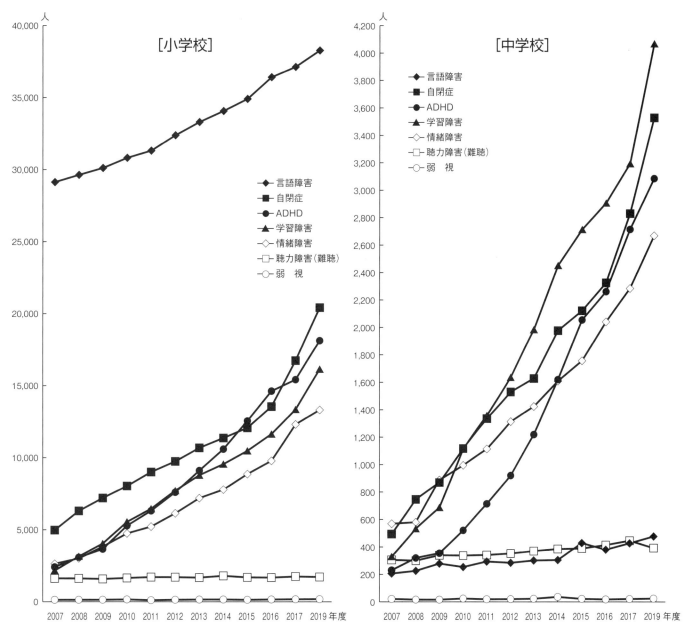

▲19-2：通級による指導を受けている子ども数の推移（公立学校・障がい種別）
(19-1、19-2：文部科学省『特別支援教育資料（平成29年度）第1部集計編・5通級による指導の実施状況』より)

　弱視、聴力障害の数値が横ばいなのに対し、発達障害と情緒障害の増加が止まりません。通級に措置される児童生徒の増加に伴い、通級学級数も増加していますが、当然ながら普通級内に占める特別な支援を要する児童生徒の割合も増加しています。特別指導専門員や包括支援員など、新しい職種の導入はありますが、肝心の教職員定数は1958年の義務教育標準法から変わっておらず、学級担任の負担も増え続けています。現状では「本当は行きたいけどバカにされる」「わが子が排除される」「みんなと違うからあの学級に行かされる」と感じる本人、保護者、通常級児童生徒がいます。その啓発のためには研修だけではなく、教職員定数の改善など環境整備も合わせて行うことが望まれます。

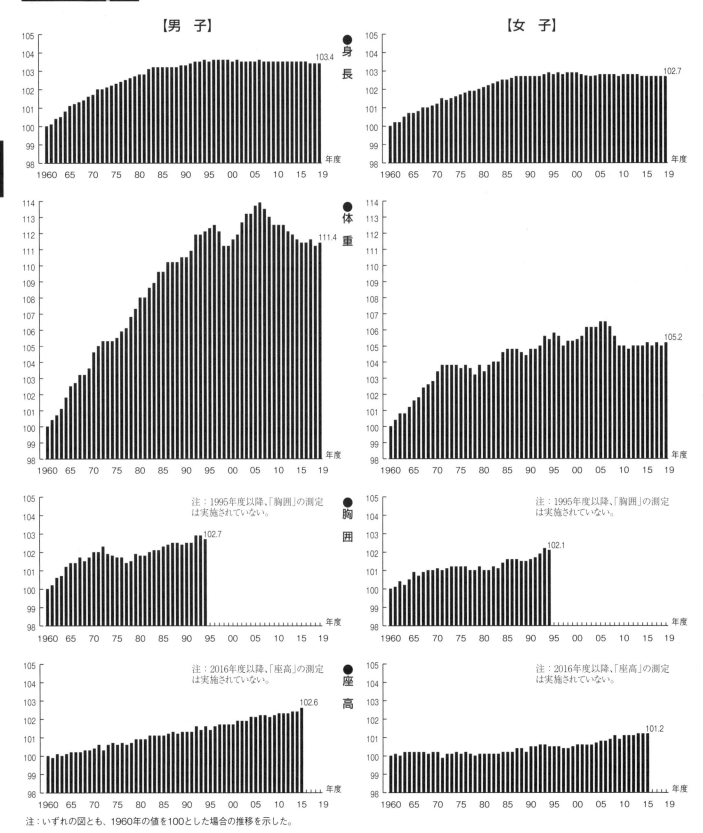

【男子】　**【女子】**

● 身長

注：1995年度以降、「胸囲」の測定
は実施されていない。

● 胸囲

注：2016年度以降、「座高」の測定
は実施されていない。

● 座高

● 体重

注：いずれの図とも、1960年の値を100とした場合の推移を示した。

▲1-1：17歳における身長・体重・胸囲・座高の年次推移
（文部科学省『学校保健統計調査報告書』より）

　このページでは、戦後一貫して大型化の一途を辿っていたわが国の子どもの体格が頭打ちになっている様子を確認してきました。その傾向は、今年掲載した2019年度データにおいても同様で、身長は、2007年度以降、ほぼ同じ平均値を示し続けています。体重は、2006年度をピークにその後は減少傾向を示しており、特に男子においてその傾向が強いことがわかります。また、「学校保健安全法施行規則の一部改正」により、2016年度からは座高の検査が必須項目から削除されました。そのため、2015年度値が最後の測定値となっています。

裸眼視力 1.0 未満（発達）
Poor visual acuity

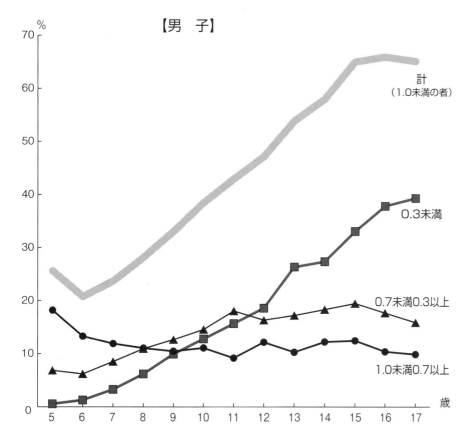

【男 子】

▼2-2：男子における裸眼視力
1.0未満の者の割合とその内訳の
加齢的推移（2019年度）　(%)

歳	裸 眼 視 力			
	計 (1.0未満)	1.0未満 0.7以上	0.7未満 0.3以上	0.3未満
5	25.62	18.20	6.86	0.56
6	20.76	13.30	6.19	1.27
7	23.68	11.89	8.51	3.28
8	28.16	11.04	10.93	6.19
9	33.04	10.46	12.66	9.92
10	38.47	11.08	14.59	12.80
11	42.96	9.19	18.07	15.70
12	47.15	12.18	16.36	18.61
13	53.92	10.30	17.25	26.37
14	57.99	12.24	18.35	27.39
15	65.02	12.47	19.49	33.07
16	65.94	10.41	17.71	37.82
17	65.11	9.89	15.91	39.31

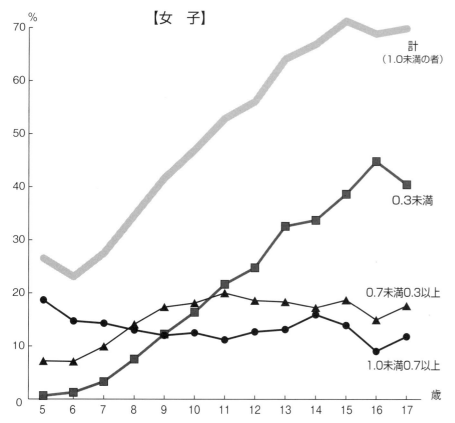

【女 子】

▼2-3：女子における裸眼視力
1.0未満の者の割合とその内訳の
加齢的推移（2019年度）　(%)

歳	裸 眼 視 力			
	計 (1.0未満)	1.0未満 0.7以上	0.7未満 0.3以上	0.3未満
5	26.52	18.68	7.20	0.64
6	23.06	14.70	7.10	1.25
7	27.51	14.28	9.94	3.29
8	34.65	13.01	14.09	7.55
9	41.65	12.02	17.36	12.26
10	46.97	12.50	18.12	16.35
11	52.86	11.19	20.00	21.66
12	56.05	12.70	18.59	24.76
13	64.08	13.14	18.35	32.59
14	66.87	15.91	17.23	33.73
15	71.24	13.91	18.70	38.64
16	68.81	9.05	14.94	44.82
17	69.83	11.81	17.59	40.43

▲2-1：裸眼視力1.0未満の者の割合とその内訳の加齢的推移（2019年度）（男女別）
(2-1、2-2、2-3：文部科学省『令和元年度学校保健統計調査報告書』より)

　　男女とも、視力不良者の割合が6歳を境に増加していく様子を観察することができます。また、その内訳を見ると「裸眼視力0.3未満の者」の占める割合が加齢とともに急増し、男子では12歳以降、女子では11歳以降で最も多い割合を示します。

3 体力・運動能力
Physical fitness and athletic ability

発
達

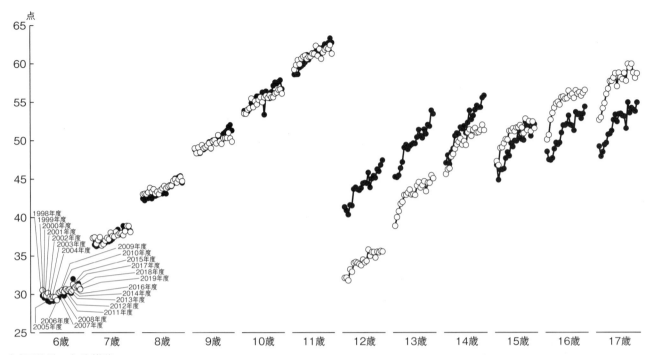

(a)平均値の年次推移

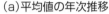

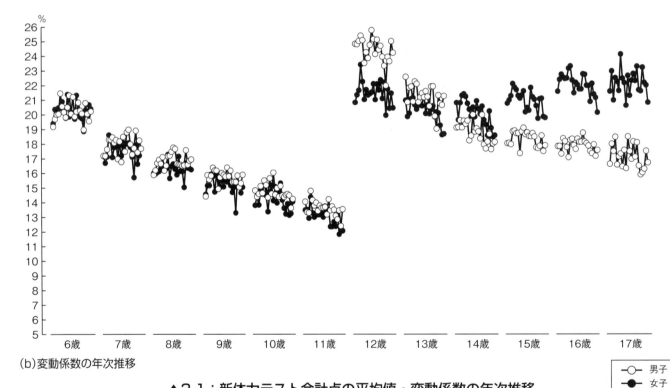

(b)変動係数の年次推移

○ 男子
● 女子

▲3-1：新体力テスト合計点の平均値・変動係数の年次推移
（スポーツ庁『体力・運動能力調査報告書』より）

　周知のとおり、毎年10月には、前年度に行われた「体力・運動能力調査」の結果がスポーツ庁（2015年から）から発表され、次の日の新聞各紙では、その結果が必ず報道されています。それによると、長年にわたって子どもの「体力低下」を報道し続けてきた新聞各紙の表現が「下げ止まり」に変わったのは2007年のことでした。その後、2009年の報道では「向上の兆し」や「体力向上」といった表現が見受けられるようになり、2015年には「中高生の体力　過去最高」（産経新聞）や「子どもの運動能力向上続く」（日本経済新聞）といった表現が紙面を踊りました。しかしながら、上図に示した合計点の推移を見る限り、新体力テストに変更されてからの約20年間、小学校低学年では横ばい、高学年以降では、継続的に上昇傾向にあることが確認できます。つまり、体力・運動能力調査の結果から確認できる子どもの総体的な行動体力や運動能力は、以前から上昇し続けていたのです。

　また、加齢に伴って、男子では変動係数が低下するのに対して、女子ではその変化が小さい様子も確認できます。今後はこの点にも注目していきたいと思います。

124

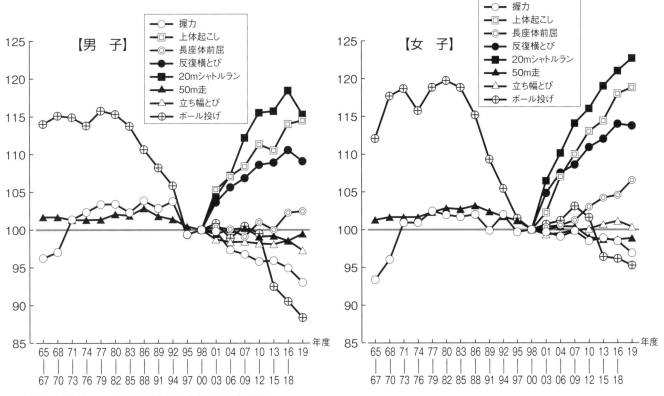

（a）新体力テスト項目別の平均値の年次推移

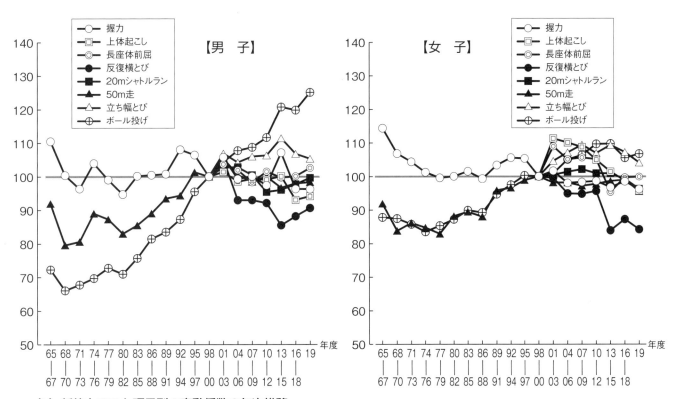

（b）新体力テスト項目別の変動係数の年次推移

注：いずれの図とも、1998年から2000年までの値を100とした場合の推移を示した。

▲3-2：新体力テストにおける項目別平均値・変動係数の年次推移（11歳）
（スポーツ庁『体力・運動能力調査報告書』より）

　11歳における平均値の年次推移を見ると、「ボール投げ」が子どもたちからキャッチボールのような遊びが減っていった1980年代と1990年代に低下傾向を、2000年代に横ばい傾向を示した後、現在は再び低下傾向にある様子を確認することができます。しかしながら、その他の項目では、男子の「握力」が幾分低下していることを除けば、顕著な低下傾向は示されていません。そればかりか、「20mシャトルラン」「上体おこし」「反復横とび」については、1998年度以降は上昇傾向にあることも確認できます。

発
達

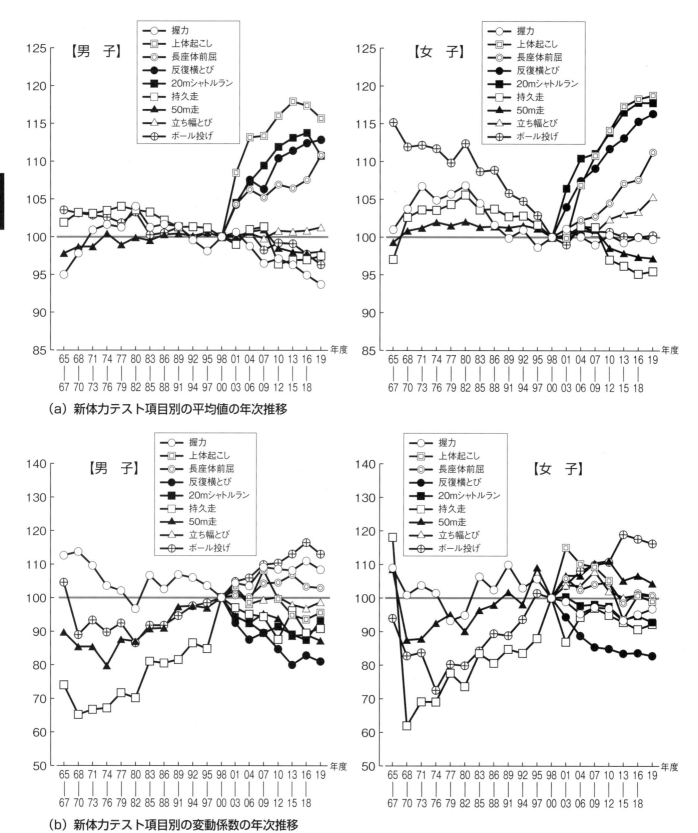

（a）新体力テスト項目別の平均値の年次推移

（b）新体力テスト項目別の変動係数の年次推移

注：いずれの図とも、1998年から2000年までの値を100とした場合の推移を示した。

▲3-3：新体力テストにおける項目別平均値・変動係数の年次推移（14歳）
（スポーツ庁『体力・運動能力調査報告書』より）

　14歳では、調査開始当初から1990年代後半まで女子の「ボール投げ」が低下傾向にある様子がわかります。ここ数年は、男女とも「持久走」「50m走」が緩やかながら低下傾向を示しています。しかしながら、その他の項目では、11歳と同様に、顕著な低下傾向は示されておらず、「上体起こし」「20mシャトルラン」「反復横とび」「長座体前屈」については、やはり1998年度以降は上昇傾向にあることも確認できます。

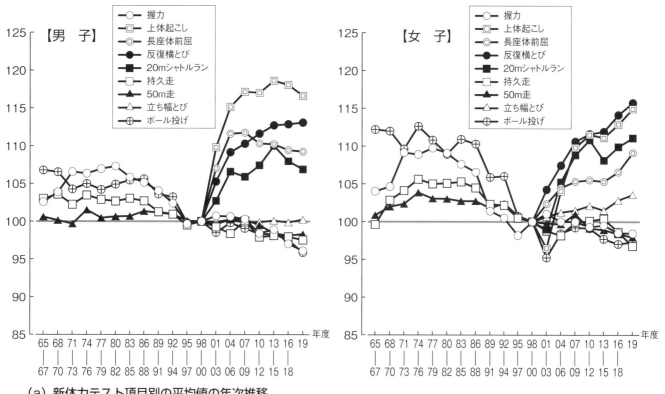

（a）新体力テスト項目別の平均値の年次推移

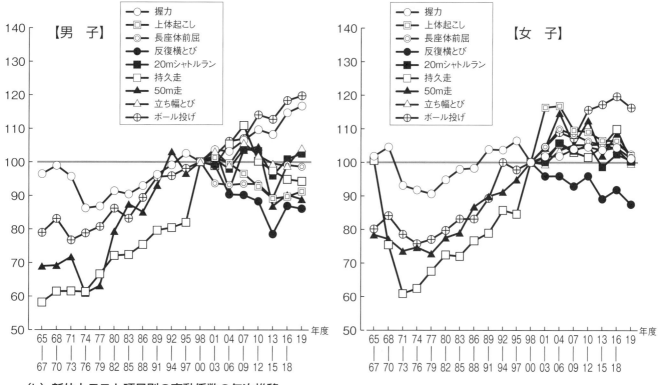

（b）新体力テスト項目別の変動係数の年次推移

注：いずれの図とも、1998年から2000年までの値を100とした場合の推移を示した。

▲3-4：新体力テストにおける項目別平均値・変動係数の年次推移（17歳）
（スポーツ庁『体力・運動能力調査報告書』より）

　17歳も、おおむね11歳、14歳と同じ傾向にあります。いずれの項目でも、目立った減少傾向はみられず、むしろ、1998年度以降の「上体起こし」「20mシャトルラン」「反復横とび」「長座体前屈」の上昇傾向が目立ちます。

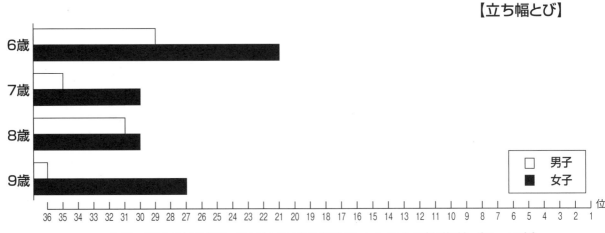

【立ち幅とび】

▲3-5：過去37年間における2019年度の立ち幅とびの順位（6〜9歳）

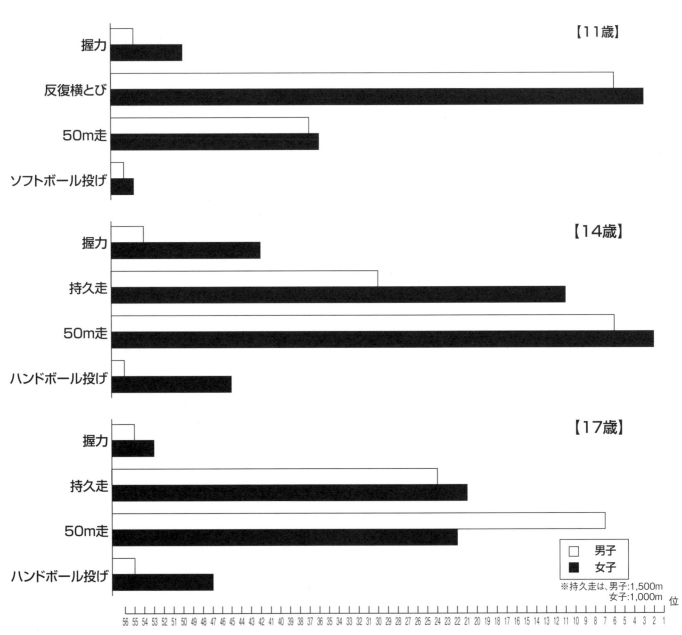

▲3-6：過去56年間における2019年度の体力・運動能力の順位（11・14・17歳）

(3-5、3-6：スポーツ庁『体力・運動能力調査報告書』より)

　測定方法が変更されていない項目では、「体力・運動能力調査」が開始された1964年度からの過去56年間の記録と比較した2019年度の順位を算出することができます。これを見ると、11歳男女の「ソフトボール投げ」、14・17歳男子と17歳女子の「握力」、14・17歳男子の「ハンドボール投げ」が低順位であるものの、11歳男女の「反復横とび」、14歳男女の「50m走」は極めて高順位であることがわかります。

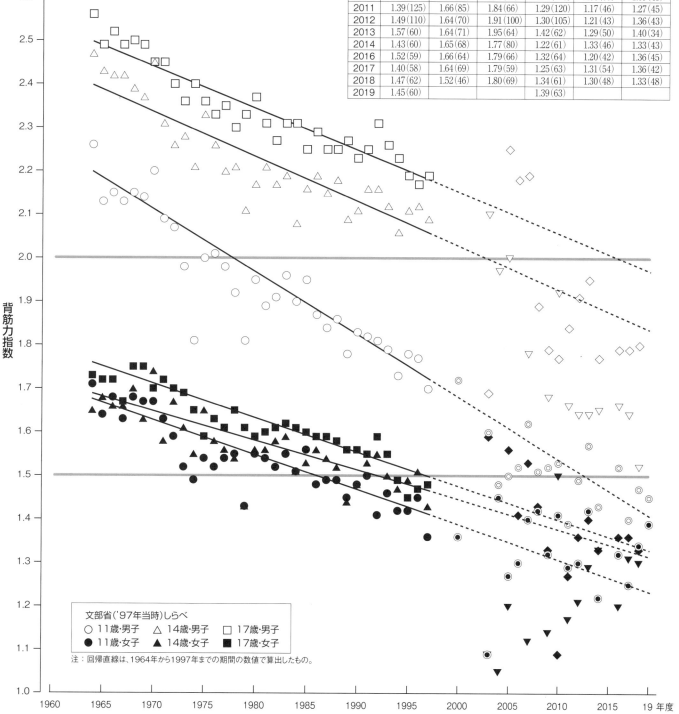

▼3-8：背筋力指数(対象数)の推移(連絡会議しらべによる)

年度	男子			女子		
	11歳	14歳	17歳	11歳	14歳	17歳
2000	1.72(16)			1.36(14)		
2003	1.60(76)	2.10(13)	1.69(35)	1.09(53)	1.09(7)	1.59(7)
2004	1.48(75)	1.97(32)		1.45(54)	1.05(12)	
2005	1.50(118)	2.00(23)	2.25(139)	1.27(99)	1.20(4)	1.56(118)
2006	1.52(73)		2.18(131)	1.30(47)		1.41(143)
2007	1.62(77)	1.78(108)	2.19(183)	1.40(46)	1.12(44)	1.53(173)
2008	1.51(70)		1.89(63)	1.42(52)		1.43(79)
2009	1.52(127)	1.68(107)	1.79(73)	1.32(98)	1.14(41)	1.33(32)
2010	1.53(120)	1.92(85)	1.77(67)	1.41(115)	1.50(59)	1.09(45)
2011	1.39(125)	1.66(85)	1.84(66)	1.29(120)	1.17(46)	1.27(45)
2012	1.49(110)	1.64(70)	1.91(100)	1.30(105)	1.21(43)	1.36(43)
2013	1.57(60)	1.64(71)	1.95(64)	1.42(62)	1.29(50)	1.40(34)
2014	1.43(60)	1.65(68)	1.77(80)	1.22(61)	1.33(46)	1.33(43)
2016	1.52(60)	1.66(64)	1.79(66)	1.32(64)	1.20(42)	1.36(45)
2017	1.40(58)	1.64(69)	1.79(59)	1.25(63)	1.31(54)	1.36(42)
2018	1.47(62)	1.52(46)	1.80(69)	1.34(61)	1.30(48)	1.33(48)
2019	1.45(60)			1.39(63)		

連絡会議しらべ
◎ 11歳・男子　▽ 14歳・男子　◇ 17歳・男子
● 11歳・女子　▼ 14歳・女子　◆ 17歳・女子

注：連絡会議しらべの年度別・年齢別対象数は別表のとおり。

発達

文部省('97年当時)しらべ
○ 11歳・男子　△ 14歳・男子　□ 17歳・男子
● 11歳・女子　▲ 14歳・女子　■ 17歳・女子

注：回帰直線は、1964年から1997年までの期間の数値で算出したもの。

背筋力指数

▲3-7：スポーツテストにおける11・14・17歳の背筋力指数（背筋力／体重）の年次推移
（文部省（'97年当時）『体力・運動能力調査報告書』より）（連絡会議しらべより）

　1964年度から1997年度まで行われていた体力・運動能力調査の全国平均値からは、いずれの年齢の男女共、背筋力を体重で除した「背筋力指数」の値が調査開始当初から一貫して低下傾向にある様子を確認してきました。連絡会議では、高校卒業時の到達目標として男子2.0、女子1.5を提案してきましたが、1998年度から開始された「新体力テスト」では、測定項目から"背筋力"が削除されてしまいました。そのため、本書では各地での測定結果を集約し、せめてこの低下傾向に歯止めがかかるまではこの動向を観察したいと考え、上図を作成しています。それによると、依然として低下傾向に歯止めがかかっていない様子をうかがうことができ、引き続きこの観察を続けなければと思っています。各地での測定結果をどしどしお寄せくだされば と思います。

発達

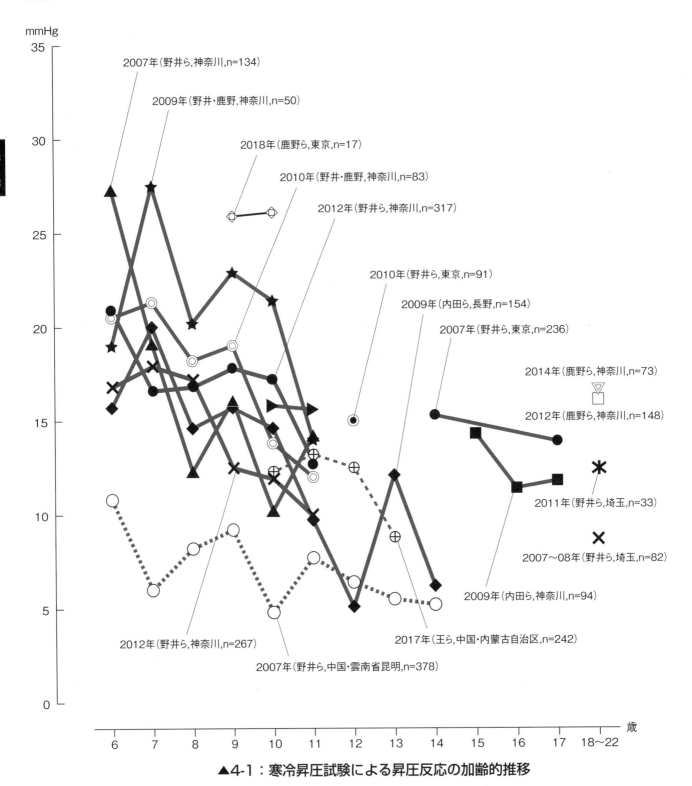

mmHg

2007年（野井ら,神奈川,n=134）

2009年（野井・鹿野,神奈川,n=50）

2018年（鹿野ら,東京,n=17）

2010年（野井・鹿野,神奈川,n=83）

2012年（野井ら,神奈川,n=317）

2010年（野井ら,東京,n=91）

2009年（内田ら,長野,n=154）

2007年（野井ら,東京,n=236）

2014年（鹿野ら,神奈川,n=73）

2012年（鹿野ら,神奈川,n=148）

2011年（野井ら,埼玉,n=33）

2007〜08年（野井ら,埼玉,n=82）

2009年（内田ら,神奈川,n=94）

2012年（野井ら,神奈川,n=267）

2017年（王ら,中国・内蒙古自治区,n=242）

2007年（野井ら,中国・雲南省昆明,n=378）

歳

▲4-1：寒冷昇圧試験による昇圧反応の加齢的推移

　子どもの自律神経機能の発達不全と不調が心配されています。そのため、その実態をとらえるために、この『白書』ではおもに体位血圧反射法や寒冷昇圧試験という手法を用いて行われた調査の結果を観察し続けてきました。寒冷昇圧試験とは、片手を４℃の氷水に１分間浸したときの血圧反応から自律神経機能の調子を判定しようとする検査で、血圧計、温度計、氷水さえ用意できれば現場でも測定可能な方法です。

　上図には、冷水刺激による血圧上昇の程度（昇圧反応）を調査ごとに示しました。ご覧のように、これまでの測定結果から、日本で行われたどの調査よりも中国・昆明で行われた調査結果（2007年）のほうが昇圧反応が小さく、日本の子どもの交感神経が過剰に反応している様子が心配されてきました。このような傾向は直近「2018年（鹿野ら，東京，n=17）」の調査結果でも確認でき、日本の子どもにおける自律神経機能の不調が一層心配されます。

5 高次神経活動
Activity of prefrontal cortex

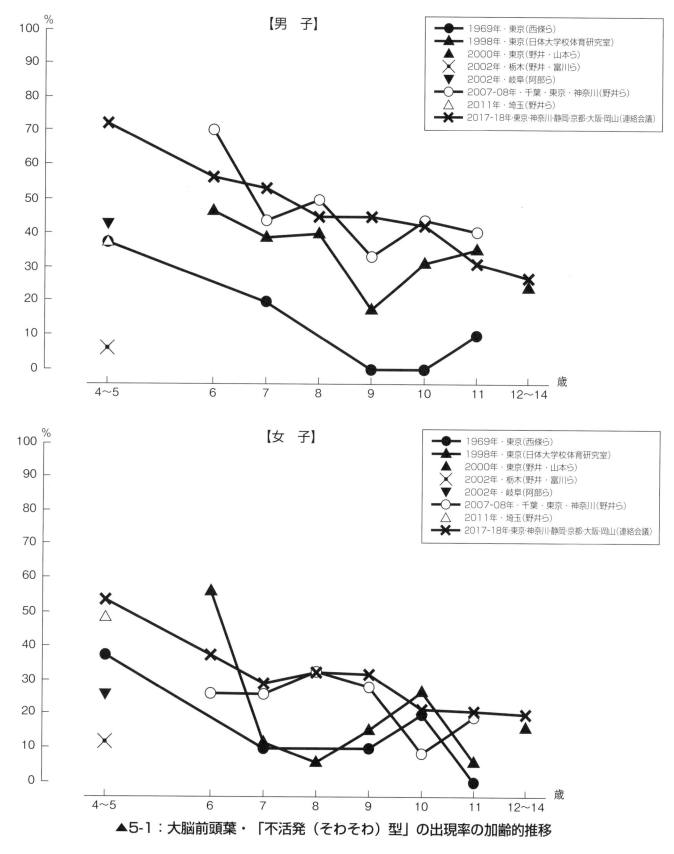

▲5-1：大脳前頭葉・「不活発（そわそわ）型」の出現率の加齢的推移

　「不活発（そわそわ）型」は、"興奮"も"抑制"も共に十分に育っていないタイプ（"そわそわ""キョロキョロ"していて集中が持続しない最も幼稚なタイプ）です。男子の結果を見ると、1969年調査の結果よりも、1998年調査、2007-08年調査と出現率が増加している様子が確認でき、男子の幼さ、発達の遅れが心配されてきました。

　直近「2017-18年・東京・神奈川・静岡・京都・大阪・岡山（連絡会議）」の結果を見ると、男女共に2007-08年調査と同程度の出現率である様子がうかがえます。また、男子は小学校入学時（6歳）になっても約6割、中学生（12～14歳）になっても約3割がこのタイプに判定される様子から、依然として男子の幼さが気になります。

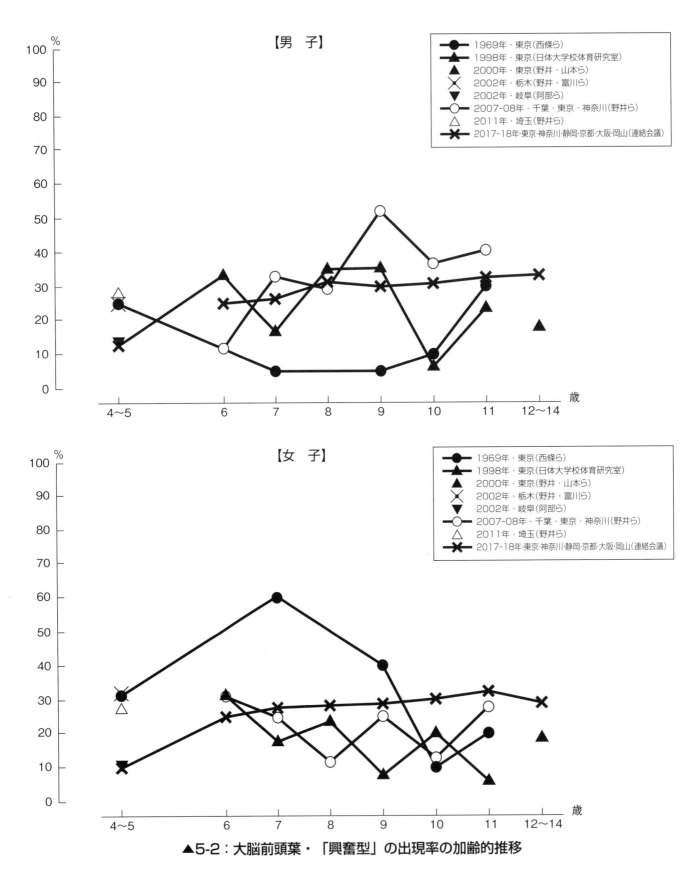

【男 子】

凡例:
- 1969年・東京（西條ら）
- 1998年・東京（日体大学校体育研究室）
- 2000年・東京（野井・山本ら）
- 2002年・栃木（野井・富川ら）
- 2002年・岐阜（阿部ら）
- 2007-08年・千葉・東京・神奈川（野井ら）
- 2011年・埼玉（野井ら）
- 2017-18年・東京・神奈川・静岡・京都・大阪・岡山（連絡会議）

【女 子】

凡例:
- 1969年・東京（西條ら）
- 1998年・東京（日体大学校体育研究室）
- 2000年・東京（野井・山本ら）
- 2002年・栃木（野井・富川ら）
- 2002年・岐阜（阿部ら）
- 2007-08年・千葉・東京・神奈川（野井ら）
- 2011年・埼玉（野井ら）
- 2017-18年・東京・神奈川・静岡・京都・大阪・岡山（連絡会議）

▲5-2：大脳前頭葉・「興奮型」の出現率の加齢的推移

　「興奮型」は、"抑制"に比べて"興奮"が優位なタイプ（子どもらしい"興奮"が惹起されているタイプ）です。ここには示していませんが、2004〜2005年に調査された徳島県のある町における男子の出現率はとても特徴的でした。この地域の9歳の男子は、これまでの調査にはなかったような高い「興奮型」の出現率を示しましたが、その後は急激に別のタイプに移行していく様子が観察されたのです。子どもが子どもらしく"ワクワク・ドキドキ"する機会をしっかりと保障することの重要性を予想させてくれます。
　直近「2017-18年・東京・神奈川・静岡・京都・大阪・岡山（連絡会議）」の結果を見ると、男女共に8歳で約3割の出現率に達し、その後は横ばいに推移する様子がうかがえます。

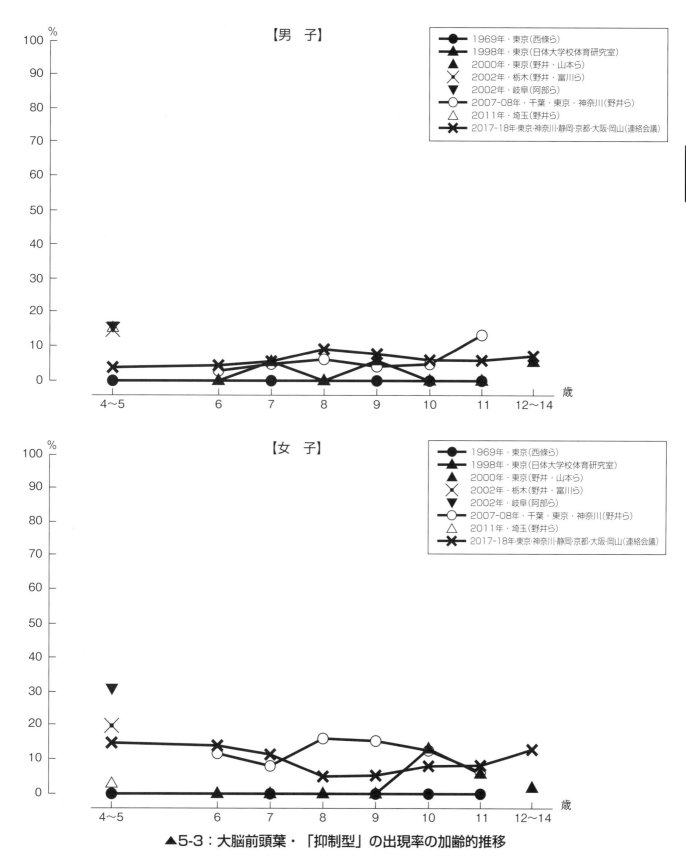

【男 子】

凡例:
- 1969年・東京(西條ら)
- 1998年・東京(日体大学校体育研究室)
- 2000年・東京(野井・山本ら)
- 2002年・栃木(野井・富川ら)
- 2002年・岐阜(阿部ら)
- 2007-08年・千葉・東京・神奈川(野井ら)
- 2011年・埼玉(野井ら)
- 2017-18年・東京・神奈川・静岡・京都・大阪・岡山(連絡会議)

【女 子】

凡例:
- 1969年・東京(西條ら)
- 1998年・東京(日体大学校体育研究室)
- 2000年・東京(野井・山本ら)
- 2002年・栃木(野井・富川ら)
- 2002年・岐阜(阿部ら)
- 2007-08年・千葉・東京・神奈川(野井ら)
- 2011年・埼玉(野井ら)
- 2017-18年・東京・神奈川・静岡・京都・大阪・岡山(連絡会議)

▲5-3：大脳前頭葉・「抑制型」の出現率の加齢的推移

　「抑制型」は、"興奮"に比べて"抑制"が優位なタイプ（子どもらしい"興奮"が抑えられているタイプ）です。1969年調査では観察されなかったのがこのタイプの子どもたちです。ところが、それ以降は年齢に関係なく少しずつ観察されるようになっています。子どもなのに抑えがかかりすぎてしまうわけですから、自分の気持ちを表現することが苦手な子どもたち、おとなしくて"よい子"とみられがちな子どもたちと言えるのかもしれません。

　直近「2017-18年・東京・神奈川・静岡・京都・大阪・岡山（連絡会議）」の結果を見ると、どの年齢においても約1割程度がこのタイプに判定される様子が見受けられます。

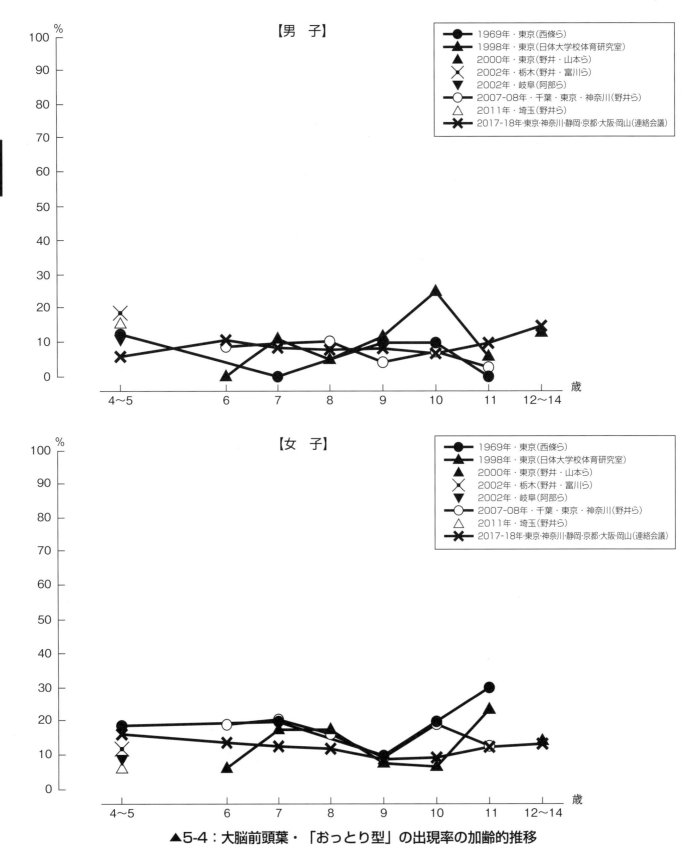

【男 子】

凡例:
- 1969年・東京(西條ら)
- 1998年・東京(日体大学校体育研究室)
- 2000年・東京(野井・山本ら)
- 2002年・栃木(野井・富川ら)
- 2002年・岐阜(阿部ら)
- 2007-08年・千葉・東京・神奈川(野井ら)
- 2011年・埼玉(野井ら)
- 2017-18年・東京・神奈川・静岡・京都・大阪・岡山(連絡会議)

【女 子】

凡例:
- 1969年・東京(西條ら)
- 1998年・東京(日体大学校体育研究室)
- 2000年・東京(野井・山本ら)
- 2002年・栃木(野井・富川ら)
- 2002年・岐阜(阿部ら)
- 2007-08年・千葉・東京・神奈川(野井ら)
- 2011年・埼玉(野井ら)
- 2017-18年・東京・神奈川・静岡・京都・大阪・岡山(連絡会議)

▲5-4：大脳前頭葉・「おっとり型」の出現率の加齢的推移

　「おっとり型」は、"興奮"も"抑制"も十分に育ちバランスもいいが、"切り替え"が上手でないタイプ（物事への対応の時間を要するタイプ）です。ここには示していませんが1990年代後半に中国・北京で実施された調査では、このタイプの子どもたちが中学生になっても一定数観察されたことから、「一人っ子政策」が影響しているのではないかと議論されました。すなわち、生まれたときから常に自分中心の生育環境が用意されているときに、このタイプが多くなってしまうのかもしれません。

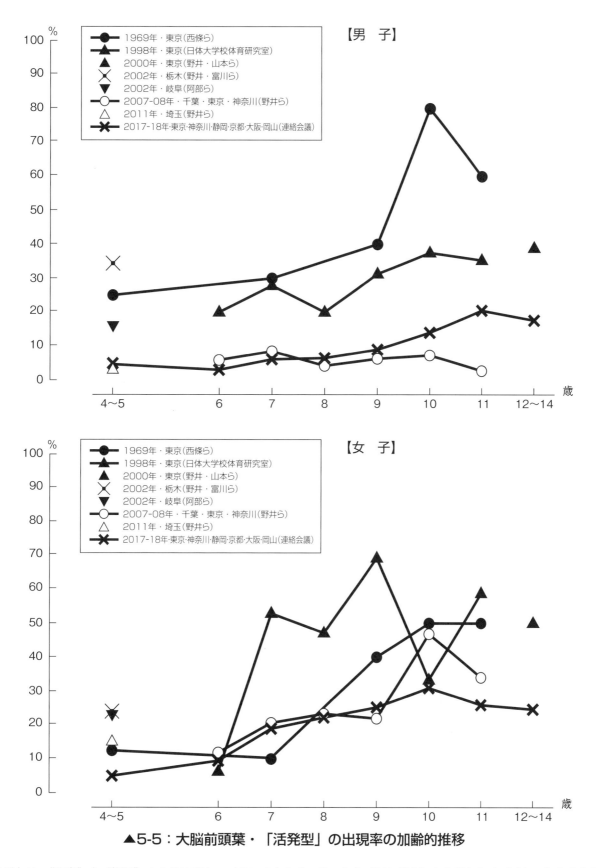

【男 子】

凡例：
● 1969年・東京（西條ら）
▲ 1998年・東京（日体大学校体育研究室）
▲ 2000年・東京（野井・山本ら）
✕ 2002年・栃木（野井・富川ら）
▼ 2002年・岐阜（阿部ら）
○ 2007-08年・千葉・東京・神奈川（野井ら）
△ 2011年・埼玉（野井ら）
✖ 2017-18年·東京·神奈川·静岡·京都·大阪·岡山（連絡会議）

【女 子】

▲5-5：大脳前頭葉・「活発型」の出現率の加齢的推移

　「活発型」は、"興奮"も"抑制"も十分に育ち、バランスもよく、そのうえ"切り替え"も上手なタイプ（もっとも成人らしいタイプ）です。
　直近「2017-18年・東京・神奈川・静岡・京都・大阪・岡山（連絡会議）」の結果を見ると、女子に対して男子が育ちにくい様子をうかがうことができます。この機能に関する男子の発達条件を明らかにすることが急務の課題と言えます。

生活

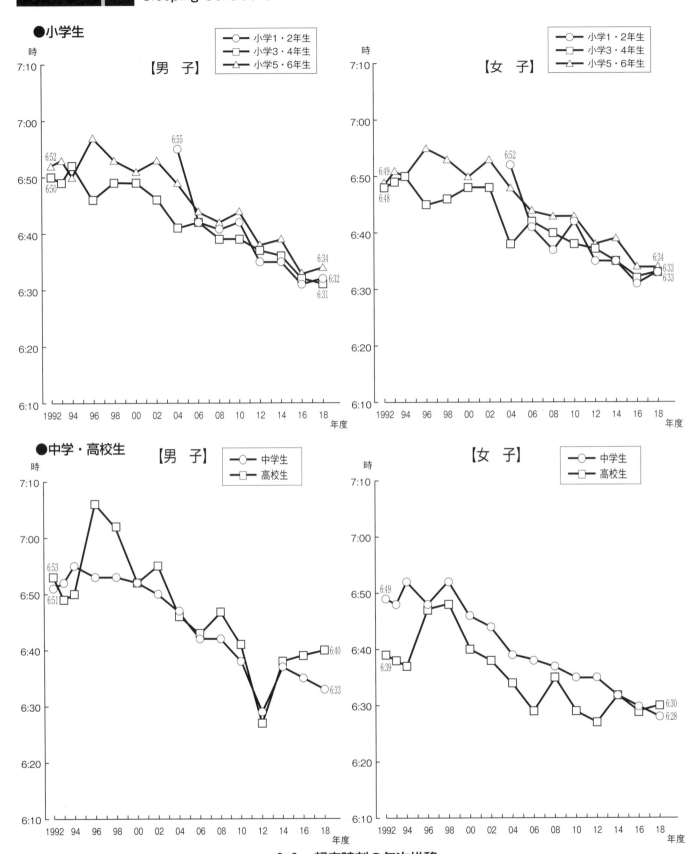

●小学生

【男子】 小学1・2年生 小学3・4年生 小学5・6年生

【女子】 小学1・2年生 小学3・4年生 小学5・6年生

●中学・高校生

【男子】 中学生 高校生

【女子】 中学生 高校生

▲1-1：起床時刻の年次推移
Q. 今朝は何時ごろ起きましたか
（日本学校保健会『児童生徒の健康状態サーベイランス事業報告書』の数値を基に作図）

　調査開始当初と比べると、いずれの学年段階も起床時刻が徐々に早くなっています。小学生では男女とも、ほぼ同時刻の起床時刻ですが、中学・高校生では、男子よりも女子の起床時刻が早くなっています。

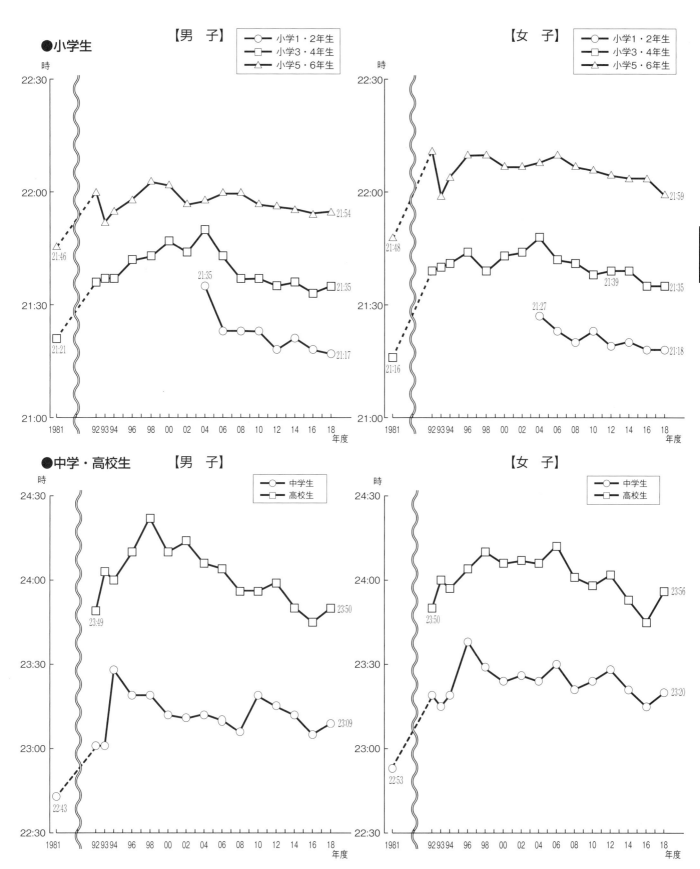

▲1-2：就床時刻の年次推移
Q. 昨日は何時ごろ寝ましたか
（日本学校保健会『児童生徒の健康状態サーベイランス事業報告書』の数値を基に作図）

　就床時刻は学年段階が上がるにつれて遅くなっていきます。ここ数年は、いずれの学年段階においても横ばい状態もしくは、やや早くなる傾向が続いていますが、1981年度調査の結果と比べると、就床時刻は遅くなっています。

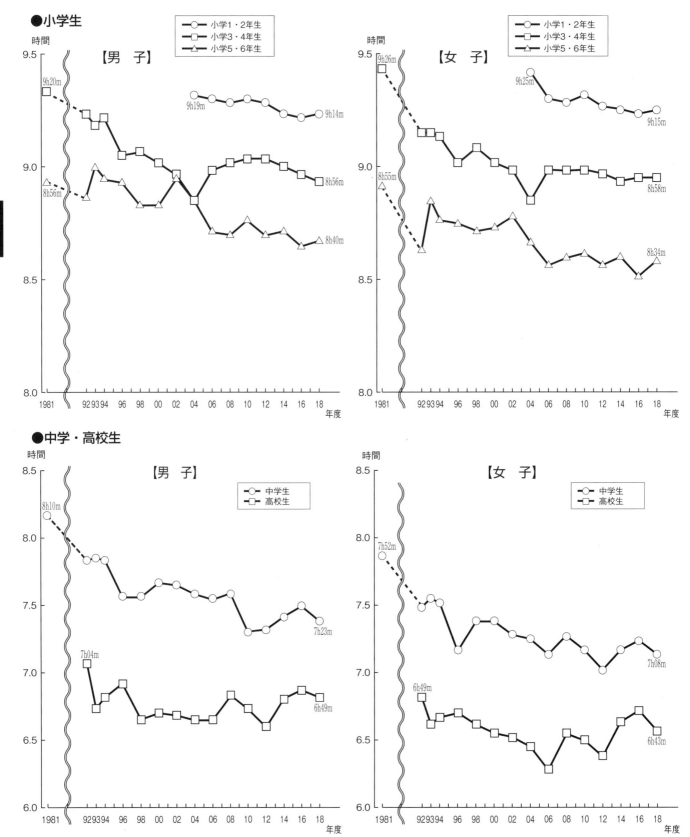

▲1-3：睡眠時間の年次推移（就床時刻と起床時刻から算出する）
（日本学校保健会『児童生徒の健康状態サーベイランス事業報告書』の数値を基に作図）

　睡眠時間は、学年段階が上がるにつれて短くなっています。1981年度調査と比較すると睡眠時間は小学3・4年生では男子24分間、女子28分間、小学5・6年生では男子16分間、女子21分間、中学生では男子47分間、女子44分間も短くなっています。また、小学5・6年生、中学・高校生では、男子よりも女子の睡眠時間が短くなっています。

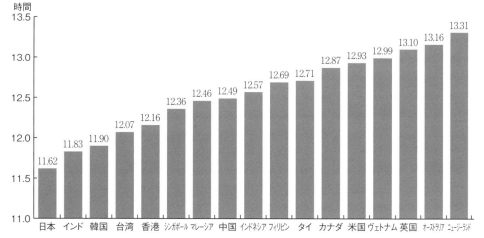

時間

▲1-4：乳幼児（0〜3歳）の平均睡眠時間の国際比較

（Mindell JA, et al. (2010). Cross-cultural difference in infant and toddler sleep.
Sleep Medicine 11: 274-280の数値を基に作図）

17カ国における乳幼児（0〜3歳）を対象とした睡眠習慣についての国際比較によると、1日あたりの総睡眠時間は日本が最も短く11.62時間でした。次いで、インド、韓国、台湾、香港とアジア諸国が短い睡眠時間であることがわかります。

小中高校生においても同様、世界の子どもたちと睡眠時間を比較すると、日本の睡眠時間の短さが際立っていることがわかります。

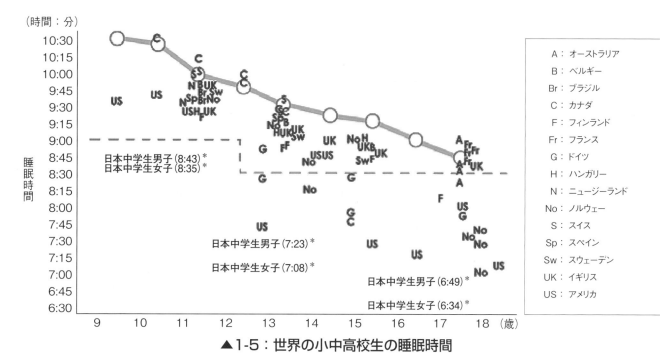

▲1-5：世界の小中高校生の睡眠時間
（点線は米国疾病管理予防センター（CDC）が推奨する睡眠時間）

（Olds T, et al. (2010). Normative data on the sleep habits of Australian children and adolescents. Sleep 33: 1381-8
のデータに基づいて、神山潤（2015）睡眠の生理と臨床、第3版、診断と治療社を参考に作図）
注）＊のデータは日本学校保健会『平成30年度〜令和元年度児童生徒の健康状態サーベイランス事業報告書』より

▼1-6：National Sleeps Foundation（アメリカ）が
　　　発表した各年代における推奨睡眠時間

年齢＼推奨時間	限界最短睡眠時間 May be Appropriate	望ましい睡眠時間 Recommended	限界最長睡眠時間 May be Appropriate
新生児（0〜3か月）NEWBORN	11〜13	14〜17	18〜19
乳児（4〜11か月）INFANT	10〜11	12〜15	16〜18
幼児（1〜2歳）TODDLER	9〜10	11〜14	15〜16
幼児期（3〜5歳）PRE-SCHOOL	8〜9	10〜13	14
学童期（6〜13歳）SCHOOL AGE	7〜8	9〜11	12
中高生（14〜17歳）TEEN	7	8〜10	11
大人（18〜25歳）YOUNG ADULT	6	7〜9	10〜11
大人（26〜64歳）ADULT	6	7〜9	10
高齢者（65歳〜）OLDER ADULT	5〜6	7〜8	9

（The National sleep foundation in USA, 2015）

2015年に全米睡眠財団から出された各年代における推奨睡眠時間の目安です。本書で紹介した小学生、中学・高校生の睡眠時間を見ると、どの学年段階においても、この目安よりも短い時間となっています。子どもたちの成長にとって重要な「睡眠時間」について、改めて考えていく必要性を強く感じます。

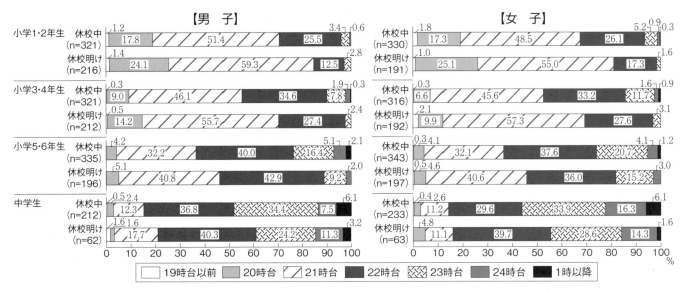

▲1-7：コロナ休校中と休校明けにおける就床時刻の分布

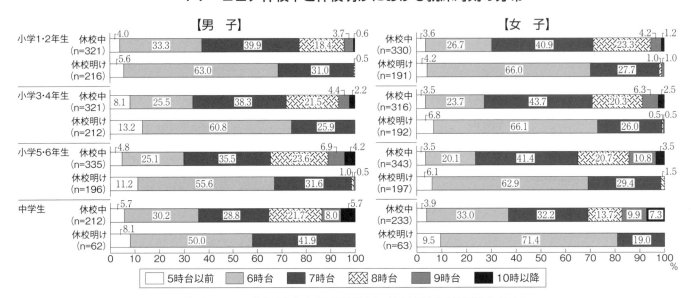

▲1-8：コロナ休校中と休校明けにおける起床時刻の分布

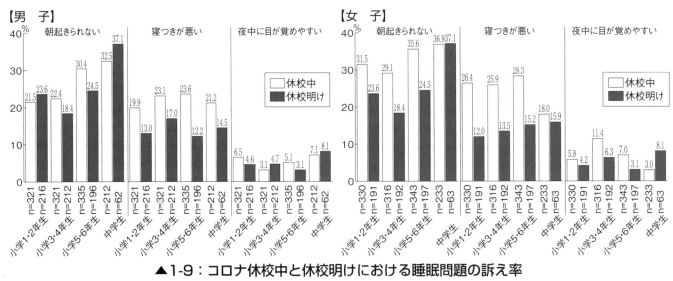

▲1-9：コロナ休校中と休校明けにおける睡眠問題の訴え率

　本書のP.8-11にも掲載した「速報！コロナ緊急調査」から睡眠に関する調査結果をまとめました。休校中と休校明けの就床時刻、起床時刻の分布を比較すると、休校中のほうが就床時刻も起床時刻も遅く、生活が「遅寝遅起き」となっていた様子が確認できます。特に起床時刻の分布を見ると、朝7時台、8時台に起床する割合が多く、9時台、10時台の起床も確認されました。

　睡眠問題については、休校期間のほうが問題を有する割合が高い傾向が示されました。休校期間中の外出自粛により、自宅内での生活を強いられたことが、睡眠にも影響を及ぼしていたと考えられます。

2 排便／食事状況
Defecation and meal conditions

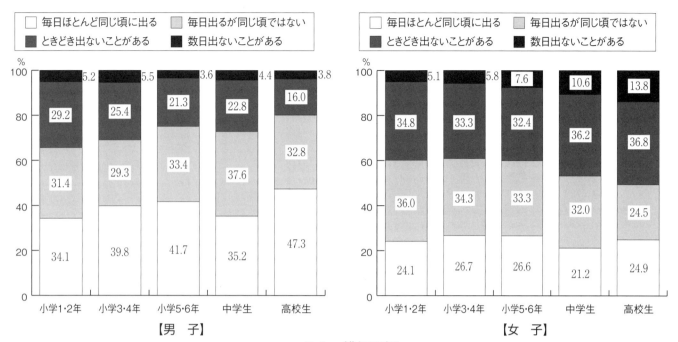

▲2-1：排便習慣
Q.大便は、毎日どのように出ますか
（日本学校保健会：『平成30年度〜令和元年度児童生徒の健康状態サーベイランス事業報告書』の数値を基に作図）

　排便状況は、男子よりも女子で毎日排便が出ない者の割合が多くなっています。特に、女子は学年段階が上がると、その割合が高くなっています。

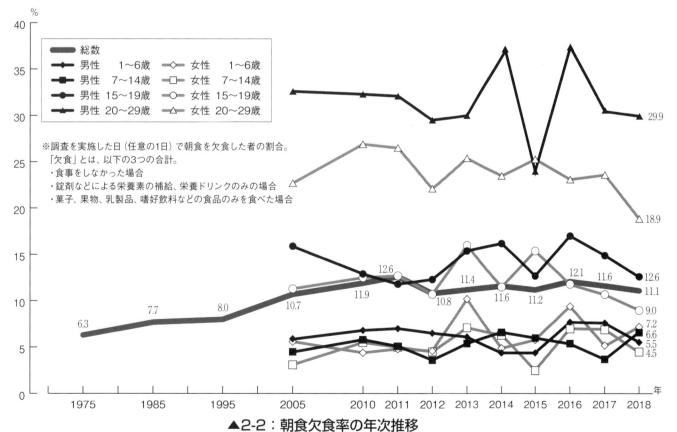

▲2-2：朝食欠食率の年次推移
（厚生労働省『国民健康・栄養調査』より）

　朝食の欠食率は年齢が高くなるほど上昇し、なかでも20歳代になると急激に上昇します。これは、20歳頃から生活習慣が不規則になることが一因と考えられます。仕事をしたり、ひとり暮らしを始めたりなど、生活環境が変化しても健康なからだを保つような生活習慣を維持できるよう、生涯を通じた食育の必要性が感じられます。

3 電子メディア
Electronic media

【低年齢層】

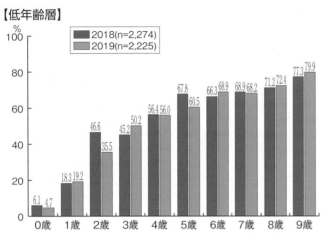

【青少年】

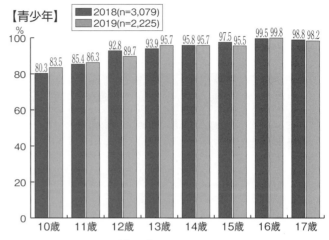

▲3-1：年齢別の子どものインターネットの利用率

注）低年齢層（0歳〜満9歳）調査は保護者を対象に、青少年（満10〜満17歳）調査は青少年本人を対象に行われているため、直接比較することはできない。インターネット利用率は、回答した青少年全員及び低年齢層の子どもの保護者をベースに集計。

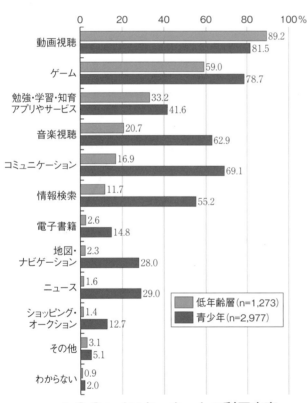

▲ 3-2：インターネットの利用内容

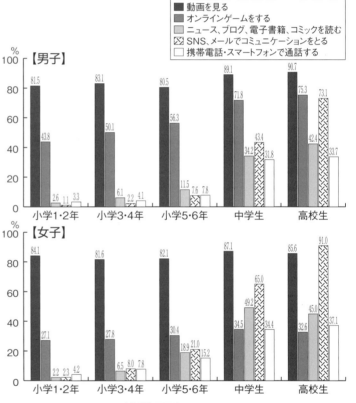

▲ 3-3：携帯電話・スマートフォンやタブレットパソコンの利用内容

（3-1〜3-2：内閣府政策統括官（共生社会政策担当）『令和元年度青少年のインターネット利用環境実態調査』（https://www8.cao.go.jp/youth/youth-harm/chousa/r01/net-jittai/pdf-index.html）を基に作図）
（3-3 日本学校保健会『平成30年度〜令和元年度児童生徒の健康状態サーベイランス事業報告書』を基に作図）

　0〜9歳までのインターネットの利用率は、年齢と共に上昇していく様子を見ることができます。10歳以上になると大きな変化はなく、多くの子どもたちがインターネットを利用していることがわかります。インターネット利用の内容（▲3-2）を見ると、低年齢層、青少年のいずれも「動画視聴」、「ゲーム」が高い割合を示しています。小中高校生も同様（▲3-3）、インターネットの利用内容は、いずれの学年段階も「動画を見る」が高値を示し、加えて、中高校生では、男女ともに「SNS、メールでコミュニケーションをとる」の割合も高くなっています。また、「オンラインゲームをする」割合は、女子よりも男子のほうが高くなっており、小学1・2年生でも4割以上がオンラインゲームを利用しています。

【青少年】

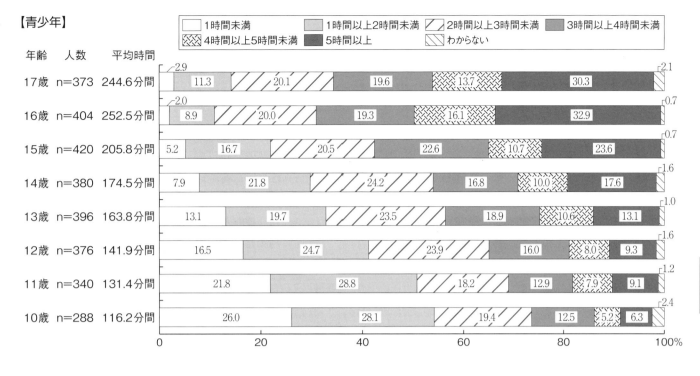

【低年齢層】

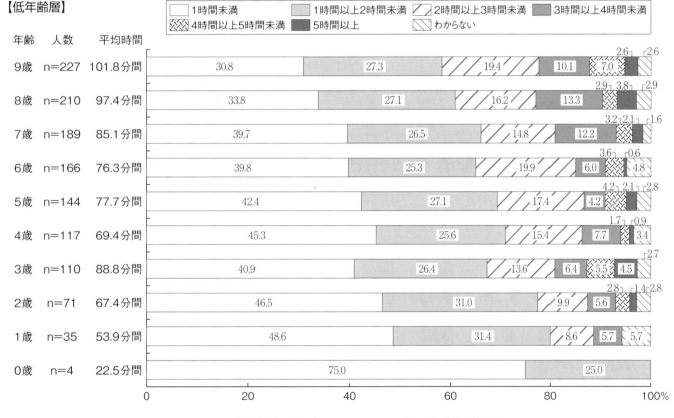

▲3-4：年齢別の子どものインターネット利用時間

(出典：内閣府政策統括官（共生社会政策担当）『令和元年度青少年のインターネット利用環境実態調査報告書』
(https://www8.cao.go.jp/youth/youth-harm/chousa/net-jittai_list.html) を基に作図)

注）低年齢層（0～満9歳）調査は保護者を対象に、青少年（満10～満17歳）調査は青少年本人を対象に行われた結果であるため、直接比較することはできない。インターネットを利用していると回答した場合に、平日（土日を除く）の平均利用時間を調査した。
注）青少年及び低年齢層の子どもの保護者に対して調査した15機器のうち、いずれかの機器でインターネットを利用していると回答した青少年及び低年齢層の子どもの保護者をベースに集計。

　年齢別のインターネット利用時間は、年齢が上がるにつれて長くなっています。0～9歳の低年齢層では、半数以上が2時間未満の利用時間となっていますが、前年度調査と比べると、「2時間以上3時間未満」の割合が増加していました。10～17歳の青少年では、さらに利用時間が長くなり、5時間以上利用している割合が急増しています。さらに、前年度調査と比べると「3時間以上4時間未満」「4時間以上5時間未満」の割合が増えている様子を観察することもできました。

生活

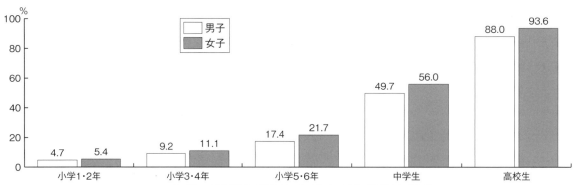

▲3-5：SNSを利用したことがある者の割合

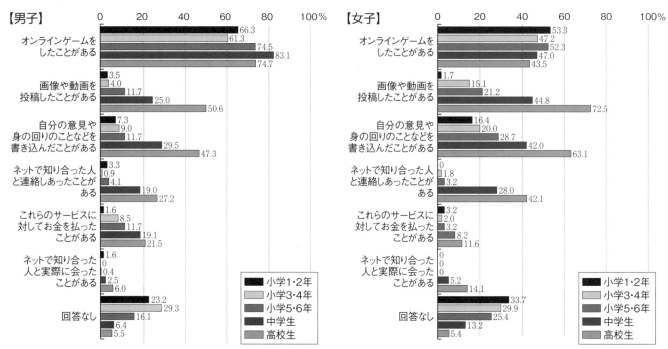

▲3-6：SNSの利用内容（SNSを「利用したことがある」と答えた者のみ回答）

注）SNS（ソーシャル・ネットワーキング・サービス）は、趣味や目的が同じような人と人とのつながりをサポートするインターネット上のサービスで、ライン、ツイッター、フェイスブック、ミクシー、モバゲー、グリーなどのサイトがよく知られている。

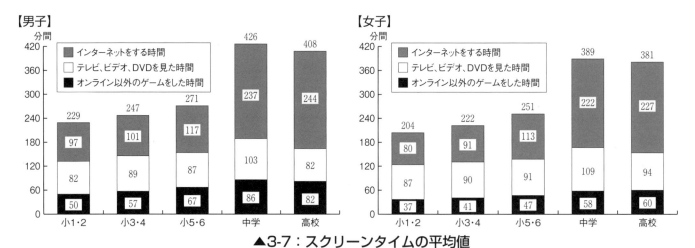

▲3-7：スクリーンタイムの平均値

（ゲーム時間、インターネット時間、テレビ時間を合計したものを「スクリーンタイム」とした）

（3-5～3-7：日本学校保健会『平成30年度～令和元年度児童生徒の健康状態サーベイランス事業報告書』を基に作図）

　SNSを利用したことがある者は、小学1～4年生では1割程度でしたが、小学5・6年生では2割、中学生は5割、高校生は9割と増加しています。その利用内容は、いずれの学年段階においても「オンラインゲームをしたことがある」の割合が高くなっています。中学生・高校生では、「画像や動画を投稿したことがある」、「自分の意見や身の回りのことなどを書き込んだことがある」、「ネットで知り合った人と連絡しあったことがある」、「これらのサービスに対してお金を払ったことがある」の割合も高くなり、特に男子よりも女子で顕著です。スクリーンタイムの平均値は小学生で、3～4時間前後、中学・高校生では6～7時間となっています。いずれの学年段階も前回調査と比較すると、「テレビ、ビデオ、DVDを見た時間」は減少傾向にあるものの、「インターネットをする時間」が長くなっていました。特に中学生男子では25分も長くなっていました。

▼3-8：SNSに起因する事犯の被害児童数の推移

		2010年	2011年	2012年	2013年	2014年	2015年	2016年	2017年	2018年	2019年	増減数	増減率
児童福祉法		33	38	32	22	54	48	43	33	27	28	1	3.7
青少年保護育成条例		772	637	596	678	711	699	662	702	749	844	95	12.7
児童買春・児童ポルノ禁止法	児童買春	214	176	182	226	260	359	425	447	399	428	29	7.3
	児童ポルノ	180	217	242	341	358	507	563	570	545	671	126	23.1
	小計	394	393	424	567	618	866	988	1,017	944	1,099	155	16.4
重要犯罪	殺人	0	0	0	0	1	1	0	0	3	1	▲2	▲66.7
	強盗	1	0	2	1	0	1	0	0	2	0	▲2	▲100.0
	放火	1	0	0	0	0	0	0	0	0	0	0	-
	強制性交等	25	9	14	18	23	19	13	24	32	49	17	53.1
	略取誘拐	2	1	2	3	3	9	20	21	42	46	4	9.5
	強制わいせつ	11	7	6	4	11	9	10	16	12	15	3	25.0
	小計	40	17	24	26	38	39	43	61	91	111	20	22.0
合計		1,239	1,085	1,076	1,293	1,421	1,652	1,736	1,813	1,811	2,082	271	15.0

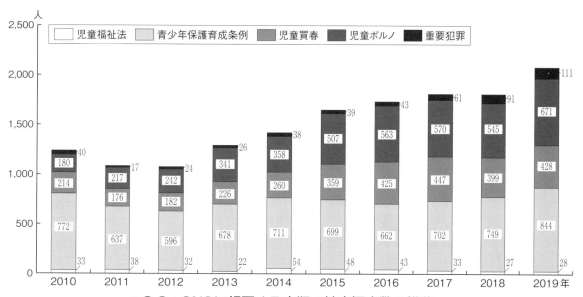

▲3-9：SNSに起因する事犯の被害児童数の推移

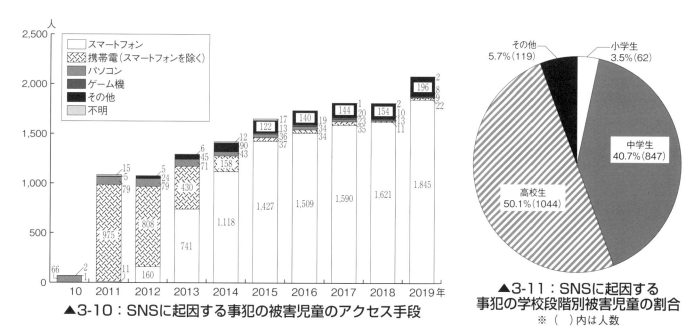

▲3-10：SNSに起因する事犯の被害児童のアクセス手段

▲3-11：SNSに起因する事犯の学校段階別被害児童の割合
※（　）内は人数

（警察庁『令和元年における少年非行、児童虐待及び子供の性被害の状況』
https://www.npa.go.jp/publications/statistics/safetylife/syonen.html）

　SNSに起因する事犯の被害児童数は、2013年以降増加傾向にあり、2019年は前年比で15％、過去5年間で26.0％増加し、過去最多となっています。その内訳を見ると、「児童ポルノ」の被害が増加傾向にあり、さらに強制性交や略取誘拐、強制わいせつなど「重要犯罪」の被害数も微増しています。被害児童数を学校段階別で見ると、高校生と中学生が約9割を占めています。中学生は前年度減少傾向がみられましたが、2019年度は大幅に増加しています。高校生は増加の一途をたどっています。

4 身体活動量
Physical activity

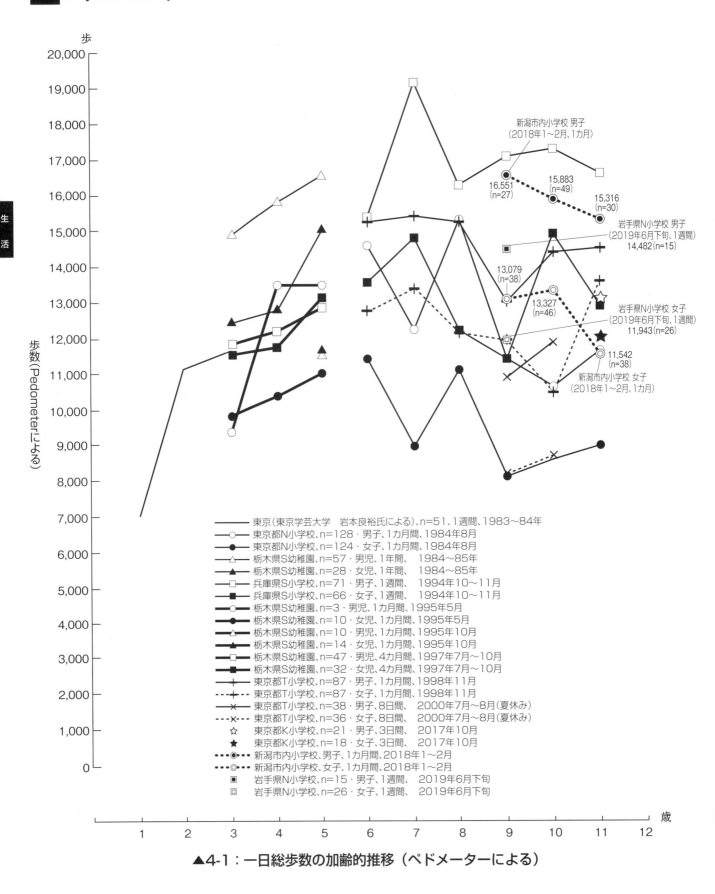

▲4-1：一日総歩数の加齢的推移（ペドメーターによる）

歩数は、エネルギー消費量や心拍数などとの相関が高いことから、身体活動量の目安になります。就学前の子どもたちは、歩く能力の発達とともに活動範囲が広がり、それに伴って一様に歩数が増加していく様子がみられます。また、どの集団においても歩数は女子より男子のほうが多い傾向がみられます。

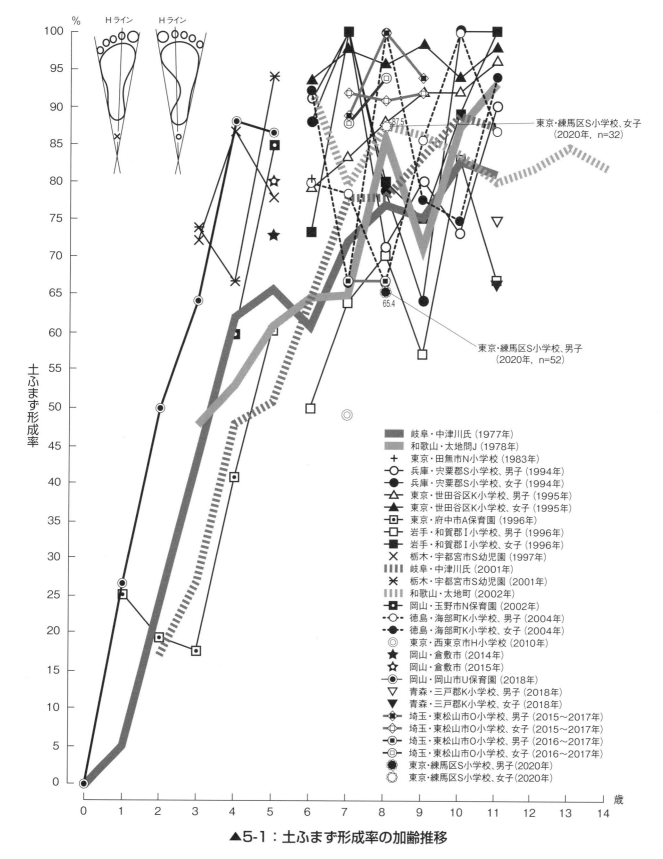

▲5-1：土ふまず形成率の加齢推移

凡例：
- 岐阜・中津川氏 (1977年)
- 和歌山・太地問J (1978年)
- + 東京・田無市N小学校 (1983年)
- ○ 兵庫・宍粟郡S小学校、男子 (1994年)
- ● 兵庫・宍粟郡S小学校、女子 (1994年)
- △ 東京・世田谷区K小学校、男子 (1995年)
- ▲ 東京・世田谷区K小学校、女子 (1995年)
- 東京・府中市A保育園 (1996年)
- □ 岩手・和賀郡I小学校、男子 (1996年)
- ■ 岩手・和賀郡I小学校、女子 (1996年)
- × 栃木・宇都宮市S幼児園 (1997年)
- ‖‖ 岐阜・中津川氏 (2001年)
- ✳ 栃木・宇都宮市S幼児園 (2001年)
- ‖‖ 和歌山・太地町 (2002年)
- 岡山・玉野市N保育園 (2002年)
- -○- 徳島・海部町K小学校、男子 (2004年)
- -●- 徳島・海部町K小学校、女子 (2004年)
- ◎ 東京・西東京市H小学校 (2010年)
- ★ 岡山・倉敷市 (2014年)
- ☆ 岡山・倉敷市 (2015年)
- 岡山・岡山市U保育園 (2018年)
- ▽ 青森・三戸郡K小学校、男子 (2018年)
- ▼ 青森・三戸郡K小学校、女子 (2018年)
- 埼玉・東松山市O小学校、男子 (2015～2017年)
- 埼玉・東松山市O小学校、女子 (2015～2017年)
- 埼玉・東松山市O小学校、男子 (2016～2017年)
- 埼玉・東松山市O小学校、女子 (2016～2017年)
- ⬤ 東京・練馬区S小学校、男子 (2020年)
- ⬡ 東京・練馬区S小学校、女子 (2020年)

東京・練馬区S小学校、女子 (2020年, n=32)

東京・練馬区S小学校、男子 (2020年, n=52)

生活

　土ふまずの形成率は、上記のイラストのように足形の外接点の交点と第2趾の中心を結んだ線（Hライン）を基準線とします。プリントのくぼみ（土ふまず）がこのラインから内側にあれば「形成されている（○印）」とします。それ以外は「形成されていない（×印）」とし、両足が「形成されている」ものを土ふまずが「形成された」とみなします。

　今年は東京都練馬区S小学校のデータを追加することができました。

6 電磁波
Electromagnetic wave

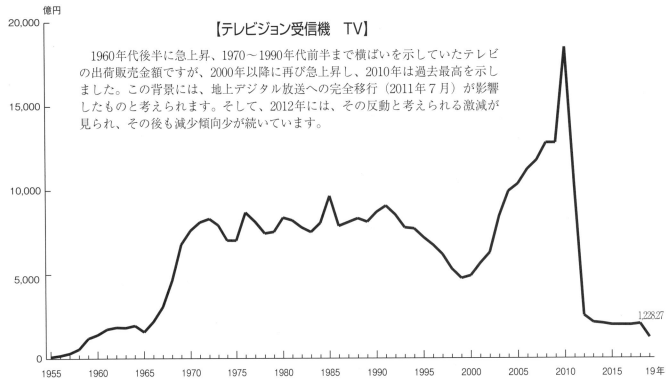

【テレビジョン受信機　TV】

　1960年代後半に急上昇、1970～1990年代前半まで横ばいを示していたテレビの出荷販売金額ですが、2000年以降に再び急上昇し、2010年は過去最高を示しました。この背景には、地上デジタル放送への完全移行（2011年7月）が影響したものと考えられます。そして、2012年には、その反動と考えられる激減が見られ、その後も減少傾向少が続いています。

▲6-1：テレビの出荷販売金額の年次推移
（経済産業省『生産動態統計年報 機械統計編』より）

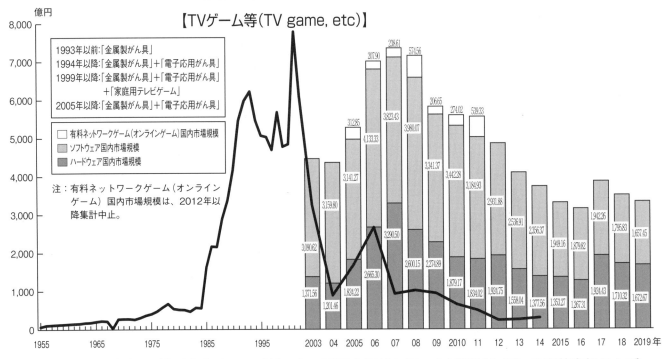

【TVゲーム等(TV game, etc)】

1993年以前：「金属製がん具」
1994年以降：「金属製がん具」＋「電子応用がん具」
1999年以降：「金属製がん具」＋「電子応用がん具」
　　　　　　＋「家庭用テレビゲーム」
2005年以降：「金属製がん具」＋「電子応用がん具」

□ 有料ネットワークゲーム（オンラインゲーム）国内市場規模
▨ ソフトウェア国内市場規模
▧ ハードウェア国内市場規模

注：有料ネットワークゲーム（オンラインゲーム）国内市場規模は、2012年以降集計中止。

▲6-2：テレビゲーム等（家庭用テレビゲーム、電子応用がん具、金属製がん具）の出荷金額および家庭用ゲーム（ハードウェア、ソフトウェア、有料ネットワークゲーム）の国内市場規模の年次推移
（経済産業省『工業統計表 品目編』より）
（一般社団法人コンピュータエンターテインメント協会（CESA）『CESA ゲーム白書』より）

　折れ線グラフ（経済産業省）の推移を見ると、1980年代中頃から1990年代前半の時期に、日本の子どもたちの生活にテレビゲームが浸透しはじめたことがわかります。ところが、その後2001年をピークに急下降を示した後、2005年以降は事業所が2社に減ったことを理由に「家庭用テレビゲーム」の金額は公表されなくなってしまい、その実態を把握することが難しい状況にありました。そこで『子どものからだと心白書2010』からはCESAによる家庭用ゲームの国内市場規模（棒グラフ）を併せて掲載することにしました。この推移を見ると、2000年代に入ってからも不景気を感じさせない推移が続いた後、近年では減少傾向にある様子を確認することができます。この背景には、子どものゲーム利用がオンラインゲーム等に移行していることが予想されています。

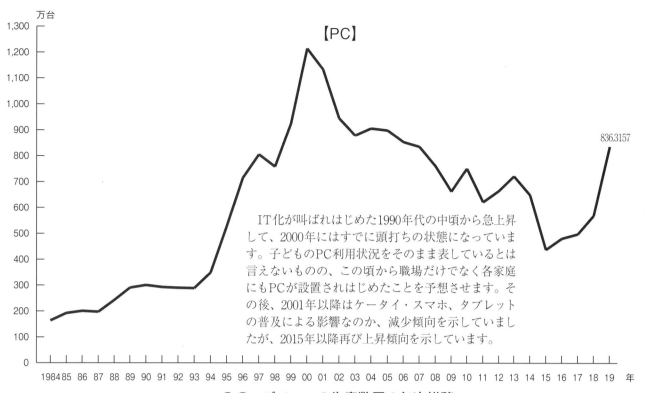

【PC】

IT化が叫ばれはじめた1990年代の中頃から急上昇して、2000年にはすでに頭打ちの状態になっています。子どものPC利用状況をそのまま表しているとは言えないものの、この頃から職場だけでなく各家庭にもPCが設置されはじめたことを予想させます。その後、2001年以降はケータイ・スマホ、タブレットの普及による影響なのか、減少傾向を示していましたが、2015年以降再び上昇傾向を示しています。

▲6-3：パソコンの生産数量の年次推移
（経済産業省『生産動態統計年報 機械統計編』より）

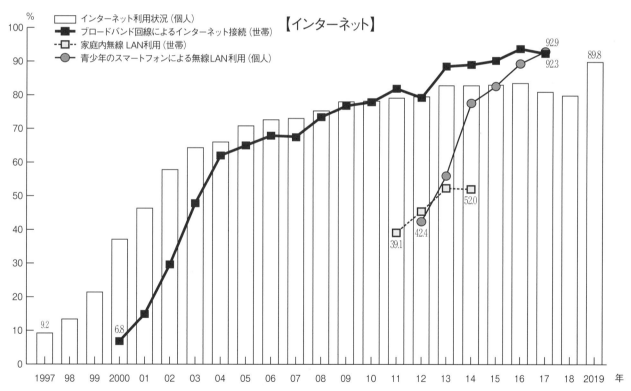

【インターネット】

注：「インターネット利用状況」は1999年まで15〜69歳、2000年は15〜79歳、2001年以降は6歳以上、「ブロードバンド回線」と「家庭内無線LAN」は20歳以上の世帯主がいる世帯、「スマートフォンによる無線LAN利用」は10〜17歳が対象。

▲6-4：インターネット利用状況（個人）、ブロードバンド回線によるインターネット接続（世帯）、家庭内無線LAN利用（世帯）、青少年のスマートフォンによる無線LAN利用（個人）の年次推移
（総務省『通信利用動向調査』より）
（内閣府『青少年のインターネット利用環境実態調査』を基に作図より）

1990年代後半から2000年代前半にかけてインターネットの利用が急上昇しました。それに伴って、家庭でのブロードバンド回線、なかでもネット接続に便利な無線LANの利用が増加しています。また、子どもではスマートフォンによる無線LAN回線の利用率が急増し、今では9割を超えています。無線LANが健康に悪影響を及ぼすことが指摘されていることを勘案すると、子どもを取り巻く電磁波環境の蔓延が一層心配されます。

生活

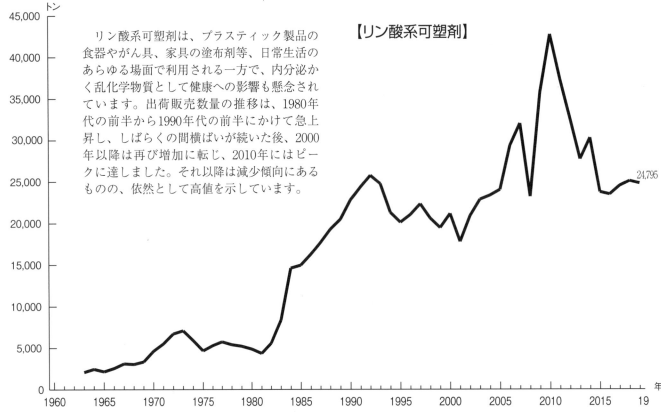

リン酸系可塑剤は、プラスティック製品の食器やがん具、家具の塗布剤等、日常生活のあらゆる場面で利用される一方で、内分泌かく乱化学物質として健康への影響も懸念されています。出荷販売数量の推移は、1980年代の前半から1990年代の前半にかけて急上昇し、しばらくの間横ばいが続いた後、2000年以降は再び増加に転じ、2010年にはピークに達しました。それ以降は減少傾向にあるものの、依然として高値を示しています。

【リン酸系可塑剤】

24,795

▲7-1：リン酸系可塑剤の出荷販売数量の年次推移
（経済産業省『生産動態統計年報 化学工業統計編』より）

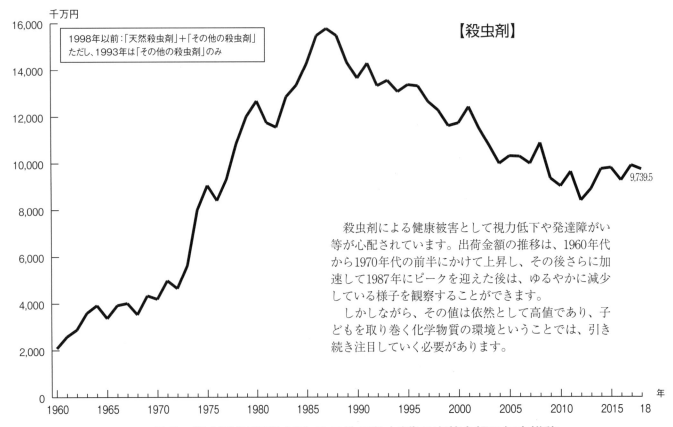

1998年以前：「天然殺虫剤」＋「その他の殺虫剤」ただし、1993年は「その他の殺虫剤」のみ

【殺虫剤】

9,739.5

殺虫剤による健康被害として視力低下や発達障がい等が心配されています。出荷金額の推移は、1960年代から1970年代の前半にかけて上昇し、その後さらに加速して1987年にピークを迎えた後は、ゆるやかに減少している様子を観察することができます。

しかしながら、その値は依然として高値であり、子どもを取り巻く化学物質の環境ということでは、引き続き注目していく必要があります。

▲7-2：殺虫剤（天然殺虫剤、その他の殺虫剤）の出荷金額の年次推移
（経済産業省『工業統計表 品目別統計表』より）

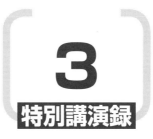

特別講演録

第41回子どものからだと心・全国研究会議

子どものからだと心の危機の克服を目指して

―人類の知恵を集めて子どもをいきいきさせよう―

Active Living

■ ■ ■

"子ども期" の発見と子どもの権利

―― 子どもが子どもらしく生きる時代を

堀尾輝久

東京大学 名誉教授，子どもの権利条約市民・NGO の会 代表

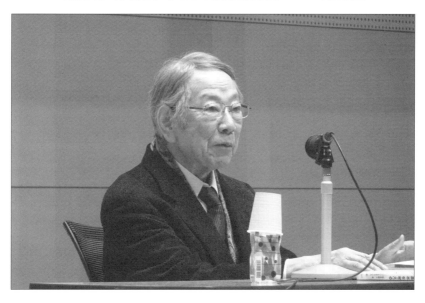

2019.12.7（土）〜 12.8（日）
会場／日本体育大学（世田谷キャンパス）

主催／子どものからだと心・連絡会議
後援／東京都教育委員会

"子ども期"の発見と子どもの権利
——子どもが子どもらしく生きる時代を

堀尾輝久
東京大学 名誉教授，子どもの権利条約市民・NGO の会 代表

はじめに

今日はお招きいただきましてありがとうございます。先ほどご紹介がありましたけれども、いい歳なので、言ってみれば、語り部として語ることが多いです。私は子どもの問題が、同時に社会の問題である、政治の問題であるという認識を非常に強くもっております。逆に、政治や社会の問題を本気に考えるのだったら、教育のこと子どものことを考えなきゃいけないじゃないかと思い、教育学に変わったという経緯があるものですから、いまは、9条の精神で地球平和憲章を作ろうという運動に賭けているところがあります。それは憲法9条を守るためには、それを世界に広げなければ守れないのではないか、それがそもそもの憲法の精神なのだという思いでやっています。同時に、その憲法の問題というのは、実は子どもの問題、つまり、平和の問題というのは、子どもの問題なのです。だから私は、子どもの問題と平和の問題を同時にずっと考え続けてきたのだなと、改めて思ったりしているところです。

私は、子どもの権利論の思想史をずっとやってきた経緯もあります。1979年に国際児童年に因んでパリで開催された研究会議で日本の教育の状況が、いかに子どもの権利を奪っているかという子どもの権利の視点で報告をしました。このような報告は国際的にも非常に少なかったと思います。そのとき正木健雄さんは、からだのデータを基に、日本の子どものからだが蝕まれているという報告をしたのですが、私は、それを子どもの権利という視点から言ってみれば、子どもの発達の権利が奪われているという、発達と学びの権利の視点で報告をしました。そもそもこの会議は1959年の「子どもの権利宣言」を受けて、それから20年目に、パリで開催された会議ですから、当然、子どもの権利についての報告がもっとあって良かったはずだという総括が出ました。そのなかで「堀尾の報告は、例外的に子どもの権利を正面に据えたものだった」という評価を受けました。そしてその年に、その会で、子どもの権利条約を作ろうという提起がポーランドの代表から出て、子どもの権利条約に向かって動きが始まり、1989年に条約が成立する、そういう流れがあるわけです。

今日も、子ども期がどういうものとして考えられてきたのか、つまり、子ども観の歴史、そして子どもの権利の問題が国際的にも大きな課題になっているということを、前半でお話しようと思います。さらに、2019年3月に国連子どもの権利委員会から出された「日本政府第4・5回統合報告書に関する最終所見」が私たち市民・NGOからの報告書との関係でどういうものになっているのか、そのことについても少し触れて、そのあとは、皆さんと議論をすればいいのではないかと思っています。

子ども期の歴史と現在

子どもが子どもらしく生きる時代を、我々は今本当に望んでいるわけです。ということは、現代の日本は子どもが子どもらしくない社会ではないか。ところで、子どもが子どもらしく生きるとは、どういうことなのか。人間の歴史の中で、子どもが子どもらしく生きてきていたのかどうか。歴史の中で、子どもというのはどういうふうにみなされてきたのか、そういう問題が、実はこの表題の裏側にあるわけです。子どもが子どもらしくとは、そもそも子どもってなんだろう、という問題でもあります。私たちが当然のように使っている、その「子ども」という言葉も、どういう思いが込められているのか。これは随分、今の日本の社会とも違うわけです。そして、歴史を通しても、子どもというものが単純に権利の主体であるというように考えられてきたわけではありません。

近代以前の子ども観

歴史的に見た場合に、たとえば、近代以前の子殺し的な子育ての子ども観は、ヨーロッパ、世界を含めて、日本だけではないわけです。これはド・モースという人が、古代からの子ども観の歴史を書いた本の中で、たとえばギリシャ時代の子ども観というのは、生きるに値しないものは殺してしまえという子ども観があったということで、「子殺しの時代」という言葉を使っていました。そして、キリスト教の時代になると、子殺しはできない。「子捨て」、そういう時代があるのだと。そういう指摘をしている本が出ていました。そのような面だけを見て、人間の歴史で、子殺しや子捨ての時代だったといってしまうのは、あまりに歴史の一部を極大化していることにはなりますが、たとえば、障がいをもっている子どもは殺していいのだという、そういう子ども観があったことは確かです。あるいは、子どもを育てきれないとなると、どうするのか。僧院の入り口の外には、回転する窓があって、そこに子どもを置けば、子どもを引き取ってくれて、尼僧たちが育てるという仕方です。いわば、子どもの回転窓です。これは日本でも、熊本で

話題になったことがありますが、そういうことが、中世のキリスト教社会では、一つの社会のシステムの中に組み込まれていたわけです。引き取られた子どもは、そこでおそらく大事に育てられたということでもあるとは思いますが。

　一般的にいっても、そういう時代を通して、子どもは人間ではないというような発想や感覚がありました。あるいは、子どもというのは小さな大人だ、そういう発想です。日本でも、古くは、たとえば「子どもは子宝」なんていう言い方もあります。「ガキ」という言葉もありますし、そして、間引きが当然だった時代もあります。それから、習俗的にも、7歳までは神のうち。これは、一人前ではない、人間ではないということでもあるわけです。その習俗の中に、七五三という、3歳、5歳、7歳、その発達の節目的なものを意識しながら、七五三が習俗として定着している、これはなかなか面白いと思います。いずれにしても、子どもは子どもであるという、そして、子どもが子どもであることが大事なのだ、という子どもの捉え方というのは、近代以前にはなかったと言っていいと思います。

近代の子ども観

・「人間」の発見と人権

　近代がいつからかということになるわけですが、ヨーロッパの歴史で区切りを考えますと、皆さんの知っているフランス革命が、近代と前近代を区切る一つの大きな歴史の時点になっています。イギリスだと、もう少し早く近代化が進み、そしてアメリカは、ちょうどフランス革命と同時期にイギリスから独立します。つまり、18世紀の末から19世紀の初めは、近代に向けての大きな歴史的転換点といえ、その近代というのは「人間の発見」とも言われています。それまで神の秩序の中にいた人間が、人間は人間であるという自覚が出てくる時代というのが近代です。近代革命というのは、人間が人間であることを自覚する革命であったという言い方もできるでしょう。

　トマス・ペインという人が、この時代、イギリスで活躍し、そしてフランス革命の時にはフランスに来て、そして、大いに人権の思想を説きました。「人間の権利」という本は今でも、大事に読み継がれている本であります。そのペインの主張は「そもそも人権とは何なのか。それは、人間が人間であるという、そのことを置いて何もないのだ」と。これだけ聞くと、皆さん、何を言っているのと思われるかもしれません。しかし「人間が人間であることが大事なのだ、それを大事にしなくてはいけない」というメッセージは、実はその時代、その社会で、人間が人間として扱われてなかったということです。

　前近代社会では、王様がおり、貴族がおり、そして農民や庶民がおり、その庶民もまた肉体労働で賦役をやらされている人間がいるという、そういう差別社会でした。それが、人間扱いされてなかった人が、我々も人間であるという仕方で、いわば、近代の革命が起こる。その革命は、ペインに言わせると、人間扱いされてなかった虐げられた人々を人間にまで高めるだけではなくて、貴族をも人間に高める、これが近代革命なのだと言っており、非常に面白いです。つまり、支配

的な人たちは、その人自身も人間ではないじゃないかということです。革命は貴族をも人間に高めたのだという、このトマス・ペインの指摘というのは、私は非常に面白く、大事だと思っています。

　ですから、人間が平等であるとは、どういうことなのか。それだけ考えると、当然のようでもあるし、何のことを言っているのかよくわからない。しかし、その歴史の中で、不平等であった時代があるわけですから、それは非常にはっきりしているわけです。差別され、賦役を強いられ、女性は人間として扱われない。そういう時代で、人間が人間であるというメッセージは、つまり、そういう人たちを人間として認めるというか、人間であるという自覚を促す、そういうことでもあるわけです。同時に、その人間が人間であるということの発見を前提に、そして、人間の権利という思想が出てくる。それに重ねて、子どもの発見と子どもの権利の視点が、人権思想と並行しながら芽生えてくるということがあります。これは「子ども期の発見」でもあるのです。childであると同時に、childhoodの発見です。

・「子ども」の発見と子どもの権利

　皆さんは、ジャン＝ジャック・ルソーの『エミール』という本を読まれた方は多いと思います。あの『エミール』は、まさに子どもの発見の書です。大人とは違う子ども。『エミール』の冒頭にも書かれていますが、人間どもは、子どもを小さな大人としてしか扱っていない。子どもを子どもとして扱っていない。その子ども期の発達には段階があり、そして、それぞれの豊かさをもっている。未熟という言葉があるが、未熟というのは、完成したモデルを意識して、まだそれに至らないということです。そういう未熟という考え方ではなく、未熟というのは、これから発達する可能性をもっている存在という。ですから子ども期の捉え直しと言いますか、あるいは、子ども期の発見というか、そういう本でもあります。子ども期の発見があり、そして子どもの権利の主張が、それで重ねて出てくるということになるわけです。

・子どもの発見と社会平和

　ヴィクトル・ユーゴーという人を、皆さん知っていますよね。『レ・ミゼラブル』のユーゴーです。彼は、実に面白い思想家でもあります。国民的な作家として知られていますが、彼は「コロンブスはアメリカ大陸を発見した。しかし、自分は子どもを発見した」と言っています。子どもの発見という言葉は、実に重いわけです。コロンブスのアメリカ大陸の発見に並べて、俺は子どもを発見したのだっていう言い方をしている。そして、子どもの権利という言葉を、ユーゴーが初めてフランス語で使ったという研究も出ています。「droit de l'enfan」という言葉です。そして、皆さんがご存知の、その『レ・ミゼラブル』は、どういう思いでヴィクトル・ユーゴーは書いたのか。それは第1巻の序文のところに書いてあります。今、人間的に扱われていない、虐げられている存在、それは労働者（プロレタリアートという言葉を使っています）、つまり苦役の労働です。それから、街角に立つ女性。そして、街をうろついている子どもたち。ですから、労働者と、女性と、子ども、

この3者が人間的に開放される日はいつだろうか、というのが『レ・ミゼラブル』のモチーフとなっています。1830〜40年代の社会の現実を非常に痛烈に批判しながら『レ・ミゼラブル』を書いているわけです。

ですから、彼は政治に批判的な意見をもっていますし、あの本も、パリから追放されて書いているわけです。もちろん、そのあとは帝政が壊れて第三共和政になって、彼は非常に有力な社会のオピニオンリーダーにもなっていくわけです。もう少し重ねて言いますと、ユーゴーという人は、平和の思想家でもありました。19世紀の初め、フランス革命が起こり、そしてまたナポレオンが出てきて、いろいろな紛争や戦争が続くわけです。ヨーロッパの平和をどうしたら実現できるかというのが、ユーゴーのもう一つのモチーフで、彼はヨーロッパは一つだと。通貨は一つでいい。今のユーロみたいな発想をもっているわけです。そして、戦争をしないためには、武器は放棄すべきだ、武器はいらない。つまり、憲法9条の思想的な先駆者でもあるわけです。

ユーゴーの思想から何を学ぶか。子どもの問題、まさに俺が子どもを発見したと言っている、その子どもです。その子どもは、ルソーが、子どもは成長・発達する、そして子ども期が大事だという子ども観は、当然、ユーゴーもルソーのあとですから、もっているわけですが、同時に、社会の中でいかに子どもが扱われているか、露頭に迷う子どもの、その子どもの発見でもあったということになるわけです。ですから子どもの発見という言葉には、つまりルソーの発達的な視点と、ユーゴーの社会的な視点を重ねて、まさに子ども期の発見、それは子ども期を奪われている存在でもある、そういう子どもの発見を通して、社会に物を言ってきた、批判してきた歴史があるということです。

・子どもへの着眼

イギリスで言えば、チャールズ・ディケンズという作家がいます。『オリバー・ツイスト』なんかは皆さん、ご存知だと思います。ディケンズも、イギリスで工業革命が起こってくる中で、子どもたちがどういう状況に置かれているのか。いわゆる児童労働が盛んに、つまり子どもを安い労働力として使うようになってくるなかでの、その子どもたちの状況についても、非常に克明に書いています。そういった仕方で、いわば子どもへの着眼、子どもの発見が歴史として続いていくということ。そういうふうに見ると、歴史とつなぎながら読めば、自分たちの仕事と歴史とのつながりも見えてくることになると思います。

そしてその次に『アヴェロンの野生児』のことも挙げておきます。アヴェロンの森で見つけられた、狼に育てられた子どもの話です。それを引き取ったのが、イタールという牧師さんです。しかし、引き取って育てましたが、結局、十分には育たなかったのです。それは、やはり発達には発達の段階があり、たとえば、人間が言葉を身に付ける、その一番大事な時期というのは、乳幼児期ですよね。その時期を狼に育てられたので、その子どもは、十分に人間的に成長できなかったという事例の報告でもあるわけです。

そのイタールの思いを引き取りながら、実はセガンが仕事を始めます。セガンという人は、障がい者教育の歴史の中では、皆さん、障がい者に関係している人は知っていると思いますが、フランスの障がい児教育の先駆的な、草分け的な人です。それはイタールの実験的実践を引き継ぎながら、障がい者の発達を本気で考えようとした人です。私たち自身も、ルソーを知っている、というだけではなくて、セガンの発達障がい児への取り組みというものも、非常に大事なものとして、共通理解の中に入れておく必要があると思います。

・20世紀；戦争の世紀 VS 子どもの世紀

20世紀に入って、戦争の時代が続く中で、エレン・ケイが、『子どもの世紀』という本を書きました。子どもの世紀を実現するためには平和でなくてはいけない。エレン・ケイは、子どもと女性と平和の問題とを重ねた思想家としても、私は非常に大事な人だと思っています。

そのような動きの中で、20世紀になって教育運動も国際的に広がりました。いわゆる子どもを軸に、子どもを中心に教育を考える必要があるという国際新教育運動です。それまで教育というのは、上から教える、しかも教え込むという教育観が、どの国でも非常に強くありました。しかし、そうではなくて、子どもの発達に即して教育を保障するという思想が教育運動として展開されるわけです。それを「国際新教育運動」と言います。ドクローリーやモンテッソーリ、そして、ジョン・デューイもいるわけです。国際的な新教育運動が、アメリカ、フランス、ドイツ、オランダ、スイス、そしてイギリスにも、ヨーロッパ中に広がりました。

そして日本でも、大正期、大正新教育運動、大正自由主義教育と言いますが、ヨーロッパ、欧米で広がっている、国際新教育運動の影響を受けました。今でも、モンテッソーリ・メソッドの幼稚園等がありますが、そのような流れです。そして、ジョン・デューイは、日本にも来ています。ロシア革命後のロシアを通って日本に来て、日本の教育はどうなっているのだ、と言う非常に痛烈な、国家主義的な教育を批判している『哲学の改造』という本があります。

デューイについて、もう一つ補足します。デューイは、第一次大戦へのアメリカの参戦に賛成したのですが、戦後、戦争に対して非常に厳しい意見をもつようになります。第一次大戦というのは、戦争の悲惨さ、その残虐さを実感した時でもあるのです。それだけに、第一次大戦後、世界が平和でなくてはいけないということで、国際連盟もできるわけです。戦争は悪だ違法だという発想は、皆さん、当然だと思っていると思います。しかし、この第一次大戦までは、戦争は違法ではないのです。戦争はルールに従わなければいけない、という戦時国際法です。戦争そのものを否定することはできないというのが、第一次大戦までの戦争観なのです。

・戦争への反省と世界の新教育運動

そのような戦争への反省が出てくる中で、アメリカで、戦争そのものを違法とする市民運動が広がりました。法律家がまず声を上げ、そしてジョン・デューイも、その中の思想家として戦争違法運動に加わっているわけです。その運動は国際的

にも影響を与え、そして、1928年の不戦条約、パリ条約、あるいはケロッグ・ブリアン条約という言い方もされますが、戦争は違法だという条約ができました。ですから、この戦争違法運動が、そういう市民の中に起こった思想運動が条約を作り、そして戦争認識を変えていく、そういう非常に大事な動きがありました。そこには、平和の問題と子どもの問題というものが、やはり本当に大事な問題として意識されるということにもなります。つまり、第一次大戦後は、世界の新教育運動も、もう一回、大きく発展する時代でもあるのです。

そして、その第一次大戦後、特にフランス語圏で、ジャン・ピアジェやアンリ・ワロンが活動を始めます。フランス語圏の新教育運動、これが国際的な運動をリードすることにもなるわけです。そういう人たちが活動を始めたのは、いわば国際的な流れの中で、しかも先駆的に、その子どもの問題と平和の問題に取り組んだということになります。そして国際連盟ができ、そして国際公教育会議が開かれました。その中心的なメンバーとして、ピアジェはただの研究者ではなく、活躍をしました。そしてその動きが第二次大戦後のユネスコにつながります。

皆さんご存知のワロンは、もともと精神科の医者として、哲学博士にもなり、そして子どもの発達の研究の中軸になっていくわけです。ところが、世の中の状況は、第一次大戦から平和へ向けて動いていたのですが、1933年のナチの台頭ということで、ファシズムの影響が非常に強く、国際的にもなっていきます。フランスにもそういう影響が及んできます。このナチの問題というのは、実際に各地でユダヤ人を虐殺する、逮捕して収容所に送るということで、これはドイツだけの話ではないわけです。しかも、ナチの思想としては、まず共産主義者をやっつける、その次にユダヤ人という順序でした。フランスでは、レジスタンスの運動が起こりました。アンリ・ワロンは、そのレジスタンスの運動の一人でもありました。そして、ワロンはその頃「子どもの権利」という論文を書いています。その中で、ファシズムは子どもの権利を奪うものだ、そういう指摘もしています。ポーランドでは、コルチャックが活躍しているわけです。神父さんで子どもたちとともに収容所に送られるのですが、彼は子どもの権利についての本や論文をたくさん書いています。コルチャックの子どもの権利の思想というのは、これは非常に面白く、子どもを信頼する、リスペクトする、これを基本にしたものです。

・発達論の視点で見た教育

発達論の視点で見れば、その頃、ロシア、ソビエトでヴィゴツキーが活躍をしています。ヴィゴツキーの翻訳は日本が一番早いです。これは、柴田義松さんという僕らの仲間が中心になって翻訳したわけですが、日本は先駆的に、実はヴィゴツキーから学ぼうとしました。ヴィゴツキーはスターリン体制下の研究者で、非常に苦労しながら、この研究をしているということが今わかってきています。そのヴィゴツキーとピアジェの論争やワロンとはどういう関係になるかということが、発達論の中では非常に面白い研究テーマにもなるわけです。

ヴィゴツキーで言えば、「発達の最近接領域」という言葉は

おそらくご存知かと思います。発達と教育の関係をどう考えるかということで、発達が前提ですが、同時に教育的な働きかけが大事なのだ、というものです。その働きかけは、発達の最近接領域に働きかけるというものです。からだの発達、そしてたとえば、スポーツでもいいですが、子どもにいきなり難問を出しても、それは駄目でしょう。この子どもはここまでできる、ではもう一つ次の段階、それが発達の最近接領域への働きかけということでもあるのです。ですから、発達と教育の関係をどう考えるかというのが非常に大事になってくるわけです。発達というのは、同時に学びですから、学びにふさわしい働きかけをどうするかということは、この発達の一つの中軸になっているわけです。大田堯さんは、教育という言葉がおかしいのではないかと言われていますが、歴史的にはそういう問題を含めて、発達と学びを前提に、それにどう対応するのか、そのレスポンスが教育でなくてはいけないということです。そういう問題が、実は国際的な教育の運動と、理論的なこの交流の中で深められてきています。

アメリカでは、時代的にはもう現代になりますが、ブルーナーという人がいます。このブルーナーが初めてヴィゴツキーの『思考と言語』という本を英訳しました。そして、それが一つのきっかけとなって、アメリカの心理学会では、ヴィゴツキーがいろいろ紹介されるようになってきました。しかし、日本では『思考と言語』の完訳本が既に出ていました。そういうことで、日本のほうが先だったということを、そんなに誇らしく言うことではないですが、若い心理学者が、今はアメリカ経由でしかヴィゴツキーを見てないという問題はあるのです。ですから、日本ではヴィゴツキー研究の蓄積があり、非常に豊かな翻訳があるのだから、そういうのも勉強してほしいということです。それから、ヴィゴツキーはスターリン時代の研究者ですから、それだけでけしからん、と言う必要は全然なく、苦労しながら研究して、国際的な交流をしてきた人だということでもあります。

・ランジュバン・ワロン教育改革案

アンリ・ワロンは、レジスタンスの運動にも参加した精神医学者であり、発達論の研究者であります。そして、ランジュバンというのは国際的な物理学者です。

第二次大戦後、「ランジュバン・ワロン教育改革案」という、フランスの教育改革の中心的な改革案を出しました。

ランジュバン・ワロン教育改革は、教育史的にも非常に大事な教育改革案なのです。しかし、フランスでは、第二次大戦後、ド・ゴール体制になって、ワロンはむしろ、コミュニスト的な運動の中にいたわけですから、社会的にすぐにはそのプランが採用されることはありませんでした。それは、平等と多様性を軸に、「正義の原則」というのを掲げています。平等というと、一緒に、同じというような発想がありますが、平等とはそうではないのです。多様性を認める、その前提になっている人間としての平等、そういうことなのです。その平等と多様性を含み込んだ正義、それこそが教育改革の中心にならなくてはいけない、そういう改革案です。そして、障がい者の問題から、あるいは、学校に学校心理士的なものをちゃん

と配置しなくてはならない。そういった構想などを含んだのがランジュバン・ワロン教育改革構想案です。行政や大統領、文部科学大臣も代わるたびに、教育改革を論じる人たちは、そのランジュバン・ワロン教育改革にも触れています。もう宝具箱に放り込まれているということではなく、今でもランジュバン・ワロンの理念は生きています。実際、平等と多様性を2本柱にした正義の原則といっても、具体的に、どうするのかということで、実際に文部大臣なんかは苦労するわけですが、そういう原理が大事だということを考えるかどうかということで、やはり違ってきます。そういう、いわば子どもの発見、子ども期の発見、そして、その発達にふさわしい学びを保障する、教育のあり方もそこで問い直されてきたという大きな流れがあり、そして第二次大戦後、1945年以降の思想家たちの蓄積といいますか、遺産も、私たちはどのように引き継ぎ、共有し、発展させてきているだろうかという、そういうことにもなるわけです。

現代（1945年以降）の子ども観

　配布したレジュメに「地球時代」と書きましたが、1945年以後の歴史をどのように時代区分として呼ぶかということが、私のもう一つの問題であります。第二次大戦が終わり、もう戦争は駄目だと、平和でなければ駄目だ。それから人権も、すべての人間が人間としての権利を保障されているというのが宣言であるはずなのに、現実にはそれが外れてきているということで、女性が人間としての声を上げ、労働者が人間としての声を上げ、そして、子どもも人間としての声を上げる。そういった流れが、第二次大戦後に起こり、人権に関しても、まず「世界人権宣言」が1948年に作られるわけです。

・世界人権宣言（1948）

　皆さんもぜひ、この「世界人権宣言」というのを意識してほしいです。今の日本には世界の戦後史が教えられてないという問題があるのです。国連ができ、そして世界人権宣言ができる。世界は平和でなければいけない。新しい国際秩序が作られ、国連憲章に基づいて、人権宣言が普遍的なものとして採用される。さらに、環境問題に関する着眼も、日本の運動としても産業廃棄物の問題、公害問題がまず取り組まれ、意識されていることはあるわけです。国際的にも、ストックホルム宣言ができ、そのあと、リオ・デ・ジャネイロでの国際会議がありました。これは1990年代になるわけですから、1945年以降というのはちょっと言いすぎなところもありますが、少なくとも平和の問題、人権の問題、そしてその環境の問題というのは、実は戦争それ自体が環境を破壊しているのではないか、という着眼を持てば、環境問題への取り組みが早くから、もっともっと広がって良かったはずだと私は思っています。

　1945年以降、何が変わったかと言うと、世界の平和に関する考え方、戦争は悪だという視点が共有されて、国際連合ができ、世界人権宣言ができ、それは平和と人権ですね。そして環境問題への着眼が戦争や核実験を通して広がり、公害問題を通してさらに広がっていく。自然と人間の共生という視点

が、今、私たちが共有する価値観の中に入ってきている。今はそういう時代になってきていると思います。

・子どもの権利宣言（1959）

　平和と、人権と、共生と、そして環境問題。そこには子どもの権利の視点も新しく組み込まれ、1959年の「子どもの権利宣言」というのも非常に大事なものとしてあるわけです。子どもが権利の主体になったということは、先ほどからルソーやユーゴーのことを言いましたが、国際的にそれが承認されたのは、1924年の「ジュネーブ宣言」。それをさらに受けながら、1959年には「子どもの権利宣言」が国連で採択されるということです。1948年の世界人権宣言を前提にしながら、子どもの権利の宣言が出ることは、私は非常に大事だと思っています。

・人類と地球の再発見の時代「地球時代」

　さまざまな問題を含めて、新しい時代が始まっている。これを私は「地球時代」と呼ぼうと言っています。それを端的に言えば、人類と地球の再発見の時代が始まる。これが1945年だと。日本の敗戦の年でもあるわけですし、そして日本は、その敗戦を通して、新しい憲法を作って、民主主義と、国民主権と、そして平和主義へ向けて動いていくわけです。その日本の歴史だけを見ていると、近代から現代、戦争への反省を含めて、新しいものを作ったという話になりますが、国際的に見れば、実はその日本国憲法というのは、そういった大きな国際的な変化、考え方の変化の中で、その人権や平和、そして環境問題を含めて、新しい思想が生まれてくる。その中に、日本国憲法も位置付けられ直していいのだと思っているわけですね。ですから日本国憲法も、地球時代の憲法と呼ぶ必要があると思っています。そして、この地球時代という言葉はまだ、なかなか馴染まないのです。皆さん、地球時代という言葉、意識したことがあるという人、どれぐらいいますか？あまりいないですよね。実は、昨日、一昨日、コスタリカからロベルトという、地球憲章を一緒に考えようとしている仲間で、コスタリカで憲法裁判を起こして、勝訴した若い弁護士が来ています。彼に、我々が今作っている9条の地球平和憲章の地球時代という表現の定義はなんだ、これはよくわからない、と言われたのです。地球時代というのは、日本でも広がってないし、コスタリカのその問題意識をもっている彼にも、よくわからないって言われたのですが、私自身は、実は地球時代という言葉は、1980年代から使っているのです。

　地球時代という言葉を使った私の本が2冊あります。『地球時代の教養と学力』（かもがわ出版、2005）という本が最初です。それから『未来をつくる君たちへ、地球時代をどう生きるか』（清流出版、2011）という本を書いているのですが、なかなか教育の研究者の仲間うちにも広がりません。私はいい言葉だと思っていますし、現代というのをどのように理解するのか、大きな区分として、近代、あるいは超近代とか、脱近代とか言っている、そんな議論になっているわけですよ。あるいは、現代という言葉をぽんと使っている。では、どういう時代なのか、近代とはどう違うのか、どう重なっているのかと、そういう問題意識を持って、新しいネーミングが必要だと私

は思っています。それを「地球時代」と呼ぼうと。ですから1945年は「地球時代」の入り口なのです。

・平和と環境への権利

やはり皆さんの意識の中では、平和と言ったって、国連と言ったって、安保理事会があって、拒否権を使って、そして、戦後の歴史は米ソ二つの対立の中で戦後の歴史があったのではないか、平和なんて言えないではないか、そういった問題意識は当然おありですよね。僕も同じ思いをもっています。それだけに、それを越える理念が、実はすでに1945年に作られているではないかと。国連も、機能が停止しているような安全保障理事会だけでイメージする必要はないので、国連の憲章っていうものがあります。国連憲章は、もう戦争はいけない、そして紛争に対しても、武力を行使してはいけないというものです。国連が一つの警察力をもって平和を維持するからと、そういうルールになっているわけですが、そういうのが全然生きてないわけです。そこで、理念が生きてないという現実の中で、理念そのものがあまり意味ないじゃないかと考えるのか、現実がそうなってないから、その理念をもっと大事に実現しようというように考えるかの違いです。

これは日本国憲法も同じです。9条、9条、と言うけども、もう自衛隊がこれだけ膨らんで、そして海外派遣もやろうとしている。そういう状況の中で、9条が大事だと言ったってしょうがないじゃないかという、いわば敗北感にとらわれてしまう。それではまずいと私は思います。むしろ、現実を理念に近づける必要がある。理念を実現する努力を常にしなくちゃならない。そういう構え、現実への構えが大事だと思っています。昨日、実は、東京女子大で丸山眞男先生の平和思想について語ったのですが、丸山さんも、まさにそのことを繰り返し言っているなと改めて思いました。

・地球時代―人類の発見と人類の権利―

地球時代は人間が「人類と地球」を発見した時代の始まりであります。現実は対立が続くのだけれども、それを越えて繰り返し、人類とは何なのか、地球とは何なのか、地球環境を守るとはどういうことなのか。今の気候変動の問題だって、その連続上にあるわけです。そのように考えていけば、私は、その地球時代という言葉も生きてくるし、皆さんも大いに、これから地球時代をつくろうじゃないかという思いで、たまたまその出発点が1945年になる。大きな転換点になる。そう考えてもいいのではないかと思っています。その地球時代というのは、人類の発見と、人類の権利、そして平和と環境への権利。権利論から言えば、そういう言い方ができるでしょう。実際、この法的な枠組みとしても、世界の人権宣言が宣せられ、子どもの権利宣言が1959年、そして宣言から条約へと変わっていきます。日本国憲法も、1945年を一つの大きな転機として生まれるわけです。1947年憲法、教育基本法、1951年児童憲章が生まれる。そして世界は国際児童年（1979年）から子どもの権利条約へ向けて動いています。さらに、ユネスコの学習権宣言が1985年には出されます。暴力に関する声明が1986年に出される。そして、子どもの権利条約が採択され、1989年各国が批准に向けて動く。日本は1994年にできたというこ

とになります。

・未来世代の権利宣言

子どもの権利の問題も、さらに環境問題との関係を含めて、実は未来世代の権利宣言という仕方で、1997年に国連で採択されているわけです。子どもの権利を守る。それは、実は未来世代の権利を守るという思考と結びつかなければならず、ジャック・イブ・クストーという人が国連で、環境をこれほど破壊していると子どもの権利を侵害することになり、さらに未来世代の権利を侵害することになるという視点も強調しました。クストーという人は、実はフランスの海軍の軍人です。海に潜ることが大好きで、アクアラングも発明した軍人です。そして、海中に潜り、海中で撮影をして海の神秘を初めて映像化しました。その彼が、汚染されてきているではないかということで、地球の汚染、海洋汚染の警告を出すわけです。そして、フランスが太平洋で核実験をやったときに、強烈な批判声明を出しました。彼は軍人でもあり、結構フランスの政界でも知られていた人なので、直接大統領とテレビで対話することもあったのですが、強烈に環境問題を守るという活動を始めました。そして彼は、未来世代の権利を守らなくてはいけない、といって運動をしました。日本にも「クストー・ソサエティー」というのができ、実は私もその呼びかけ人です。亡くなってから、それはもっと大きな活動になっています。

子どもの権利とは何か

子どもの権利をどう考えるか、次に、子どもの権利とは何なのかという問いについてです。人権と、子どもの権利と、子どもの人権という言葉遣いがありますけども、この三つの言葉はどう関係しているのだろうか。実は、私たちの子どもの権利絡みの運動の中でも、子どもの人権でよいのだ、子どもの権利なんて言う必要はないのだっていう議論が相当に強く出ました。人権派と子どもの権利派みたいになり、私は子どもの権利派の、言ってみれば代表格です。その人権派の人たちから、何で子ども、子ども言うのだと文句を言われた経緯があります。私は、基本的には、この人権と子どもの権利と、子どもの人権、三つとも、それぞれの大事なコンセプトである。区別して統一することが大事だと思っています。

・子どもの権利

人権は、先ほどから紹介したように、歴史を通して、人間が人間である権利を軸に、ずっと培ってきているわけです。フランス人権宣言から世界人権宣言まで、人権っていう形で広がっています。それに重ねて、子どもの発見、子ども期の発見、「Discovery of the Child and Childhood（子どもと子ども期の発見）」に重ねて、子どもの権利、子ども固有の権利の視点が重要なわけです。子どもも人間だということを前提にしながら、同時に、子どもは子どもであるではないかと。それが子どもの権利の視点です。

・子どもの人権

子どもの人権という言葉は、子どもの権利の視点から、人権のあり方を問い直している言葉でもあります。すべての人間の人権と言うと、人間が人間一般へと抽象化されていく。

しかし、子どもの権利というのは、それをつまり、子どもは人間であるということを前提にしながら、子どもは子どもであるという子ども時代（期）の権利の主張であります。その視点は、青年の権利、老人の権利、そういった発想につながります。子ども固有の権利がある。老人固有の権利があるのではないかという発想になるわけです。

・人権

そして、人権、つまり人間の権利と言いますが、人間は、子どもであり、老人であり、成人であるわけです。そうすると、その人権というのは子どもの権利、青年の権利、成人の権利、そして老人の権利、そういったそれぞれの、人生のサイクルにふさわしい要求と必要、それを権利として認めなきゃいけないという発想に、子どもの権利の視点というのは当然応用されていきます。子どもだけというのではなくて、子どもの権利の視点は、実は老人の権利の視点にも障がい者の権利の視点にもつながっている。そして、人権というのは、人間が人間である限りということが前提ですが、その人間というのは、子どもであり、老人ではないか。男性であり、女性ではないか。そういった固有性に着眼して、その固有性を強調する仕方で、その権利の認識が出てきます。そして、その全体が人権であると。要するに、人権を具体的に問い直す視点として、子どもの権利という視点はあったわけです。そして、そのように考えれば、子どもの人権という言葉も生きてくるのです。子どもの人権、老人の人権と言っていいということになります。ですから私は、子どもの権利という言葉を非常に意識的に繰り返し使っているのですが、子どもの人権という言葉は、そういった人権の捉え直しの中で、子どもの人権という言葉を使う限り、それは当然、大事なコンセプトにもなると自分でも納得し、使っています。

・子どもの権利こそ、人間の権利

『人権としての教育』（岩波）という90年代に書いた本で今年新版が出ました。そこでも強調したことですが、子どもの権利の固有性と、その子どもの権利というのは、人権全体にとって、その基底にあるのではないか。子どもの権利、老人の権利と並べて言いましたけれども、子どもの権利こそが、その人間の権利の基底になります。子ども時代の権利が侵されれば、子どもの権利というのは大人、成年の権利、老人の権利も、実はもう既に侵されていることになるのではないかということになります。まさに、人権の中でも子どもの権利っていうのは、最もファンダメンタルな権利として考えていいのです。ですから、人権を子どもに適応する、そういう発想ではないということです。私は子どもの権利論で、それを繰り返し強調してきたわけですが、なかなか共有されにくいところがあります。人権一般を子どもに適用する、応用するのではなくて、人間のライフサイクルに即して、その存在に即して、具体的に捉え直す視点、これが子どもの権利の視点なのだと。老人の権利、子どもの権利、女性の権利、障がい者の権利、それぞれの総体が人間の権利なのでないか。それがまさに人権なのではないか。そしてその子どもの権利はとりわけ、成長・発達の権利と学ぶ権利であり、大人になる権利なのです。

・憲法を読み直す

憲法上の根拠というのは、実は憲法12条そして、13条にあり、23条、26条があります。これは憲法の読み直しということにもなります。私は、憲法学者と一緒にやっている日本教育法学会の会長もやっていました。憲法学者に、常に子どもの視点から憲法を読み直すことを考えようと主張しています。具体的に言うと、23条、これ学問の自由の規定ですけれども、憲法学者は、大学の研究者の学問の自由、大学の自治論という仕方で23条を書いてくることが今でも圧倒的に多いわけです。しかし、人権のこの並べ方、憲法上の並べ方を見ても、別に大学の研究者の研究の自由、学問の自由を規定しているわけではないのです。国民の学びの権利が学問の自由として書かれている。学問と言うと高級で、学びと言うと、低俗みたいな意識を持つかもしれませんが、それは違います。学問観そのものも変えなきゃいけないということがあるわけです。

学問ということで、一方で、それが特権的な意識と結び付く、そして大学と学校は違うという、そういう発想がいまでも圧倒的に強いのです。しかし、学びこそが中心で、子どもの、青年の、そして国民の学びの延長上に大学の学問だってあるのだ。子どもからの探求の権利、これが23条の前提になっています。これは憲法の成立過程を見ても、国民の学問の自由、まさに国民の自由です。それは当然、子どもの学問の自由も含まれています。学問という言葉を、たとえば福沢諭吉の『学問のすすめ』を見ればわかるように、民衆が学ぶことを学問と福沢諭吉は言っているわけです。そう考えると、我々も憲法23条を読み直さなくてはいけないということになるわけです。そして、26条の教育を受ける権利がある。憲法を改正するならば、教育を受ける権利というのを、まず私たちとしては変えてほしいと思っているところがあります。学びの権利、そして教育への権利というように、変えるべきだと思います。

トマス・ペインは、「憲法は政府に先立ち、人民は憲法に先立つ」と言っています。そして、その憲法は誰が作るのか。それは人民が作るわけです。まさに主権者、人民が憲法を作るわけです。当然、作り直すこともできるわけです。ですから、憲法改正反対論者は不磨の大典のごとく、憲法を大事にしようとしていると安倍さんが言ったりしますが、そんな話、絶対ないのです。人民主権を前提にする限り、憲法は人民が作るものだという、そこから出発しているわけですから、変えてはいけないという話はどこからも出てこないはずなのです。どう変えるかで議論をしているということです。ですから、子どもの権利の視点から憲法を読み直すということも、とても大事なことであり、私は憲法学者とも論争的な対話をしながら、これまでもやってきました。

権利の根拠（権利とは何か）

権利、権利と言いますが、権利の根拠とは何だ、権利とは何なのか。そういうふうに問い直せば、それは、人間というのは生きる要求、食べたい、遊びたい、寝たい、休みたい、大きくなりたい、もっと知りたい、安心、安全、ぬくもり、あるいは居場所が欲しい、そういう要求を持っています。要求と

いうのは、欠けているから必要なわけです。その要求を権利として、いわば表現する、それが権利論ということになるわけです。権利の前提は、人間の存在そのものということにもなるわけです。

・欠けていることへの自覚と実感

　人間というのは、常に欠けたる存在です。欲求を持ち、要求を持つ。要求は必然的なものです。英語でnecessaryという言葉がありますよね。wantという英語がありますよね。wantというのは、欲求や要求です。同時に、それは「欠けている」という意味があるでしょう。欠けているから要求になるわけです。欠けているから要求になり、必要になる。必要は必然になる、当然のこと（right）に、つまり権利になるという。だからnecessary（必要）はnecessity（必然）という言葉になっていくわけです。ですからヨーロッパ語の日常的に使われている言葉も、この権利の元になっています。人間とは何なのか。人間存在というのは、常に欲求をもっている、要求をもっている存在だという。それを当然のこととして、権利として主張をする。もっと深く、その欲求、要求と結びつけながら、それが当然のことだと、権利というのはそういうふうに言うことができると思います。ですから、権利、権利という言葉を振り回すのは良くない。確かに、人権とは何かという、その感覚をもたずに、権利という言葉を振り回してもしょうがないのだけれども、権利というのはそういうものなのだという自覚をもって、権利要求をする、それが非常に大事なことではないかと思っています。生存、生活、成長、発達、遊び、学ぶ権利、教育への権利。それに対立するものが、暴力であり、虐待であり、体罰であり、いじめであり、無視であり、これはまさに関係性の貧困ということにもなるわけです。何かが欠けているということの自覚と実感をもって、そして、それを満たされることを求める、これが権利なわけですし、well-beingという言葉、これは子どもの権利条約、そして今度の勧告の解説としても非常に大事な問題になります。

・well-being を求める権利

　子どもの権利というのは、このwell-beingを求める権利といってもよい。well-beingという言葉は、つまり、満たされてある状況ということです。欠けていることを自覚して、それを満たされたいという、それがwell-beingです。満たされれば、次にまた、もっと満たされたいという必要、要求も出てくるわけです。ですから、well-beingというのは、静止的な、スタティックな状況ではなくて、むしろ、ダイナミックな要求を含んだwell-being。子どもの権利の中心は、子どもの最善の利益を保障するという言葉がありますけれども、同時に、子どものwell-beingを保障する、それが子どもの権利の中心だと言っても良いわけです。

　権利条約では、特に前文のところで、well-beingという言葉とwelfareという言葉が使われています。welfareというのは、福祉です。ところが日本語訳は、両方とも福祉と訳しています。つまり、well-beingを訳してないのです。ですから非常に問題なのです。政府の訳がそうであり、それを使って私たちも『子どもの権利ノート』を作っていますが、結局問題だと思

いながら、その政府訳を使わざるを得ないということがあります。僕ら自身の中でも、ようやく問題意識が共有されてきて解説で指摘しています。このwell-beingに対する着眼が重要性なのです。well-beingを充足させるために、社会がいろいろ責任をもってやる。プロビジョンをもってやらなきゃいけない、これが福祉なわけです。ところが福祉が、このwell-beingの視点を抜きにして、福祉をやっていますということで、ばらまき行政みたいなことをやっていたりするわけでしょう。福祉はwell-beingを満たすために、保障するためにあるのだという、その福祉観が欠落しているわけです。ですから、両方を福祉と訳すのは本当におかしな話なのです。当然、弱い存在としての子どもには、保護と世話の必要があります。周りの者も責任をもたなければなりません。ですから、子どもの権利は、弱い者としての子どもという認識をもって、プロテクション、保護する、そういう必要も出てきます。子どもは人間関係の中で成長し、育つ。子どもにとっての最善の利益、「the best interests of the child」これがキーワードになっているわけですが、その場合、誰が最善の利益と判断するのか。これが最善の利益だという形で上から押し付けるのでは駄目なわけです。そのためにこそ、子どもの声を聞く、そのwell-beingに心くばりをする、これが非常に大事になってきます。

・意見表明権の解釈をめぐって

　意見表明権も条約の12条で出てきているわけですが、これも解釈によって、運動の中でも混乱した時があります。意見表明権ばかり主張すると、そのときのイメージは、高校生がたとえば学校でいろいろと意見を言う、校則についての意見を言う、それ意見表明権だということで、意見表明権、意見表明権ということになって言っていたわけですが、それは一つの意見表明の大事な局面なわけです。しかし、意見表明権というのは、子どもの権利、つまり、乳幼児からの権利なのです。原文をよく見ると、意見表明、つまりopinionをexpressするということではなくて、viewsを尊重しなきゃいけない、viewsをexpressすること、それを大事にしなきゃいけないと書かれているのです。乳幼児から、子どもは子どものviewsをもっているわけで、それを表現する。泣いたり笑ったりするということも、その表現なわけです。言葉をもつ以前の子どものviewsを大事にして、それにレスポンスする。泣くのは要求だから泣かしとけばいいんだという話じゃなくて、何を要求しているのかを的確に受け止めて、それに適切なレスポンスをする、そのことを含めて意見表明権というものがあるわけです。だから子どもが主体だというだけの話ではなくて、レスポンスの問題を含めて、ですから、子どもの権利というのは、関係的な権利であります。主体と、それに応ずるエージェントの関係を含めて、子どもの権利の問題があるのだという、そういうことが非常に大事になってきます。実は、国連の子どもの権利委員会も、ジェネラル・コメントというのを出しているのですが、各条の解釈論、それを参考意見としては出しています。子どもの意見表明についても、「ジェネラル・コメント・No.7」というのがあり、それは子どもの意見表明権というのは乳幼児からであるということを、特別に重視して書いたコメントで

す。ですから、保育関係の人にも、このコメントは非常に大事なことになってきています。

・前提としての平和への権利

それから、well-beingとwelfareの違い、そして、こういった問題の前提として、平和という問題があります。もし戦争が起これば、子どもの権利はそのことで侵害されるわけですから、平和が絶対的な前提だと。憲法にしても、その前文と9条の関係、それから国連では、「平和への権利宣言」というのが、2016年に国連で宣言が採択されています。つまり、平和への権利というのが、国連憲章があるにも関わらず、まだ国際的に十分に権利として認められてないという問題があるのです。日本国憲法は、平和への権利、平和に生きる権利というのが、全ての人間の、つまり人類の権利として、実は前文に書かれているわけです。その場合にも、それは前文に書いているのであって、それは宣言的なもので、実体的な権利ではなくて、もっと具体的な権利にしなくてはならないという問題があるわけです。国際的にも、平和への権利の運動が起こっています。これは、「The right to peace」といいます。それがちょうど、核兵器禁止条約が成立する、それと前後した動きになっており、非常に大事な国際的な動きでもあり、振り返って日本国憲法を読めば、ちゃんと書いてあるではないかと、実は国際的な平和への権利の運動の中でも、日本の弁護士たちは非常に大事な役割を果たしているのです。

子どもの権利の特殊性、関係性に即して

・親子の関係

子どもの権利というのは関係的だということを先ほども言いましたが、親子関係の中での親権の義務性という問題が一つあります。親子関係の中での子どもの権利、これはこれで非常に大事なわけです。民法上の権利という以前の、歴史・社会的な問題です。その上で親権との関係がどうなるのか。これは現実的にも、虐待、そして児童相談所で、その親権がどうなるのか、親権を主張して子どもを取り戻す、取り戻した子どもをまた虐待するということなどを含めて、この親権問題というのは非常に大事なところがあるわけです。親権という言葉が使われていますが、これは子どもに対する義務なのだということは、これはもう歴史的にも、国際的にも認められていますが、日本では、まだ権利の主体が子どもであるというという認識が弱いのです。

・古い世代と新しい世代

それから、大人と子どもの関係の中で、子どもは小さな大人ではない、という視点です。それからもう一つは、古い世代と未来世代の関係の中で、未来世代の権利宣言の視点の中に子どもの権利を位置づけ、実現する。つまり、子どもは何かという、親と子の関係での子どもという視点で、子どもの権利をどのように主張するのか。それから、大人と子どもの関係の中で、時間の軸を入れて子どもの権利というのはどうなのかと。それはつまり、子どもから大人へ成長する、その過程での子どもという意味ですが、さらにそれを歴史的に、社会的に重ねて、古い世代と新しい世代の権利というのはどの

ような関係になるのか。新しい世代は古い世代を乗り越える権利をもっています。これは実は、私の好きなコンドルセがすでに19世紀初めに言っています。新しい世代が古い世代を乗り越える権利。ところが、現代の意識からすれば、新しい世代が古い世代を乗り越えると言っても、古い世代が次の世代の権利を奪うような形で環境破壊をしているならば、新しい世代の権利を奪っていることになるのではないか、そういう視点も、未来世代の権利（クストー）として今は主張されてきているわけです。新しい世代は古い世代を乗り越えるだけではなくて、古い世代に新しい世代の権利が奪われている、そういう問題をどう考えるかという、まさにアクチュアルな現代的な問題があるということです。

・子どもに係わる人々の権利

もう1つ、子どもの権利というのは、先ほどもレスポンスする責任ということで言いましたが、子どもの権利を保障するためには、その関係性の中で、子どもに関わる人々の権利が保障されない限り、子どもの権利は保障されないという問題があるわけです。この辺りは皆さん、実感的にもおわかりだと思います。親の権利が保障されていないと、子どもの権利は保障されない。それに重ねて、保育士の労働者としての権利が、保育士の保育士としての権利が、そして人間としての権利が奪われて、保障されてないと、子どもの権利は保障できない。教師の権利が奪われていれば、子どもの学ぶ権利は奪われる。今の学校教育の現場の問題は、まさにそうです。子どもの権利を侵害している、いろいろ子どもの問題が山積みされているわけです。それに向き合わなければいけない教師が、教師としての責任が持てないような労働条件に置かれている。人員配置も、教師の労働時間の問題もあるわけです。ですから、子どもの権利を守るためには、子どもに関わるすべての人の人権と、子どもに向き合うために必要な専門性に関する権利が保障されていないと、子どもの権利は守れない。そういう意味でも、子どもの権利というのは、本当に社会のあり方を問う基本的な視点にもなるわけで、私は繰り返し子どもの権利というのは、人権を子どもに応用した、というような話ではないということを言ってきたわけです。保育や教育、あるいは、医療や福祉の現場ではどうなっているのでしょうか。競争と評価、学力テスト、そしてゼロトレランスなんていうような形で、子どもの権利が奪われ、先生たちの権利、保育者たちの権利が奪われているという、そこを問題にしなければなりません。まさに関係的権利というのはそういうことでもあるわけです。

子ども期の発見と喪失の現在

では、現代の日本の子どもの状況はどうでしょうか。レジュメには「子ども期の発見と喪失の現在」と書いておきました。現在は、子どもの権利条約に直接関わる時代であり、私たち市民・NGOの報告書は、まさに日本での子ども期の喪失の現実を提起してきたわけです。それから、その日本の現実と関係ということで、国際的な視点を入れれば、この子どもの権利条約が1994年に批准され、その後、この権利条約に沿って

政府が報告書を出す、そして、市民NGOも報告書を出す。それを国連子どもの権利委員会（CRC）は、まずNGOの報告書を精査し、そして、それを1つの参考にしながら政府に勧告を出す、こういう形で子どもの権利条約は実体的・実態的に生きている、生かさなければならないわけです。ですから子どもの権利条約というのは、実は、それを実現させるための、国際的な、運動的な視点を含んで条約があると言っても良いのです。そういう意味では、条約自身がまだ動いているものなのであり、これからも豊かになっていくものだと考えても良いと思います。

・市民NGOの報告書

私や正木さんも、1979年の国際児童年の国際会議に出たと言いましたが、それから権利条約を作る運動が進み、1989年に成立、日本も批准したわけです。日本の子どもの権利の状況というものが、どんなことになっているのか。そして、国連子どもの権利委員会の求めに応じて、市民NGOが報告書を出しているわけですが、その市民NGOの報告書というものも、1994年に批准してから、4回出しているわけです。だいたい5年ごとに出すことが求められているのであります。

日本における市民NGOの報告書「日本における子ども期の貧困化―新自由主義と新国家主義のもとで」づくりに参加した主要な研究者（これは私たちの会の共同代表でもあります）、それから、専門委員会の主要メンバーが、その解説を書いているのですが、それをもっと膨らませて本にしようということになり、今、その本を作る作業が進んでいます（後記参照）。その市民NGOの会の専門委員でもあるお一人が野井真吾先生（日本体育大学）なのです。野井先生の前には、故正木健雄先生がそういうのを書いてくれていました。ですから野井先生を中心に、いろいろ研究会がまた広がればいいと思いますし、野井先生も、この本の執筆の1人でもあります。子どものからだと心の問題、これ非常に大事な視点なので、野井先生と、そしてここにお集まりの皆さんの仕事が、市民NGOの報告書の中にも、実は形になっていますし、今度出そうとしている本の中でも、大事な部分になるだろうと予想もしているということを、まずお伝えしておきます。

そして、今度の第4回、5回の国連の勧告の中に、「子どものからだと心・連絡会議」が出した意見が採択されています。特に、子ども期の重要性ということを皆さんが指摘したのだというのは、非常に大事なことですし、今度の勧告でも、子ども期の視点というものがきちんと入っているわけです。先ほどから話してきたように、子ども期の重要性というのは、言ってみれば、子どもの権利の視点の中心的なものだということがあって、むしろ、権利論だけを意識していた人からすると、この発達論の視点が弱い、という問題があって、子ども期への着眼というのが、我々の仲間でも十分ではなかったところがあると思います。今度は、我々の仲間も、そのことを十分に共有してきているように感じますので、それはとてもいいことだなと思っています。

「子どもの発達と子ども期の回復のために」という配付資料は、今作ろうとしている本の総論部分の私の原稿です。です

からまだ完成品ではないですが、全体は子ども期の貧困化、喪失に対してどういう対応をするかという、大きなテーマの本の総論部分が私の文章だということです。

その「子ども期」という言葉に関して、私たちは、実はもう4回、国連に市民NGOの報告書を出しています。1989年、子どもの権利条約が成立し、1994年、日本政府が批准しましたが、その直後に活動を開始しました。私たちの報告書をつくる会は、すでに4回、政府の報告に対するもう1つの報告書をまとめて、国連子どもの権利委員会に提出し、予備審査を受け、国連CRCの日本政府への所見と勧告作成のための重要な役割を果たしてきました。

第1回から第4回までの、我々のその報告書のタイトルを書いておきました。第1回は、1998年に出しました。「豊かな国、日本における子ども期の喪失」というタイトルを選びました。豊かな国、まだこの頃は、日本は豊かだ、豊かだと言われていたところがあり、そして、その豊かな国にも関わらず、その中で深刻な子ども期の喪失が進んでいるのではないかというものです。このタイトルにも、非常に思いが込められたものです。子どもの権利の侵害というのは、子ども期の喪失という、端的にそういう表現を使っています。次回もそれを受けた形で、日本における子ども期の、今度は喪失ではなくて剥奪という言葉を使いました。それから3回目は、「新自由主義のもとでの子ども期の剥奪」という、この新自由主義のもとで、というのをつけたのが第3回。第4回が今度のものですが、「日本における子ども期の貧困化」という言葉を使いました。子ども期が貧しくなって「新自由主義と新国家主義のもとで」というタイトルを付けました。

・子どもの貧困

子ども期の貧困というのは何なのか。それは、経済的な貧困が子どもの貧困率という形で、子ども6、7人に1人と言われています。これは国際的にも使われている基準で、子ども期に関して、日本は決して豊かではないというのが、今共有されているデータです。豊かな国日本と言っていたときには、子どもの貧困率はそれほど高くはなかったと思いますが、それが、今度は経済的にもますます格差が広がってきている。しかし、子どもの貧困、子どもの権利の侵害というのは、そういう経済的な貧困だけではなくて、「関係性の貧困」という、子どもの権利の侵害です。ですから、豊かな家庭の子どもだって、決して子どもの権利が守られていないということ。それは関係性が、歪んできているからだ、関係性が貧しくなっているからだという視点を、私たちはずっと強調してもってきたわけです。貧困率7分の1の貧しい子どもたちのことをどう考えるのかというだけではなくて、裕福な子どもも本当に豊かなのか。友だちがいない、引きこもりがち、先生との対話もないという子どもが結構いるわけです。そういう問題を含めて子どもの貧困を捉えようという視点を強調しています。そういう意味では、貧困化がますます進行しているのではないか。その背後には、政府がなすべきことをなさず、余計なことをやっているなかで、その関係性に貧困が生じているといった指摘を私たちはしているわけです。

・国連子どもの権利委員会 CRC からの勧告

　私たちの会は、第1回から「報告書をつくる会」となっていました。しかしながら、第3回が終わったところで総会をやって、報告書を作るという活動で終わるのではないと。当然、勧告が出る。勧告を今度は生かすという、その生かすことを通して子どもの権利を実現する、そういう活動も皆さんやっているわけであり、会としても、名称を変える必要があると論議して、第4回、5回の活動をしているわけです。会の名称を「子どもの権利条約市民NGOの会」としたのは、報告書をつくったら終わりの会じゃないのだという意味です。

　今回の冊子も、すぐに勧告翻訳をし、解説を作り、そして全国にも広めようということでつくったわけです。また、序文で日本政府がどのように言っているかということも書きました。政府報告は、「貴委員会の第3次勧告に対して、政府としては、十分に子どもの権利保障に向けて努めてきました」というように書いています。そして、子どもに関する法的な整備や法対策について政府報告は述べています。つまり、政府に対する審査・勧告ですから、政府も報告を出しているわけです。市民NGOは、もう1つの報告を出しているということです。政府報告は、とにかくよくやっていますよ、という、基本的な報告になっているわけです。しかし、現実の子どもの状況はどう把握しているのかということです。具体的なデータは記述されていません。

　さらに「繰り返し競争的なシステム、そのストレスが問題だと言うのならば、その証拠を出せ」というように日本政府は国連に言いました。こんなことを日本政府が言うのです。国連軽視というのは、いろんな形で言われていますが、子どもの権利に関しても、本当に傲慢であります。ですから、私たち市民の報告書は国内的には無視もいいところだと思います。

　今回の最終所見は、この私たちの報告書に込めた願いに対する、国連子どもの権利委員会の応答であり、最終所見で示された総括的な勧告も私たちが訴えてきたことを十分に反映したものとなっています。のみならず、新たな問題提起も含んでおり、今後の私たちの活動をレベルアップしていくための土台ともなるものです。最終所見・勧告を読み込み、議論を深めていきましょうというのが、この冊子の「はじめに」のところに私が書いた文章なのです。勧告の全体がどうなっているのか、それが政府報告との関係、それから、市民NGO報告との関係でどういうことになっているのかということ。私は、十分に理解してくれて反映していると書いておきましたけれども、反映していない部分もありますし、やや問題を混乱させている表現などもあったりするということも事実です。それは、今いろんな団体が検討をしているところです。勧告の中で、これは、一般的な子ども期の侵害についてです。そして、競争的な学校のあり方についても、もう一度言うのか、というように日本政府は言いましたが、今度の勧告でもう一回、繰り返し言っているわけです。学校がそうだということと、「社会全体がストレスフル」になっていて、競争を刺激しているのではないかと。今度のほうが、学校だけでなく、社会全体のストレスフルな環境も問題なのだということを書いていて、こ

の点は政府は証拠があるなら出せというように言った部分ですから、これは非常に大事なところであります。

　その証拠という意味で言うと、私たちも、政府はそういう報告書を出したのだから、証拠を我々が準備しようという思いで、我々の市民NGOの報告書を作ったという経緯もあります。ですから、国連の子どもの権利委員会は十分に、競争的な社会での子どもの実態、いわば関係性の貧困化がどう進んでいるか、虐待や不登校やいじめの問題はどうなっているのかという私たちの出したデータを使っています。私たちは不登校の問題と学力テストの問題と関わって、学力テストをやり、それから、その年から段々と不登校も増えているという、わかりやすいデータを出しています。

　そして、問題になっているのは、実は親子関係のところです。児童相談所のあり方については、かなり厳しい勧告が出ています。児童相談所の活動そのものを否定するような、一時保護の制度はやめるべきだというような勧告にもなっています。これは国内でも非常に論争的な問題であり、関係者はどういうふうに受け止め対応したらいいか、私たちの研究会でも議論を深め今後の課題として共有したところです。そういった問題を含めて、全体として非常に大事な勧告になっています。保育関係の保育の質の問題などもありますよね。それから、障がい児の問題なども非常に丁寧な勧告になっています。最後は早足になりました。もうすぐ出る本をぜひご覧いただきたいということで終わりにします。長時間有難うございました。

（後記：子どもの権利条約市民・NGOの会編『国連子どもの権利条約と日本の子ども期－第4・5回最終所見を読み解く－』本の泉社　2020が出版されました。ご参照下さい）

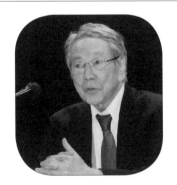

PROFILE
堀尾輝久　氏

東京大学名誉教授、子どもの権利条約市民・NGOの会、9条地球憲章の会代表

＜略歴＞
日本学術会議会員、日本教育学会長、日本教育法学会長、総合人間学会会長等を歴任。パルム・アカデミック賞（フランス政府・1994年）受賞。著者に『人間形成と教育』『人権としての教育』『子どもの権利とはなにか』『いま、教育基本法を読む』（岩波書店）『教育入門』『現代社会と教育』（岩波新書）『子育て・教育の基本を考える』（童心社）『新版教育の自由と権利』（青木書店）『教育に強制はなじまない』（大月書店）『未来をつくる君たちへ "地球時代"をどう生きるか』（清流出版）『自由な人間主体を求めて　対談集』（本の泉社）など多数。

子どものからだと心・連絡会議から
国連・子どもの権利委員会への
「子どもの権利についての報告書」（No.4・5）

The Basic Report on the Rights of the Child
from the National Network of Physical and Mental Heath in Japanese Children
to the Committee on the Rights of the Child (No.4·5)

子どものからだと心・連絡会議

The National Network of Physical and Mental Health in Japanese Children

1. はじめに

　私たち「子どものからだと心・連絡会議」（以下、「連絡会議」と略す）は、子どもの "からだと心" が豊かに育つことを願い、日本の子どもの "からだと心" の変化を正確にとらえ、確かな実践の方途を探るネットワークとして、国際児童年の1979年に結成されたNGOです。

　結成以来、わが国の子どもの "からだと心" に関する権利水準の向上を目指して、子どもを取り巻くあらゆる領域の専門家（子ども、保護者、保育士、教諭、養護教諭、栄養士、研究者、医師、子育て支援者、等々）が集って、子どもの "からだと心" についての情報を交流、討議できる場として「子どものからだと心・全国研究会議」を毎年1回のペースで開催してきました。また、1989年からは「"証拠" と "物語"に基づく国民的科学運動（Evidence and Narrative based National Scientific Movement）の討議を、一層確実に前進させるための資料として『子どものからだと心白書（Annual Report of Physical and Mental Health among the Children；以下、「白書」と略す）』も発行してきました。さらに、この間、より多くの方々に子どもの "からだと心" の事実を知ってもらおうと、マスコミ、雑誌、関連学会等を通じて、積極的にその情報を発信するようにも心がけてきました。

　ところが、日本の子どもに現れている "からだと心" のマイナス方向への変化は、私たちの予想をはるかに越える勢いで進行し、ますます深刻化の一途を辿っています。加えて、子どもの "からだと心" の事実認識には、政府と私たちのそれとに相違があると感じています。

　そのため私たちは、国連・子どもの権利委員会（The Committee on the Rights of the Child；以下、「CRC」と略す）における過去3回の「日本政府報告審査」（1998年5月、2004年1月、2010年6月）に際しても、日本の子どもの "からだと心" に関する私たちの事実認識とそれに基づく子どもの権利保障に関する問題点を "証拠" と "物語" に基づいて基礎報告書に記し、「市民・NGO報告書をつくる会」を通し

てCRCに届けてきました。その結果、CRCから日本政府に対して示された「最終所見」には、私たちの基礎報告書の内容が反映し、日本の子どもの "からだと心" の事実にある程度合致した "懸念" と "勧告" が提示されたと思っています。

　このような作業は、1つのNGOには大変な時間と労力を必要とし、その負担は決して小さいものではありません。しかし私たちは、以下の諸点からこの作業を継続しなければならないと考えています。

　1点目は、子どもの "からだと心" の権利が未だ十分に保障されているとはいえない日本の現状があるからです。このことは、本基礎報告書はもちろん、市民・NGOからの統一報告書や他団体からの別の基礎報告書にも記されている通りです。また2点目は、過去数年間の私たちのNGO活動を見直す機会にもなるからです。CRCから日本政府に示された過去3回の「最終所見」をみる限り、私たちの子ども理解は間違っていませんでした。このことは、私たちに勇気と自信を与えてくれました。と同時に、不十分であった活動課題を浮き彫りにしてくれることにも役立ちました。そして3点目は、日本の子どもの "からだと心" に現れているマイナス方向への変化は、少なくとも、隣国中国や韓国の子どもにも現れはじめており、いまや日本の子どもに限定された問題ではないと考えられるからです。このような「危機」を克服するためには、人類の英知を結集する必要があると考えます。

　以上のことから、子どもの権利水準を向上させるために、CRCでの「日本政府第4・5回報告審査」がより有効に機能するよう、これまで同様、『白書』を添付しつつ、連絡会議におけるこの間の議論の一端を本基礎報告書に記します。

2. 連絡会議におけるこの間の議論
2.1「発見しにくい虐待」の影響

　日頃私たちは、前頭葉機能の一側面である実行機能を go/no-go課題という手法を用いて観察し、それぞれの子どもたちを5つのタイプのいずれかに判定しています。

『白書 2016』・p132 には、5つのタイプの中で最も幼稚な「不活発（そわそわ）型」を示しました。この図が示すように、男の子の小学1年生の出現率を確認すると、この調査が最初に行われた 1969 年は 2 ～ 3 割程度の割合でした。ところが、1998 年調査ではこれが 5 割になり、2007-08 年調査では 7 ～ 8 割にもなっています。一方で、女の子はそのような傾向を示していません。そのため、男の子が幼さから脱することができないで苦しんでいることを心配されるというわけです。

そもそも、このタイプの子どもたちは、集中に必要な大脳新皮質の興奮も、気持ちを抑えるのに必要な大脳新皮質の抑制も、ともに十分に育っていないと推測されています。それゆえ、集中が持続せず、いつもそわそわしていて、落ち着きがないという特徴を持っています。かつては、小学校に入学する頃になると、そのようなタイプの男の子は少数派でした。ところが、最近では多数派ともいえるわけです。これでは、1990 年代以降の話題になっている「学級崩壊」や「小1プロブレム」が起こってしまうのもうなずけるのではないでしょうか。

さらに私たちは、『白書 2016』・p134 に示した「抑制型」の出現率の変化にも少々緊張しています。ご覧のように、1969 年調査では 1 人もいなかったのがこのタイプの子どもでした。ところが 1998 年調査ではそれが観察されはじめ、2007-08 年調査ではどの年齢段階においても 1 ～ 2 割ずつ観察されているようになっています。また、そのような傾向に性差はありません。つまり、男の子でも女の子でも、同じように観察できるというわけです。

このタイプの子どもたちは、大脳新皮質の興奮に比べて抑制が優位なため、自分の気持ちを上手に表現できないという特徴を持っています。そのため、「真面目で聞き分けがよい子」、「おとなしくて、何の問題もないよい子」といった印象を持たれることが多いようです。一方で、いわゆる「よい子」という印象は、キレて何らかの事件を起こしてしまった男の子に対して周囲の人たちが抱いている印象と酷似しているように思うのです。また、「援助交際」などの問題行動にはまってしまう女の子の中には、「家庭や学校で『よい子』を演じている子どもが少なくない」と聞くこととも無関係ではないように思うのです。

いずれにしても、日本では落ち着きがない男の子だけでなく、いわゆる「よい子」を演じなければならない子どもたちも増えているといえそうなのです。

他方、自律神経機能に関する調査結果でも日本の子どもの"からだと心"に関する心配を窺うことができます。私たちは、4℃の氷水に片手の指先を1分間浸して、その時の血圧上昇（以下、「昇圧反応」と略す）の程度を観察する寒冷昇圧試験という手法を用いて、子どもの自律神経機能の様子を観察しています。

『白書 2016』・p131 には、この測定による昇圧反応の加齢的推移を各地で行われた調査別に示しました。それによると、いずれの年齢においても、中国・昆明の子どもに比して日本の子どもの方が冷水刺激に対する昇圧反応が大きい様子がわかります。冬場の測定は避けているため季節の影響はないとしても、昇圧反応のこのような差異には気候や気圧なども影響します。そのため、それらの影響も否定しきれません。ただ、

あまりにも大きな差を目の当たりにして、私たちも少々戸惑っています。いうまでもなく、外界からの刺激に対する過剰な反応は、いわゆる"臨戦態勢状態"であることを物語っており、疲労の原因にもなります。実際、小学生を対象とした別の検討では、昇圧反応が大きい子どもの方がそれが小さい子どもよりも多くの疲労感を抱えている様子が確認されています。そのため、日本の子どもたちは中国・昆明の子どもたちに比して、疲労をため込みやすい"からだ"の状況にあるといえそうなのです。

前頭葉機能や自律神経機能に関するこのような調査結果は、その背景に睡眠・覚醒機能の問題が存在していることも予想させます。考えてみれば、「午前中、元気がない子どもが多い。とりわけ、多いのは土日明けの月曜日」といったことも、多くの保育・教育現場の先生から教えていただくことができる最近の子どもたちの様子です。そんな"月曜日の朝"の様子は、眠りのホルモンと称されるメラトニン濃度の検討結果からも窺い知ることができます。

平日と休日明けとにおける唾液メラトニン濃度の分泌リズムを検討した調査結果によると、平日であっても夜の 21:30 と朝の 6:30 のメラトニン濃度は同程度であり、同じくらいのねむけ感を抱えている様子が窺えます。これだけでも子どもたちの"つらい朝"の様子はわかりますが、"月曜日の朝"は一層多くのメラトニンが分泌していたのです。これでは、月曜日の午前中に元気がないのも、授業中にウトウトしてしまうのも、さらには、保健室でいびきをかいて眠り込んでしまうのもうなずけるのではないでしょうか。

このように、日本の子どもの"からだと心"に関するこの間の事実調査の結果は、子どもの"神経系"の異変を示唆してくれています。

ジュディス・ハーマンは、その著書『心的外傷と回復』において、虐待を受けている子どもの多くが「警戒的過覚醒状態」にあり、「よい子にしていること」を強いられ、「睡眠と覚醒、食事、排泄などの正常な周期の乱れ」を呈すると鋭く分析しています。一方で、日本の子どもの"からだと心"に関する上記のような調査結果は、いずれも学校に通っている、いわば健康と思われている子どもたちを対象に行われたものです。にもかかわらず、そこに示されている症状は虐待を受けている子どもたちと共通しているものばかりといえないでしょうか。つまり、日本の多くの子どもたちは虐待を受けている子どもたちと同じ身体症状を呈していると解釈できるわけです。

当然、虐待には加害者がつきものです。ただ仮に、実際に虐待を受けていなくても、塾や習いごとで忙しい毎日を送っているいまの子どもたちの状況は誰の目にも明らかです。そればかりか、自己責任さえ問われ、つねに競争することが強いられる上に、将来の希望さえ抱きにくい状況もあります。さらに、教育費の公的支出が十分とはいえない中、子どもの相対的貧困率は過去最悪の数値を示し続けています。これでは、虐待を受けているのと同じ影響を子どもの"からだと心"に及ぼしても不思議とはいえないでしょう。

2007 年にユニセフ・イノチェンティ研究所が公表した日本の子どもたちのデータは、世界の人々を驚愕させました。中でも、注目されたのが自分を孤独だと感じている 15 歳児の

割合です。何と、日本では29.8％もの15歳が孤独感を感じているのです。このような割合は、ワースト2のアイスランド（10.3％）の約3倍に達します。報告書には、「質問を別の言葉と文化に翻訳することの困難」を表しているのかもしれないと困惑を隠しきれない様子も示されています。ただ、上記のように虐待を受けている子どもたちと同様の身体症状を呈して、そのSOSを発している日本の子どもたちのデータと解すれば、それも納得できるのではないでしょうか。

虐待を発見した者には、それを通報する義務があります。私たちが、子どもの"からだと心"で観察してきたこの「発見されにくい虐待」の様子をあらゆる機会に頑固に発信し続けている所以でもあります。

2.2 「貧困」の影響

先にも触れたように、私たち連絡会議は、毎年12月に「子どものからだと心・全国研究会議」を開催し、その討議資料として『白書』を発行し続けています。そして、その第1部「"証拠"と"筋書き"に基づく今年の子どものからだと心」では、その年に話題になったテーマを取り上げて、それぞれの専門家に解説してもらっています。つまり、この第1部の内容には、そのときどきの世相が反映していると考えられるわけです。それをさかのぼってみると、「貧困を支える地域での食支援 −子ども食堂の取り組み」と題するトピックスが登場するのは2015年のことで、それほど前というわけではないことがわかります。このことは、「子どもの貧困」が再三話題になりながらも、"証拠（Evidence）"と"筋書き（Narrative）"を基にそれを紹介するほどのデータや資料、さらには有効な取り組みが長い間不十分であったことを物語っているといえるのかもしれません。ところが、2016年12月に発行された同『白書』では、「子どもの貧困による健康影響とは −足立区における子どもの健康・生活実態調査」「保健室から見える子どもの貧困」「口から見える子どもの生活 −口腔崩壊に苦しむ子どもたち」と3つものトピックスが掲載されています。つまり、ここに来て、子どもの"からだと心"にその影響が一気に表出しはじめているともいえるのです。このような事実は、「子どもの貧困」の問題が一層喫緊の社会問題に膨れあがっていることを教えてくれていると思います。

もちろん、「子どもの貧困」については、トピックスに関する議論だけに止まりません。同『白書』の第2部には、「子どものからだと心の基本統計」が所収されていますが、これら基本統計に関する議論の中でも「子どもの貧困」が話題になることがあります。

例えば、「むし歯」に関する議論がその1つです。『白書2016』・p87に掲載されている「12歳児におけるう歯等の本数（DMF歯数）の年次推移」をみると、低下傾向を示しており、改善の兆しを感じるような推移になっています。ところが、この推移に関する議論では、「全体としては、そうなのかもしれないけれど、口の中が崩壊状態の子どもも少なくない」や「治療勧告を出しても、なかなか病院に行ってくれない（歯科医院に行けない）子どもがたくさんいる」等の発言を耳にすることができます。

つまり、従来の統計値には表れにくいところで「子どもの

貧困」が進行しているともいえるのです。そのため『白書』の編集委員会では、単に平均値だけで子どもの"からだと心"を観察することの限界も感じ、集団のバラツキ具合を反映する統計値として標準偏差に目をつけ、そのデータ収集にも挑戦してきました。ところが、このデータの出典元である『学校保健統計調査報告書』では、いくら探してもそれをみつけることができません。「ならば」ということで、文部科学省に問い合わせてみたところ、標準偏差は算出されていないということがわかったのです。平均値を算出するためのデータがあれば、標準偏差を算出することは可能です。同省には、この点に関するデータ公表も期待したいところです。また、従来の統計値だけでは子どもの"からだと心"の現実に合致しないのであれば、それに見合った統計値や別の証拠を早急に模索する必要もありそうです。

以上のような議論の他、経済的な貧困とも無関係とはいえない社会的な貧困や時間的な貧困を連想させるような議論もあります。

「安定した親子関係や友だち関係が築けていない」、「ゲームやスマホに夢中で食事さえ面倒くさがる」、「塾や習いごとで忙しい毎日を送っている」といった声は、それらの一例です。人間関係が希薄な状況では、ゲームやスマホに没頭してしまうのも無理はないでしょう。そのような状態が続けば、視力は低下するでしょうし、生活習慣も乱れてきます。また、やる気や意志を司る前頭葉機能にも異常をきたします。実際、『白書』を基にした全国研究会議の議論では、「視力不良」や「生活習慣」の乱れ、さらには「前頭葉機能」の問題が繰り返し議論されてきました。また、ここ数年で「インターネット依存」の子どもが急増していることを示す調査結果も散見されます。

このように考えると、「貧困」の影響は子どもの"からだと心"の全身に及んでいるといえそうなのです。

2.3 健康診断項目の見直し

日本の保育・教育現場では、長年に亘って学校健康診断を実施しています。公費により子どもの健康状態を観察するこのシステムは、子どもの健康権、学習権を保障する取り組みとして世界に誇れることです。ところが、この間に行われた検査項目の変更には疑問を抱かざるを得ません。

「学校健康診断：消える「座高測定」スポーツ障害検査導入へ」（毎日新聞）という記事が目に飛び込んできたのは2012年2月20日のことでした。文部科学省が学校健康診断の項目を大幅に見直す方針を決めたというのです。そこでは、子どもの発育が頭打ち状態になって体格があまり変化していないことから継続的に「座高」を測る必要性を疑問視する声があがっており、削除する案が出ているということ、地域のスポーツクラブや部活動でからだを酷使し、骨や関節の異常を訴える子どもが増えているため、スポーツ障害に関する検査項目を追加するという案も出ているということが報じられました。

無論、疾病・障がい構造は時代とともに変化します。そのことは、衛生問題が横たわる戦後の混乱期の感染症や寄生虫病にはじまり、高度経済成長期には公害問題が噴出し、生活が便利になっていく中で公害病やむし歯、視力不良、姿勢不

資料

良、肥満・痩身、アレルギー等と、わが国における戦後の子どもの健康問題が移行してきたことが如実に示してくれています。そのため、「追加」項目については積極的にそれを議論し、子どもの〝からだと心〟の現状に見合った学校健康診断を追求し続ける姿勢が必要でしょう。けれども、わが国で毎年積み上げてきた種々の統計値は、国際的にも高く評価され、国際貢献としての役割さえ果たしているともいえます。そのため、「削除」という点ではより慎重であるように思うのです。

　例えば、女子では身長の伸びに対して、座高がほとんど増加していない様子が確認されてきました（『白書2016』・p120）。このことは、女子の下肢長が年々長くなっていることを示しており、一見、喜ばしいことのようにも思えます。ただ、私たち連絡会議では、畳から椅子での暮らしに生活スタイルが変化したことや便利で快適すぎる生活の中で、足腰周りの筋力が低下してしまったことが影響しているのではないか、ということを議論し、心配してきました。足腰周りの筋力不足は、下肢の骨が長軸方向に伸びるのを抑えず、どんどん足を長くすることにつながるでしょう。また、骨盤の発育といった点では、筋肉からの刺激不足を惹起し、それを阻害してしまうことも心配させます。けだし、かつてに比べて、骨盤が小さい女性が増えたように感じるのは私たちだけではないでしょう。そうなると心配になってくるのが妊娠、出産への影響です。ある救急隊員さんから「最近は、出産時の骨盤骨折で出動することがある」というお話を伺ったことがありましたが、このようなこととも無関係ではないように思うのです。

　いずれにしても、近年、指摘されている女子の下肢長の伸長傾向は、身長だけでなく、座高も測り続けてきたことで明らかになった事実といえます。

　学校健康診断に関する今回の見直し議論では、それに先立って「今後の健康診断の在り方等に関する検討会」が設置され、全国10,351園・校（幼稚園：2,150園、小学校：3,262校、中学校：2,302校、高等学校：1,751校、特別支援学校：886校）を対象として「今後の健康診断の在り方に関する調査」（2011年度実施）も行われました。それによると、追加すべき健康診断の検査項目については、8〜9割の対象が「ない」（幼稚園：90.3％、小学校86.4％、中学校：81.8％、高等学校：77.0％、特別支援学校：82.8％）と回答しています。逆に、省略してもよい健康診断の検査項目については、「座高」（幼稚園：18.1％、小学校：28.3％、中学校32.6％、高等学校：36.6％、特別支援学校：26.2％）と回答する対象が2〜3割程度いるものの、決して多数とはいえず、5〜6割の対象は「特にない」（幼稚園：58.4％、小学校：53.3％、中学校：50.9％、高等学校：47.7％、特別支援学校：61.4％）と回答しています。このようにこの調査結果だけでは、「座高」測定の削除に関する明確な理由が見当たらないのです。

　さらに、日本では1970年代に入った頃から裸眼視力が1.0に満たない子どもの増加が心配されています（『白書2016』・pp88-89）。そのような中、それまでの0.1刻みでの検査がいわゆる「370方式」（1.0、0.7、0.3の3指標によって判定する検査方法。結果は、A（1.0以上）、B（0.7〜0.9）、C（0.3〜0.6）、D（0.3未満）の4段階で判定）に変更されてしまった

のは1992年度でした。この時点では、1.0未満の子どもたちの割合といった統計値への影響はなかったものの、子どもの視力を発達の観点から丁寧に見守るといった点や子ども自身が自らのからだを〝知って、感じて、考える〟機会と権利の保障といった点では、大きな疑問が残りました。次の変更は、1995年度でした。このときは、眼鏡やコンタクトレンズを装着している子どもは矯正視力のみの検査で構わないということになってしまいました。そのため、ますます子ども自身が自らのからだの事実を〝知って・感じて・考える〟機会と権利がないがしろにされてしまいました。さらに、2006年度にはクラスに1人でも矯正視力の子どもがいる場合は、そのクラスの視力値を各自治体に報告する義務はないとなってしまったのです。ここまでくると、〝誰のため〟の、〝何のため〟の変更なのか、ということさえわからなくなってしまいます。

　以上のように、国際貢献という日本のデータの役割を勘案しても、心配されている子どものからだの事情を勘案しても、また何より、子ども理解の深化や子ども自身が自らのからだに目を向けるためにも、種々のデータを継続的に観察できなくなってしまうような測定項目の変更や削除には、疑問を抱いてしまうのです。

　加えて、当初はスポーツ障害に関する健診項目としてその必要性が叫ばれた「四肢の状態」にしても、最終的にはロコモティブ症候群との絡みの中で運動不足を予想させる検査例が多く見受けられる違和感を覚えてしまいます。

　戦前・戦中には兵力管理の道具にさえ利用された健康診断です。さらに、管理的な側面だけでなく、教育的な側面を内包した健康診断のあり方も問われています。だとすれば、〝誰のため〟の、〝何のため〟の健康診断なのか、検査項目なのかということが厳しく問われるべきです。その点、主人公であるはずの子どもの参加さえないがしろにされた今回の検査項目には疑問を感じるのです。

3. 連絡会議からの提言

　以上の事実を踏まえて、私たち連絡会議は、日本の子どもの〝からだと心〟の諸課題を解決するために、せめて以下4点の対策を日本政府に期待します。

・心配されている神経系の不調と発達不全を見直す対策に取り組むこと
・子どもを取り巻く大人の貧困に対して根本的な対策に取り組むこと
・「子どものため」の政府統計を充実させ、〝証拠（Evidence）〟と〝物語（Narrative）〟に基づいて政策を立案すること
・CRCからの「最終所見」に真摯に向き合うこと

　本基礎報告書が示しているように、日本の子どもの〝からだと心〟は人類史上初の〝危機〟に直面しているといえます。そのため、CRCによる「日本政府第4・5回報告審査」がこの〝危機〟を〝希望〟に転じる契機になることを期待したいと思います。

日本政府第4・5回統合報告書に関する最終所見※

CRC/C/JPN/CO/4-5
配布：一般
2019年3月5日　国連子どもの権利委員会
原文：英語
（翻訳：子どもの権利条約市民・NGOの会　専門委員会）

※ 子どもの権利委員会第80会期（2019年1月14日から2月1日）にて採択。

Ⅰ. はじめに

1. 本委員会は日本政府第4・5回報告（CRC/C/JPN/4－5）を2019年1月16日および17日に開催された、第2346回および第2347回会議（CRC/C/SR. 2346 and 2347）において審査し、本最終所見を2019年2月1日に開催された第2370回会議において採択した。

2. 本委員会は、第4・5回政府報告および質問リストへの文書回答（CRC/C/JPN/Q/4－5/Add. 1）の提出を歓迎する。これらにより、締約国における子どもの権利の状況をより良く理解できた。本委員会は多分野から構成された締約国代表との建設的な対話に感謝の意を表明する。

Ⅱ. フォローアップの措置および締約国による進捗

3. 本委員会は、女性と男性の婚姻年齢をともに18歳とする2018年民法改正、2017年刑法改正、2016年児童福祉法改正、および、児童ポルノ所持を犯罪化する2014年児童買春、児童ポルノに係る行為等の規制及び処罰並びに児童の保護等に関する法律改正を含む様々な領域にわたる締約国による進捗を歓迎する。本委員会は、また、2016年子供・若者育成支援推進大綱、2018年青少年インターネット環境整備基本計画（第4次）、2014年子供の貧困対策に関する大綱など、前回審査以降にとられた子どもの権利に関する制度的および政策的措置を歓迎する。

Ⅲ. 主要な懸念領域および勧告

4. 本委員会は、本条約に規定されたすべての権利が不可分かつ相互依存的であることを想起することを締約国に求め、かつ、本最終所見におけるすべての勧告の重要性を強調する。本委員会は、以下の領域に関する勧告、すなわち、差別の禁止（18パラグラフ）、子どもの意見の尊重（22パラグラフ）、体罰（26パラグラフ）、家庭環境を奪われた子ども（29パラグラフ）、生命の誕生に関わる健康※1およびメンタル・ヘルス（35パラグラフ）、ならびに、少年司法（45パラグラフ）に関する勧告に締約国の注意を喚起したい。以上の領域に関する勧告については、緊急的な措置が取られなければならない。

5. 本委員会は、持続可能な開発のための2030アジェンダの実施過程のすべてにわたって本条約、武力紛争における子どもの関与に関する選択議定書、および、子どもの売買、子ども買春および子どもポルノに関する選択議定書に従って子どもの権利の実現を確保するよう締約国に勧告する。本委員会は、また、子どもに関係する場合には、持続可能な開発目標17を達成するための政策およびプログラムの作成および実施への子どもの意味のある参加を確保するよう締約国に要請する。

A. 一般的実施措置（第4条、第42条および44条6項）
留保

6. 本委員会は、前回勧告（CRC/C/JPN/CO/3, para. 10）※2を踏まえて、本条約の全面的な適用の妨げとなっている第37条（c）に付した留保の撤回を検討するよう締約国に勧告する。

立法

7. 様々な法律改正に関する締約国からの情報に留意しながらも、本委員会は、子どもの権利に関する包括的な法律を制定し、かつ、現行の法令を本条約の原則および規定と全面的に整合させるための措置をとるよう締約国に強く勧告する。

包括的な政策および戦略

8. 本委員会は、本条約のすべての領域を包括し、政府諸機関の間の調整と相互補完性を確保する子どもの保護に関する包括的な政策、および、十分な人的、技術的および財政的資源に裏打ちされたこの政策のための包括的な実施戦略を発展させることを締約国に勧告する。

調整

9. 本委員会は、適切な調整機関および、本条約のすべての領域に関わるすべての子どもをターゲットにする評価・監視機構を設置すべきとの前回勧告（CRC/C/JPN/CO/3, para. 14）※3を締約国に重ねて勧告する。適切な調整機関は、本条約の実施に関わるすべての活動を、領域横断的、全国的、地域的および地方的の各レベルで調整する任務を明確に与えられ、十分な権限を有しなければならない。締約国は、実効的な運営のために必要な人的、技術的および財政的資源の調整機関への提供を確保すべきである。

資源配分

10. 本委員会は、子どもの相対的貧困率がこの数年高いままとなっていることに鑑み、子どもの権利の実施のための公的予算編成に関する一般的注釈第19号（2016年）を想起し、子どもの権利の観点を含み、子どもへの予算配分を明確に特定し、本条約の実施に当てられた資源配分の適切性、効率性、および、公平性を監視、評価する明確な指標および追跡システムを含む予算編成プロセスを、以下の措置をとることにより、確立するよう締約国に強く勧告する。
（a）子どもに直接影響を与えるすべての予算案、成立予算、修正予算、実支出のための詳細な予算線※4 および予算科目を発展させること。
（b）子どもの権利に関する支出の報告、追跡、および分析を可能とする予算分類システムを用いること。
（c）サービス給付のための予算の補正または減額が子どもの権利の享受に関わる現行の水準を低下させないようにすること。
（d）「子供・若者育成支援推進大綱」の実施のために適切な資源を配分すること。

データ収集

11. 締約国によるデータ収集のための努力に留意しながらも、本委員会は依然として空白が存在することに留意する。本委員会は、一般的実施措置に関する一般的注釈第5号（2003年）を想起し、本条約のすべての領域、特に、子どもの貧困、子どもへの暴力、乳幼児期のケアと発達の領域において、年齢、性、障害、居住地域、民族的出自、および社会経済的背景によって分類されたデータ収集システムを向上させ、かつ、政策およびプログラムの作成にそのデータを

資料

用いるよう締約国に勧告する。

独立した監視

12. 地方レベルにおいて 33 か所に子どものためのオンブズパーソン事務所が設置されていることに留意しながらも、報告によれば、これらの事務所は、独立した財政的および人的資源を欠き、救済のための仕組みを有していない。本委員会は、以下の措置を取るよう締約国に勧告する。

(a) 子どもに理解のある方法によって[5]、子どもからの不服申立を受理し、調査し、解決することのできる子どもの権利を監視する特別な機構を含む、独立した人権監視機構を迅速に設立すること。

(b) 人権の促進および擁護のための国内機構の地位に関する原則(パリ原則)の全面的な遵守を確保するために、財政、権限および免責に関することを含め、上記の監視機構の独立性を確保すること。

広報、意識喚起、および研修

13. 締約国が意識喚起プログラムおよび子どもの権利に関するキャンペーンの実施のために努力していることを認識しながらも、本委員会は、以下のことを締約国に勧告する。

(a) 本条約に関する情報の普及を、子どもと親だけでなく、立法および司法的プロセスにおける本条約の適用を確保するために議員および裁判官にも拡大すること。

(b) 教師、裁判官、弁護士、家庭裁判所調査官、ソーシャルワーカー、警察官、報道関係者、ならびにすべてのレベルの公務員および政府職員を含む子どものために子どもにかかわって働くすべての者[6] を対象にして、本条約および選択議定書に関する特別の研修講座を定期的に実施すること。

市民社会との協力

14. 締約国報告作成の過程で政府が市民社会と会議をもち意見交換をしてきたことを歓迎するものの、本委員会は、市民社会との協力を強化し、かつ、本条約実施のすべての段階において市民社会の諸組織を体系的に参加させるよう締約国に勧告する。

子どもの権利と経済界

15. 本委員会は、子どもの権利への財界の影響に対する政府の責任に関する一般的注釈第 16 号 (2013 年) および人権理事会が 2011 年に承認したビジネスと人権に関する指導原則を想起し、以下のことを締約国に勧告する。

(a) ビジネスと人権に関する国内行動計画を発展させるにあたって、子どもの権利が組み入れられること、および、企業が子どもの権利影響調査・診断を定期的に実施し、そのビジネス活動の環境、健康、人権への影響と対応計画とを全面的に公表することが求められるようにすること。

(b) 子どもの権利に関連する、労働および環境を含む国際的準則を遵守する責任を財界に果たさせるための規制を採択し、実施すること。

(c) 旅行および観光における子どもの性的搾取の防止に関する意識喚起キャンペーンを、旅行業界、メディア・広告業界、娯楽業界および公衆とともに実施すること。

(d) 旅行代理店および観光業界に世界観光機関の世界観光倫理憲章を広く普及すること。

B. 子どもの定義 (第 1 条)

16. 民法改正により女性、男性ともに婚姻最低年齢を 18 歳としたことに留意しながらも、本委員会は、改正が 2022 年にようやく施行されることを遺憾とし、それまでの間、締約国の本条約に基づく義務に従い、子どもの婚姻の完全な廃止に必要な暫定的措置を取るよう締約国に勧告する。

C. 一般原則 (第 2 条、第 3 条、第 6 条および第 12 条)
差別の禁止

17. 本委員会は、2013 年民法の一部を改正する法律により、非婚の親の子どもの相続分が等しくされたこと、2016 年に本邦外出身者に対する不当な差別的言動の解消に向けた取組の推進に関する法律が採択されたこと、および、審査において言及された意識喚起のための活動に留意する。本委員会は、さらに、強姦罪の構成要件を修正し、男の子にも保護を与える 2017 年刑法改正を歓迎する。本委員会は、しかしながら、今もって、以下のことを懸念する。

(a) 包括的な反差別法がないこと。

(b) 戸籍法における非婚の親の子どもの非嫡出性に関する差別的な規定、特に、出生登録に関する規定が、部分的に残されていること。

(c) 周辺化された様々なグループの子どもに対する社会的な差別が根強く存続していること。

18. 本委員会は以下のことを締約国に勧告する。

(a) 包括的な反差別法を制定すること。

(b) 非婚の親の子どもの地位に基づく差別に関する規定を含め、いかなる理由に基づくものであれ子どもを差別する規定を撤廃すること。

(c) 特に、アイヌ民族を含む民族的少数者に属する子ども、部落の子ども、韓国・朝鮮などの非日系の子ども、移民労働者の子ども、レズビアン、ゲイ、バイセクシュアル、トランスジェンダー、およびインターセックスの子ども、婚外子、および障害を持つ子どもに対する事実上の差別を減らし、防止するために、意識喚起プログラムおよび人権教育を含む措置を強化すること。

子どもの最善の利益

19. 本委員会は最善の利益を第一義的に考慮される子どもの権利が、特に教育、代替的ケア、家事事件、および少年司法において、適切に組み入れられておらず、解釈と適用も一貫していないこと、および、司法、行政、立法機関が子どもに関するすべての決定において子どもの最善の利益を考慮していないことに留意する。本委員会は、最善の利益を第一義的に考慮される子どもの権利に関する一般的注釈第 14 号 (2013 年) を想起し、子どもに関するすべての法および政策の事前的および事後的な評価を行う義務的なプロセスを確立するよう締約国に勧告する。本委員会は、また、子どもに関する個々の事案において、関係する子どもの参加を義務付け、多専門的チームによる子どもの最善の利益評価が常に行われるよう勧告する。

生命、生存および発達に関する権利

20. 本委員会は、前回勧告 (CRC/C/JPN/CO/3, para. 42)[7] を締約国に想起させ、以下のことを要請する[8]。

(a) 社会の競争的な性格により子ども時代と発達が害されることなく、子どもがその子ども時代を享受することを確保するための措置を取ること。

(b) 子どもの自殺の根本原因に関する調査を行い、防止措置を実施すること、および、学校にソーシャルワーカーを配置し、学校で心理相談サービスを提供すること。

(c) 子どものための施設による適切な安全最低基準の遵守を確保し、かつ、子どもの不慮の死亡または重大な傷害を、自動的に、独立して検証する公的な仕組み[9] を導入すること。

(d) 交通事故、学校事故、家庭内事故を防止することに向けられた措置を強化し、道路の安全確保のための措置、安全と救急措置の訓練の提供、および、小児救急医療の拡大を含む適切な対応を確保すること。

子ども意見の尊重

21. 2016 年改正児童福祉法が子どもの意見の尊重に言及していること、および、家事事件手続法が手続への子どもの参加に関する規定を強化していることに留意するものの、本委員会は、子どもに影響

を与えるすべての事柄において自由に意見を表明する子どもの権利が尊重されていないことを、依然として深く懸念している。

22. 本委員会は、子どもの聞かれる権利に関する一般的注釈第12号（2009年）を想起し、意見を持つことのできるいかなる子どもにも、年齢の制限なく、子どもに影響を与えるすべての事柄について、その意見を自由に表明する権利を確保し、威かしと罰から子どもを守り、子どもの意見が適切に重視されることを確保するよう締約国に要請する。本委員会は、さらに、聞かれる権利を子どもが行使することを可能とする環境を提供すること、および、家庭、学校、代替的ケア、保健、医療において、子どもに関する司法手続、行政手続において、また、地域社会において、環境に関する事柄を含むすべての関係する問題について、すべての子どもにとって意義があり、その力を伸ばし、発揮させるような*10 参加を積極的に促進することを締約国に勧告する。

D. 市民的権利および自由（第7条、第8条、第13条から第17条）
出生登録および国籍
23. 本委員会は、持続可能な開発目標ターゲット16.9*11 を想起し、以下のことを締約国に勧告する。
（a）国籍法2条3項の適用範囲を拡大し、その親の国籍を取得することのできない子どもにも出生により自動的に国籍を与えることを検討すること。不法移民の子どもを含む締約国に居住するすべての子どもが適切に登録され、法律上の無国籍から保護されるようにするため国籍関連法を検討すること。
（b）難民申請をしている子どもなどすべての登録されていない子どもが教育、健康およびその他の社会的サービスを受けられるようにするために必要な積極的な措置を取ること。
（c）無国籍の子どもを適切に認定し、保護するために無国籍かどうかを決定する手続を発展させること。
（d）無国籍者の地位に関する条約および無国籍の削減に関する条約の批准を検討すること。

E. 子どもに対する暴力（第19条、第24条3項、28条2項、第34条、第37条（a）、および第39条）
虐待、遺棄、および性的搾取
24. 性的搾取の被害者のためのワンストップ・センターのすべての県における設置、および、監護のもとにある18歳未満の者に対する性交およびわいせつな行為を犯罪として新設する刑法179条改正を歓迎する。本委員会は、しかしながら、あらゆる形態の暴力からの自由に関する子どもの権利に関する一般的注釈13号（2011年）を想起し、持続可能な開発目標ターゲット16.2*12 に留意し、高いレベルの暴力、子どもの性的虐待と搾取を懸念し、子どもへのあらゆる形態の暴力の根絶を優先課題とすること、および、以下のことを締約国に勧告する。
（a）学校内の事件を含む、虐待および性的虐待の被害者となった子どもの特別なニーズに関する研修を受けたスタッフによって支えられた、子どもにやさしい通報、申し立て、および、付託のための仕組みの設立を急ぐこと。
（b）これらの事件を調査し、行為者を訴追するための努力を強化すること。
（c）性的搾取と性的虐待の被害者となった子どもに対するスティグマ（レッテル貼り）と闘うために意識喚起活動を実施すること。
（d）児童虐待を防止し、それと闘うための包括的な戦略および被害者となった子どもの回復と社会再統合のための政策を策定するために、子どもも参加する教育プログラムを強化すること。

体罰
25. 本委員会は学校における体罰が法によって禁止されていることに留意する。しかしながら本委員会は、以下のことを深く懸念する。

（a）学校における禁止が実効的に実施されていないこと。
（b）家庭および代替的ケアにおける体罰が法律によって十分に禁止されていないこと。
（c）特に、民法および児童虐待防止法が適切な懲戒を用いることを許し、体罰の許容性について曖昧であること。

26. 本委員会は、体罰およびその他の残虐なまたは品位を傷つける懲罰から保護される権利に関する一般的注釈第8号（2006年）に留意し、前回勧告（CRC/C/JPN/CP/3, para. 48）*13 を締約国に想起させ、以下を要請する。
（a）法律、特に、児童虐待防止法および民法において、家庭、代替的ケア、保育および矯正・刑事施設などあらゆる状況において、軽微なものであれ、あらゆる体罰を明示的かつ全面的に禁止すること。
（b）意識喚起キャンペーンを強化すること、ならびに、積極的、非暴力的および参加的形態の子どもの養育と躾*14 を促進することを含め、あらゆる状況において現に行われている体罰を根絶するための措置を強化すること。

F. 家庭および代替的ケア（第5条、第9条から第11条、第18条1項・2項、第20条、第21条、および第27条4項）
家庭環境
27. 本委員会は、適切な人的、技術的、および財政的資源に裏打ちされた、以下のために必要なあらゆる措置をとるよう締約国に勧告する。
（a）仕事と家庭生活との適切なバランスを促進することを含めて家庭を支援しかつ、強化すること、十分な社会的支援、精神的支援と指導を、要支援家庭に提供すること、特に、子どもの遺棄と施設入所を防止すること。
（b）子どもの最善の利益になる場合には共同監護を認めるために、外国人の親を含めて、離婚後の親子関係を規制する法律を改正すること、および、同居していない親との人格的な関係と直接的な接触を維持する子どもの権利が定期的に行使されるようにすること。
（c）家事事件に関わる裁判所の命令、例えば、子どもの扶養料に関する命令の執行を強化すること。
（d）子どもおよびその他の親族の扶養料の国際的な回収に関する条約、扶養義務の準拠法に関する議定書、親責任および子どもの保護措置に関する管轄、準拠法、承認、執行および協力に関する条約の批准を検討すること。

家庭環境を奪われた子ども
28. 本委員会は、家庭基盤型ケアの原則を導入した2016年児童福祉法改正および6歳未満の子どもは施設に入所されるべきではないとする「新しい社会的養育ビジョン」の承認に留意する。しかしながら、本委員会は、以下のことを真剣に懸念する。
（a）報告によれば、多くの子どもが家庭から引き離されていること、および、裁判所の命令がなくとも子どもは家庭から引き離され、児童相談所に2か月まで措置されうること。
（b）多くの子どもが、外部監視および評価の仕組みもないまま、不適切な基準の施設に依然として措置され、施設内虐待が報告されていること。
（c）より多くの子どもを入所させる財政的なインセンティブが児童相談所にあるとの報告があること。
（d）里親が包括的な支援、適切な研修および監視を受けていないこと。
（e）施設に措置された子どもは実親との接触を維持する権利をはく奪されていること。
（f）実親が子どもの引き離しに反対している場合、または、子どもの措置に関する実親の判断が子どもの最善の利益に反している場合には、家庭裁判所に事案を申し立てるべきことを児童相談所が明確に指示されていないこと。

29. 子どもの代替的ケアに関するガイドライン[※15] に締約国の注意を促し、本委員会は締約国に以下のことを要請する。
(a) 家庭から子どもが引き離されるべきかの決定の司法審査を義務付け、子どもの引き離しに関する明確な基準を確立し、子どもおよび親からの聴取の後、子どもの保護および子どもの最善の利益に必要である場合に、最終的な手段としてのみ、子どもが親から引き離されるようにすること。
(b)「新しい社会的養育ビジョン」[※16] を明確な期限をつけて迅速かつ実効的に実施し、6歳未満の子どもからの非施設入所化と里親あっせん機関の設立を迅速に行うこと。
(c) 児童相談所における一時的な監護の慣行[※17] を廃止すること。
(d) 代替的ケアにおける子どもへの虐待を防止し、調査し、児童虐待に責任のある者を訴追すること、里親および児童相談所などの施設への子どもの措置に対する定期的な独立した外部審査を確保すること。子どもの不適切な養育の通告、監視、救済のためのアクセスしやすい、安全なチャンネルを提供することを含め、子どものケアの質を監視すること。
(e) 財政的資源を施設から里親などの家庭的養護[※18] に振り替え、非施設入所化を実施する自治体の能力を強化し、同時に、あらゆる里親が包括的な援助、適切な研修、および監視を受けるようにすることにより、家庭基盤型措置[※19] を強化すること。
(f) 里親委託ガイドラインを改正し、子どもの委託に関する実親の判断が子どもの最善の利益に反する場合には、家庭裁判所に事件を申し立てるよう児童相談所に明確に指示すること。

養子縁組
30. 本委員会は、締約国に以下のことを勧告する。
(a) 自己または配偶者の直系卑属による養子縁組も含め、あらゆる養子縁組が司法の許可によるものとし、かつ、子どもの最善の利益に従うようにすること。
(b) 養子となったあらゆる子どもの記録を保存し、国際養子縁組のための中央組織を設立すること。
(c) 国際養子縁組に関する子どもの保護と協力に関するハーグ条約の批准を検討すること。

不法移送および不返還
31. 本委員会は、子どもの不法移送および不返還を防止し、それと闘うためのあらゆる必要な努力を行い、国内法を国際的な子の奪取の民事上の側面に関するハーグ条約と整合させ、子どもの返還および接触を維持する権利に関する司法判断の適切かつ迅速な執行を確保するよう締約国に勧告する。本委員会は、また、関係する諸国、特に、監護権または面会交流権に関する協定を締結した諸国との対話と協議を強化するよう締約国に勧告する。

G. 障害、基礎的健康および福祉（第6条、第18条3項、第23条、第24条、第26条、第27条1項から3項、および第33条）
障害のある子ども
32. 本委員会は、合理的配慮の概念を導入した障害者基本法2011年改正および障害を理由とする差別の解消の推進に関する法律の2013年における制定を歓迎する。本委員会は、障害を持つ子どもの権利に関する一般的注釈第9号（2006年）に留意し、前回の勧告（CRC/C/JPN/CO/3, para. 59）[※20] を締約国に想起させ、障害に対する人権を基礎とするアプローチを採用すること、障害のある子どものインクルージョンのための包括的な戦略を確立すること、および以下のことを勧告する。
(a) 障害のある子どもに関するデータを定期的に収集し、障害のある子どものための適切な政策とプログラムの整備に必要な障害を診断する効率的なシステムを発展させること。
(b) 適切な人的、技術的、および財政的資源によって裏打ちされた、次の措置を強化すること。統合学級におけるインクルーシブ教育を発展させ、実施するための措置、および、専門的教師と専門家を養成し、かつ、個別的援助とあらゆる適切な配慮を学習に困難を持つ子どもに提供する統合学級に配置するための措置。
(c) 放課後デイケアサービスにおける施設およびスタッフに関する基準を厳格に適用し、その実施を監視すること、および、サービスがインクルーシブであることを確保すること。
(d) 早期発見・介入プログラムを含む健康ケアへの障害を持つ子どもによるアクセスを確保するための緊急の措置をとること。
(e) 教師、ソーシャルワーカー、健康、医療、セラピー関係者など、障害のある子どもにかかわって働く専門的スタッフを養成・研修し、その数を増やすこと。
(f) 障害のある子どもに対するスティグマ（レッテル貼り）および偏見と闘い、このような子どもへの肯定的なイメージを促進するために、政府職員、公衆および家庭に向けて意識喚起キャンペーンを行うこと。

健康および健康サービス
33. 本委員会は、達成可能な最高水準の健康を享受する子どもの権利に関する一般的注釈第15号（2013年）および持続可能な開発目標ターゲット2.2[※21] を想起し、締約国に以下のことを勧告する。
(a) 低体重出生時の比率が高いことの原因を分析し、健康な親と子ども21（第2段階）キャンペーンも含め、出産体重を効果的に増加させ、乳幼児、子どもおよび母親の栄養状態を効果的に向上させるためのエビデンスに基づいた措置を導入すること。
(b) 柔軟な働き方の実施と、より長い産前産後休暇を助長すること。母性保護に関する国際労働機関第183号条約（2000年）の批准を含めて、最低生後6か月まで、母乳だけによる育児を促進するためのあらゆる適切な措置を取ること。母乳代用品のマーケティングに関する国際規準を全面的に実施すること。病院、クリニック、および地域における相談の仕組みを通して母親に適切な支援を提供する包括的なキャンペーンを実施すること。赤ちゃんにやさしい病院のためのイニシアティブを全国で展開すること。

生命の誕生に関わる健康[※22] およびメンタル・ヘルス[※23]
34. 本委員会は、以下のことを深く懸念する。
(a) 思春期の子どものHIV/AIDSおよびその他の性感染症の罹患率が増加していること、ならびに、性と生命の誕生に関わる健康および家族計画についてのサービスと学校における教育とが限られていること。
(b) 10代の女の子の高い堕胎率、および、刑法において堕胎が違法とされているという事実。
(c) 思春期の子どものメンタル・ヘルスへの関心の不十分さ、メンタル・ヘルスに対する社会における否定的な態度、および、児童青年精神科医とその他の専門家の不足。
(d) 注意欠如・多動症による行動障害と診断される子どもが増加し、社会的要因および非医療的措置が無視されながら、精神刺激薬の投与による処置がなされていること。

35. 本委員会は、子どもの権利条約のもとにおける思春期の健康と発達に関する一般的注釈第4号（2003年）および思春期の子どもの権利の実施に関する一般的注釈第20号（2016年）を想起し、持続可能な開発目標ターゲット5.6[※24] に留意し、締約国に以下のことを要請する。
(a) 思春期の子どもの性と生命の誕生に関わる健康に関する包括的な政策を策定し、性と生命の誕生に関わる健康が、学校の義務的な教育課程の一部として、思春期の女の子と男の子向けに、特に、弱年齢妊娠と性感染症の防止を焦点として、一貫して実施されるようにすること。
(b) 質が高く、年齢にふさわしいHIV/AIDSサービスと学校における教育へのアクセスを向上させること。HIVに感染した妊娠している女の子のための抗レトロウイルス薬による治療と予防へのアクセスを向上させ、受診者を拡大すること。AIDSクリニカルセンター（ACC）

および 14 の地域中核病院への適切な援助を提供すること。

（c）あらゆる状況における堕胎を非刑罰化することを検討し、安全
な堕胎および堕胎後ケアサービスへの思春期の女の子のアクセスを
増やすこと。

（d）原因の分析、意識喚起、および専門家の増加を含む多専門的ア
プローチにより、子どもと思春期にある子どもの情緒的および精神的
しあわせという課題に取り組むこと。

（e）注意欠如・多動症との診断が徹底的に検証されるようにすること、
薬の処方が、個別的評価を経てはじめて、最終的手段として用いら
れるようにすること、および、子どもとその親が投薬措置の副作用お
よび非医療的な代替的措置について適切に告知されるようにするこ
と。注意欠如・多動症との診断数の増加および精神刺激薬の増加の
原因に関する研究を行うこと。

環境的健康

36. 本委員会は、東京電力原子力事故により被災した子どもをはじ
めとする住民等の生活を守り支えるための被災者の生活支援等に関
する施策の推進に関する法律、福島県民健康管理基金、および、被
災した子どもの健康と生命に関する包括的支援プロジェクトの存在
に留意する。本委員会は、しかしながら、持続可能な開発目標ターゲッ
ト 3.9 *25 を想起し、以下のことを締約国に勧告する。

（a）避難指示区域 *26 における被曝が子どもに対するリスク要因に関
して国際的に受け入れられた知見と矛盾がないことを再確認するこ
と。

（b）帰還困難区域および居住制限区域 *27 からの避難者、特に子ども
に対する、金銭的支援、住居の支援、医療支援およびその他の支援
の提供を今後も継続すること。

（c）福島県での放射線によって影響を受けている子どもたち *28 への
医療的およびその他のサービスの提供を強化すること。

（d）年間累積被曝線量が 1 ミリシーベルトを超える地域にいる子ど
もに対する包括的かつ長期的な健康診断を実施すること。

（e）すべての避難者および居住者、特に、子どものようにその権利
を侵害されやすいグループによる、メンタル・ヘルスに関する施設、
物資、および、サービスの利用可能性を確保すること。

（f）被曝のリスクおよび、子どもが被曝に対してより感受性が強い
ことについての正確な情報を、教科書および教材を通じて提供する
こと。

（g）達成可能な最高水準の身体的健康およびメンタル・ヘルスを享
受するすべての者の権利に関する特別報告者による勧告（A/
HRC/23/41/Add.3）を実施すること。

気候変動の子どもの権利への影響

37. 本委員会は、持続可能な開発目標 13 *29 およびそのターゲットに
注目する。本委員会は特に以下のことを締約国に勧告する。

（a）気候変動および災害のリスク・マネジメントに取り組む政策また
はプログラムを発展させるにあたり、子どもの特別な脆弱性と特別
なニーズ、および、子どもの意見が考慮されるようにすること。

（b）気候変動と自然災害を学校の教育課程と教師の研修プログラム
に組み込むことにより、このトピックに対する子どもの意識を向上さ
せ、子どもの心構えを高めること。

（c）様々な災害によって子どもが直面するリスクの内容を明らかにす
る分類されたデータを収集し、それに従って、国際的、地域的、お
よび国内的政策、枠組みおよび協定を構築すること。

（d）子どもによる権利の享受、特に、健康、食料、および適切な生
活水準に関する権利の享受を脅かす水準に気候変動が達することを
回避するための国際的取り組みに従って、温室効果ガスの排出を減
少させることを含め、気候変動緩和政策が本条約に合致するように
すること。

（e）他国における石炭火力発電所への資金援助を再考し、石炭火力
発電所が持続可能なエネルギーを用いた発電所に漸進的に取り換え
られるようにすること。

（f）二国間、多国間、地域的、および国際的協力を追求して、これ
らの勧告を実施すること。

生活水準

38. 社会的再配分、および、ひとり親家庭の子ども手当 *30 といった
様々な措置に留意するものの、本委員会は持続可能な開発目標ター
ゲット 1.3 *31 に注目しながら、締約国に以下のことを勧告する。

（a）家族手当 *32 および子ども手当 *33 の制度を強化することを含め、
親に対する適切な社会的援助を提供するための努力を強化すること。

（b）子どもの貧困および社会的排除を減少させるための戦略と措置
を強化するために、家族および子どもを対象とする聞き取りを行うこ
と。

（c）子どもの貧困対策に関する大綱（2014 年）の実施に必要なあら
ゆる措置をとること。

H. 教育、余暇、および文化的な活動（第 28 条から第 31 条）
職業訓練とガイダンスを含む教育

39. 本委員会は、持続可能な開発目標ターゲット 4.a *34、特に、いじ
めを経験している子どもの割合に関する指標 4 a.2 *35 に留意し、前
回勧告（CRC/C/JPN/CO/3, para.71, 73, 75, 76）*36 を締約国に想起さ
せ、以下のことを勧告する。

（a）いじめ防止対策推進法および学校におけるいじめの発生を防止
する反いじめプログラムとキャンペーンのもとで、いじめに対抗する
実効的な措置を実施すること。

（b）あまりにも競争的な *37 制度を含むストレスフルな学校環境から
子どもを解放することを目的とする措置を強化すること。

（c）授業料無償化プログラムを朝鮮人学校へ拡大するために基準を
再検討すること。大学入学試験へのアクセスにおける差別の禁止を
確保すること。

乳幼児期における発達

40. 本委員会は、2018 年における保育所等における保育の質の確保・
向上に関する検討会の設置および、2017 年における子育て安心プラ
ンを歓迎する。本委員会は、持続可能な開発目標ターゲット 4.2 *38
に留意し、前回勧告（CRC/C/JPN/CO/3, paras.71, 73, 75, 76）*39 を締
約国に想起させ、以下のことを勧告する。

（a）3 歳から 5 歳の子どもの幼児教育のために幼稚園、保育所およ
び認定子ども園を無償とする計画を実効的に実施すること。

（b）主要都市における保育提供能力を高めるための努力を継続し、
質を高めながら、定員を増やし、2020 年までに待機児童を減少させ
ること。

（c）保育を低廉で、アクセス可能なものとし、かつ、保育の施設と
運営に関する最低基準に従ったものとすること。

（d）保育の質を確保し、向上させるための具体的な措置をとること。

（e）上記（a）から（d）に示された措置に充分な予算を配分すること。

休息、余暇、リクリエーション活動、および文化的、芸術的活動

41. 休息、余暇、遊び、リクリエーション活動、文化的生活、および
芸術に関する子どもの権利に関する一般的注釈第 17 号（2013 年）
に基づき、本委員会は、十分かつ持続的な資源を伴った遊びと余暇
に関する政策を策定、実施すること、および、余暇と自由な遊びに
十分な時間を割り振ることを含め、休息と余暇に関する子どもの権
利、および、子どもの年齢にふさわしい遊びとリクリエーション活動
を行う子どもの権利を確保するための努力を強化することを締約国
に勧告する。

I. 特別保護措置（第 22 条、第 30 条、第 32 条、第 33 条、第 35 条、第 36 条、第 37 条（b）から（d）、第 38 条から第 40 条）
難民申請をしている子ども、移民の子ども、および難民の子ども

42. 本委員会は、移民労働者およびその家族の構成員の権利の保護
に関する委員会と子どもの権利委員会とによる国際的移民の文脈に

おける子どもの人権に関する共同一般的注釈（2017 年）移民労働およびその家族の構成員の権利の保護に関する委員会一般的注釈第 3号および第 4 号（2017 年）、子どもの権利委員会一般的注釈第 22 号および第 23 号（2017 年）を想起し、前回最終所見（CRC/C/JPN/CO/3, para. 78）を締約国に想起させ、以下のことを勧告する。
(a) 子どもに関するあらゆる決定において子どもの最善の利益が第一義的に考慮されること、および、ノン・ルフールマンの原則（追放・送還禁止原則）が遵守されるようにすること。
(b) 難民申請をしている親の収容により、子どもから分離されることを回避するための法的枠組みを確立すること。
(c) 親に伴われていない、または親から引き離されている難民申請をしている子どもまたは移民の子どもの収容を回避するために、公的な機構の設置を含む措置を直ちに取ること。入国者収容施設からこのような子どものすべてを直ちに解放し、シェルター、適切なケアおよび教育へのアクセスを提供すること。
(d) 難民申請をしている者および難民、特に子どもに対するヘイトスピーチと闘うためのキャンペーンを展開すること。

売買、取引および誘拐
43. 本委員会は締約国に以下のことを勧告する。
(a) 子どもの人身取引の行為者を訴追するための努力を強化し、子どもの人身取引に関わる犯罪に対する罰則を強化し、罰金を選択刑とすることをやめること。
(b) 人身取引の被害者となった子どもが適切に発見され、種々のサービスに委託されるようにするため、被害者選別を強化すること。
(c) シェルターならびに身体的、精神的回復およびリハビリテーションのための子どもにやさしい包括的な援助を含む、人身取引の被害者となった子どもへの専門的ケアおよび支援のための資源を増やすこと。

少年司法運営
44. 本委員会は再犯防止推進計画（2017 年）に留意する。しかしながら、本委員会は、以下のことを深く懸念する。
(a) 「刑罰が科される最低年齢」が 16 歳から 14 歳に引き下げられたこと。
(b) 弁護士の法的援助を受ける権利が体系的に実施されていないこと。
(c) 重大な罪を犯した 16 歳以上の子どもが刑事裁判に送致されうること。
(d) 14 歳から 16 歳までの子どもが矯正施設に収容されうること。
(e) 「将来、罪を犯し、または刑罰法令に触れる行為をする虞のある」子どもが自由を奪われうること。
(f) 子どもが無期刑を科され、一般に、仮釈放の許される期間よりも相当長期にわたって拘禁されていること。

45. 本委員会は、少年司法システムを本条約および関係する諸基準に全面的に適合させることを締約国に要請する。特に、本委員会は、前回最終所見（CRC/C/JPN/CO/3, para. 85）を締約国に想起させ、以下のことを要請する。
(a) 子どもによる犯罪の根本的原因を研究し、予防的措置を緊急に実施すること。
(b) 「刑罰を科される最低年齢」を 16 歳に戻すことの検討の資料とするため、2000 年以降の子どもによる犯罪の動向を研究すること。
(c) 手続の早期の段階から、かつ、法的手続の全体を通して、法に抵触した子どもに質の高い独立した法律扶助を提供されるようにすること。
(d) いかなる子どもも刑事裁判所において裁判を受けることがないようにすること。子どもが刑事責任を問われた事案において、ダイバージョン、保護観察、調停、カウンセリング、またはコミュニティ・サービスなどの非司法的措置が用いられ、また、可能な場合には、罪に対する非拘禁的処分が、より多く用いられるようにすること。

(e) 裁判前および裁判後における自由の剥奪が最終的手段として、かつ、可能な限り短い期間において用いられるようにすること。自由の剥奪の取消を目的として、自由の剥奪を定期的に再審査すること。特に、
(i) 「将来、罪を犯し、または刑罰法令に触れる行為をする虞のある」子どもかどうかを再審査し、このような子どもの拘禁を終了させること。
(ii) 子どもによる犯罪について無期刑および不定期刑を用いることを見直し、拘禁が可能な限り短期間となるように、特別の仮釈放制度を適用すること。

子どもの売買、子ども買春、および子どもポルノに関する選択議定書に関する本委員会の前回最終所見および勧告のフォローアップ
46. 子どもの売買、子ども買春および子どもポルノに関する選択議定書についての政府報告に対する本委員会の最終所見（2010 年）（CRC/C/OPSC/JPN/CO/ 1）を実施するために締約国がなした努力に留意し、感謝するものの、本委員会は、以下のことを締約国に勧告する。
(a) 子どももしくはほぼ子どもに見えるように描かれた者が明白に性的行為を行っているイメージおよび描写、または、性的目的のための子どもの性的部位の描写を作成、配布、普及、提供、販売、アクセス、閲覧および所持することを犯罪化すること。
(b) 「女子高生サービス」および子どもエロティカなどのように、子どもの買春および子どもの性的搾取を助長し、または、これらにつながる商業的活動を禁止すること。
(c) 行為者に責任を果たさせ、被害者となった子どもを救済するために、オンライン（インターネット）およびオフライン（実店舗）での子どもの売買、子ども買春、および子どもポルノに関わる犯罪を捜査、訴追し、制裁を加えるための努力を強化すること。
(d) 性的虐待および性的搾取の被害者となった子どもに焦点を合わせた質の高い統合されたケアおよび支援を提供するために、ワンストップ危機対応センター（駆け込み拠点）への資金提供と援助を増やし続けること。
(e) 児童・生徒、親、教師およびケア提供者を対象として、新しい技術に伴うリスク、および安全なインターネットの利用の仕方についてのキャンペーンを含む意識喚起プログラムを強化すること。
(f) 子どもの売買、子ども買春および子どもポルノに関する特別報告者の勧告（A/HRC/31/58/Add.1, para. 74）を実施すること。

武力紛争下の子どもに関する選択議定書に関わる本委員会の前回最終所見および勧告のフォローアップ
47. 武力紛争への子どもの関与に関する選択議定書についての政府報告に対する本委員会の最終所見（2010 年）（CRC/C/OPAC/JPN/CO/1）を実施するために締約国がなした努力に留意し、感謝するものの、本委員会は、特に自衛隊が国連平和維持活動に参加する際には、自衛隊に対する本選択議定書の規定に関する研修を強化し続けるために具体的な措置を取るよう締約国に勧告する。

J. 通報手続に関する選択議定書の批准
48. 本委員会は、子どもの権利の実施をさらに強化するために、通報手続に関する選択議定書を批准するよう、締約国に勧告する。

K. 国際人権文書の批准
49. 本委員会は、子どもの権利の実施をさらに強化するために、締約国が締約国となっていない以下のコアとなる人権文書の批准を検討するよう締約国に勧告する。
(a) 市民的および政治的権利に関する国際規約の第 1 選択議定書。
(b) 市民的および政治的権利に関する国際規約の第 2 選択議定書。
(c) 経済的、社会的および文化的権利に関する国際規約の選択議定書。
(d) 女性に対するあらゆる形態の差別の撤廃に関する条約の選択議定書。

(e) 拷問およびその他の残虐な、非人道的なもしくは、品位を傷つける取扱いまたは刑罰に関する条約の選択議定書。
（f）移民労働者およびその家族の構成員の権利の保護に関する条約。
（g）障害を持つ者の権利に関する条約の選択議定書。

L. 地域機構との協力
50. 本委員会は、特に、東南アジア諸国連合女性と子どもの権利の促進と保護に関する委員会と協力することを締約国に勧告する。

IV. 実施および報告
A. フォローアップと普及
51 本委員会は、本最終所見における勧告を全面的に実施することを確保するためのあらゆる適切な措置を取るよう締約国政府に勧告する。本委員会は、また、第4・5回定期報告、質問リストへの文書回答、および、本最終所見が締約国の諸言語で広く利用可能とされるよう勧告する。

B. 報告とフォローアップのための国内機構
52. 本委員会は、政府の常設組織として、報告とフォローアップのための国内機構を設置するよう締約国に勧告する。この国内機構は、国際的、地域的人権機構への報告を調整し、作成すること、人権機構と協議すること、および、条約上の義務、人権機構の勧告と決定の国内におけるフォローアーアップと実施を調整し、追跡することを任務とする。本委員会は、このような組織は、スタッフの適切かつ継続的な献身によって支えられるべきであり、市民社会と体系的に協議する能力を持っているべきであることを強調する

C. 次回報告
53. 本委員会は、第6・7回統合報告を2024年11月21日までに提出し、本最終所見のフォローアップに関する情報を報告に含めることを要請する。報告は2014年1月31日に採択された本委員会の条約別報告ガイドライン（CRC/C/58/Rev. 3）を遵守すべきであり、21,200語を超えてはならない（国連総会決議68/268パラグラフ16）。制限語数を超える報告が提出された場合には、締約国は上述の決議に従って短くすることを要請される。締約国が見直したうえ報告を再提出しない場合には、条約機関による審査のための翻訳は保証されない。

54.. 委員会は、また、更新されたコア文書を、42,400語を超えない範囲で、共通コア文書と条約別文書に関するガイドライン（HRI/GEN/2/Rev.6, chap. I）、および、国連総会決議68/268パラグラフ16を含む、国際人権機関のもとでの報告ガイドラインに示されているコア文書の要件に従って提出するよう要請する。
（子どもの権利条約市民・NGOの会専門委員会翻訳）（2019年3月17日現在）

＜翻訳注＞
*1 原文は reproductive health。リプロダクティブ・ヘルスまたは生殖に関する健康と訳出される場合も多いが、reproduction の「子どもを生むプロセス」（ケンブリッジ英語辞典）という意味をあらわすために、本文のように訳出した。
*2「10. 本委員会は、本条約の十全な適用の妨げとなっている37条（c）に対する留保の撤回を検討することを締約国政府に勧告する。」
*3「14. 本委員会は、中央、地方および地域レベルを問わず、子どもの権利を実施するために行われる締約国政府のすべての活動を効果的に調整し、かつ、子どもの権利の実施に関与している市民社会組織との継続的交流と共同体制を確立する明白な権限、および、十分な人的、財政的資源を有する適切な国内機構を設立することを締約国政府に勧告する。」
*4 原文は budged line。予算線とは「予算制約式を、財・サービスの消費量と財価格のグラフ上に描いた直線」（ウィキペディア）のこと

である。予算制約式とは、持っている金銭の総量を上限として、複数の財を消費することのできる量を示した式のことである。例えば、2つの財 x と y を仮定し、これらの財の価格をそれぞれ Px、Py、これらの財を買う量をそれぞれ X、Y、持っている金銭の量を M とすると、予算制約式は Px X + Py Y = M となる。
　　これをグラフに描いたのが予算線である。子どもに関係する予算等の予算線を確立させるには、子どもの権利のための財（x）につき、その価格（Px）、買うべき量（X）、買うために必要な金銭の総量（Mx）を確定すること、すなわち、ニーズに基づいた予算の策定が必要となる。
*5 原文は in a child-sensitive manner。
*6 原文は all persons working for and with children。
*7「42. 本委員会は、子どもの自殺の危険要因に関する研究を行うこと、予防的措置を実施すること、学校にソーシャルワーカーによるサービスと心理相談サービスを提供すること、および、子どもの指導に関する仕組みが困難な状況にある子どもにさらなるストレスを与えないようにすることを締約国政府に勧告する。本委員会は、また、子どものための施設を備えた機関が、公立であろうと私立であろうと、適切な安全最低基準を遵守させるようにすることを締約国政府に勧告する。」
*8 本最終所見において recall という動詞によって前回最終所見における勧告への言及がなされたうえで勧告が示されているのは、本20パラ（生存と発達）の他、26（体罰）、32（障害を持つ子ども）、39（教育）、40（乳幼児）、42（難民の子ども）、45（少年司法）においてである。本最終所見において recalling という動名詞によって一般的注釈などの国際文書への言及がなされている場合は、これらの国際文書に「基づき」ということを意味しているのに対して、これらの6つのパラグラフは本最終所見の勧告と前回最終所見の勧告が一体的であることを示している。委員会が思い出しているという以上に、委員会が締約国に思い出させるという意味が込められているので、「締約国に想起させ、…以下を要請／勧告する」と訳出した。
*9 原文は automatic, independent and public reviews。
*10「力を伸ばし、発揮させるような」の原文は empowered。動詞の empower には力を付与するという意味もあるが、名詞の empowerment は「自分の要求を実現する自由と力、または、自分に起きることをコントロールする自由と力を獲得するプロセス」（ケンブリッジ英語辞典）とより広く定義されるので、力の付与と力の獲得という二つの意味が出るように「力を伸ばし、発揮させる」と訳出した。
*11「16.9 2030年までに、すべての人々に出生登録を含む法的な身分証明を提供する。」
*12「16.2 子どもに対する虐待、搾取、取引及びあらゆる形態の暴力及び拷問を撲滅する。」
*13「48. 本委員会は、締約国政府に以下のことを強く勧告する。
（a）家庭および代替的ケア環境を含むすべての状況において、体罰およびあらゆる形態の品位を傷つける子どもの取扱いを法律によって明示的に禁止すること。
（b）すべての状況において体罰の禁止を実効的に実施すること。
（c）非暴力的な代替的懲戒に関して、家族、教師、および、子どもとともに・子どものために働くその他の専門的スタッフを教育するための、啓発キャンペーンを含む対話プログラムを実施すること。」
*14 原文は discipline。
*15 国連総会決議64/142、添付資料
*16 原文は the "New Vision for Alternative Care and the Role of Society in Child Well-being"。厚労省・新たな社会的養育の在り方に関する検討会が2017年8月2日に公表した文書のことなので、その正式タイトルにあわせて本文のように訳出した。
*17 原文は temporary custody in child guidance centers。日本法令外国語訳データベースシステムでは、児童福祉法33条に規定されている一時保護が temporary custody と訳出されているが、原文は児童相談所におけるものに限定されているので、本文のように訳出

資料

した。

※18 原文は family-like settings。

※19 原文は family-based arrangements。

※20 「59. 本委員会は、以下のことを締約国政府に勧告する。
(a) 障害を持つすべての子どもを十全に保護するために法律を改正し、制定すること。達成された進歩を注意深く記録し、実施における問題点を特定する監視システムを設立すること。
(b) 障害を持つ子どもの生活の質の向上、その基礎的ニーズの充足、および、インクルージョンと参加の確保に焦点をおいた、地域を基盤とするサービスを提供すること。
(c) 既存の差別的態度と闘い、かつ、障害を持つ子どもの権利および特別なニーズを公衆に理解させるために、意識喚起キャンペーンを実施すること。障害を持つ子どものインクルージョンを助長し、かつ、子どもおよび親の意見を聞かれる権利の尊重を促進すること。
(d) 障害を持つ子どものために、適切な人的、財政的資源を伴うプログラムおよびサービスを提供するためのすべての努力を行うこと。
(e) 障害を持つ子どものイクルージョン教育のために必要とされる設備を学校に整備すること。障害を持つ子どもが希望する学校を選択し、その最善の利益に応じて、普通学校および特別学校の間を移動できることを確保すること。
(f) 障害を持つ子どものために、障害を持つ子どもとともに働いているNGO に援助を提供すること。
(g) 教師、ソーシャルワーカー、保健・医療・セラピー・ケア従事者など、障害を持つ子どもと働く専門的スタッフに研修を実施すること。
(h) 関連して、障害を持つ者の機会の平等化に関する国連標準規則 (General Assembly resolution 48/96) および障害を持つ子どもの権利に関する本委員会の一般的注釈 9 号（2006 年）を考慮すること。
(i) 障害を持つ者の権利に関する条約（署名済み）およびその選択議定書（2006 年）を批准すること。」

※21 「2.2 5 歳未満の子どもの発育阻害や消耗性疾患について国際的に合意されたターゲットを 2025 年までに達成するなど、2030 年までにあらゆる形態の栄養不良を解消し、若年女子、妊婦・授乳婦及び高齢者の栄養ニーズへの対処を行う。」

※22 注 1 を参照のこと。

※23 WHO 憲章では「健康とは身体的、精神的および社会的に完全なしあわせな状態のことであり、単に、疾病または病弱が存在しないことではない」と定義されており、メンタル・ヘルスとは精神的障害 (mental disorders or disabilities) の存在しないこと以上のことを意味する。WHO は「メンタル・ヘルス」とは「個人が自らの能力を実現し、生活での通常のストレスに対応するとができ、生産的に労働し、かつ、自らのコミュニティに貢献できるしあわせな状態」と定義している。

※24 「5.6 国際人口・開発会議 (ICPD) の行動計画及び北京行動綱領、ならびにこれらの検証会議の成果文書に従い、性と生殖に関する健康及び権利への普遍的アクセスを確保する。」

※25 「3.9 2030 年までに、有害化学物質、ならびに大気、水質及び土壌の汚染による死亡及び疾病の件数を大幅に減少させる。」

※26 原文は evacuation zones。以下を踏まえて、「避難指示区域」と訳出した。大規模な自然災害や事故が発生したり前兆ある場合、住民の生命への危険を防ぐために、原子力災害特別措置法などの法律に基づいて、政府は、影響を受ける可能性がある地域への立ち入りを禁止したり、制限することができる。こうした地域を「避難指示区域」と呼ぶ。福島第一原子力発電所事故においても、2011 年 4 月 21 〜 22 日にかけて、原子力災害特別措置法第 20 条 3 項に基づき、警戒区域、計画的避難区域、緊急時避難準備区域などの「避難指示区域」が設定された。その範囲は、同法第 20 条第 2 項に基づいて、以後何度か見直され、現状は、帰還困難区域、居住制限区域、避難指示解除準備区域に再編されているが、これらの本質は、「避難指示区域」であり、日本政府もこの用語を用いている。

※27 原文は areas not designated for return。2019 年 2 月 1 日に公表された事前公開用未編集版では non-designated areas となっていた

のが正式版ではこのように修正されている。直訳すれば「帰還可能と指定されていない区域」となるが、これは前注において説明したように、「帰還困難区域」および「居住制限区域」を意味するので、本文のように訳出した。

※28 原文では、children affected by radiation in Fukushima prefecture となっていることから、被曝による生命に対する直接的な影響のみならず、福島県で生じた放射線に起因する様々な問題によって子どもが影響を受けていること、および、福島県にいる子どもだけでなく県外にいる子どもも影響を受けていることを示すために、このように訳出した。福島第一原子力発電所の事故により、福島県で発生したプルーム（放射性雲）はみるみる東日本を中心に全国に拡散し、各地にホットスポットも生まれた。この結果、福島県外にも危惧される量の被曝をした子どもが多々存在するのである。被曝影響に関する専門家の見解も割れる状況の下で、自分の将来や健康に大きな不安を抱くようになった子どもも多い。被曝から逃れるために移住した先で、被曝した可能性や補償金をめぐっていじめや恐喝にあっている子どももいる。「放射線」の問題で途端に不和になる家族や親子がいる。「放射線さえなければ…」帰還すべきか、移住すべきか等々、生活や将来に向けて不安が絶えず、心を病む一家も多い。親の自殺に遭遇した子どももいる。このように放射線によって引き起こされる問題は多様であり、こうした実態に見合う訳を心がけた。

※29 「気候変動及びその影響を軽減するための緊急対策を講じる。」

※30 原文は single-parent childhood allowances。日本では児童扶養手当のこと。

※31 「1.3 各国において最低限の基準を含む適切な社会保護制度及び対策を実施し、2030 年までに貧困層及び脆弱層に対し十分な保護を達成する。」

※32 原文は family benefits。

※33 原文は child allowances。

※34 「4.a 子ども、障害及びジェンダーに配慮した教育施設を構築・改良し、すべての人々に安全で非暴力的、包摂的、効果的な学習環境を提供できるようにする。」

※35 「4.a.2 いじめ、体罰、ハラスメント、暴力、性的差別、および虐待を経験している子どもの割合」。

※36 「71. 本委員会は、学力的な優秀性と子ども中心の能力形成を結合し、かつ、過度に競争主義的な環境が生み出す否定的な結果を避けることを目的として、大学を含む学校システム全体を見直すことを締約国政府に勧告する。これに関連して、締約国政府に教育の目的に関する本委員会の一般的注釈 1 号 (2001) を考慮するよう奨励する。本委員会は、また、子ども間のいじめと闘うための努力を強化すること、および、いじめと闘うための措置の開発に当たって子どもの意見を取り入れることを締約国政府に勧告する。」

「73. 本委員会は、日本人のためでない学校への補助金を増額すること、および、大学入学試験へのアクセスにおける差別の禁止を確保することを締約国政府に奨励する。教育における差別の禁止に関する UNESCO 条約の批准を検討することを締約国政府に奨励する。」

「75. 本委員会は、アジア太平洋地域における歴史的事実についてのバランスの取れた見方が検定教科書に反映されることを確保することを、締約国政府に勧告する。」

「76. 本委員会は、子どもの休息、余暇および文化的活動に関する権利について締約国政府の注意を喚起する。公的場所、学校、子どもに関わる施設および家庭における、子どもの遊びの時間およびその他の自主的活動を促進し、容易にする先導的取り組みを支援することを締約国政府に勧告する。」

※37 原文は overly competitive。第 1 回最終所見では、highly competitive、第 2 回では excessively competitive、第 3 回では、これらのほか、extremely competitive との表現が用いられていた。

※38 「4.2 2030 年までに、すべての子どもが男女の区別なく、質の高い乳幼児の発達支援、ケア及び就学前教育にアクセスすることにより、初等教育を受ける準備が整うようにする。」

※39 71、73、75、76 は注 36 を参照のこと。

子どものからだと心・連絡会議の紹介

　私たち「子どものからだと心・連絡会議」は、子どものからだと心が豊かに育つこと、子どものからだと心に関する権利の向上を願い、子どもたちのからだと心の変化を正確に捉え、確かな実践の方途を探るネットワークとして国際児童年の1979年に結成したNGO団体です。

　結成以来、"総合科学"の立場から"団体研究法"という研究方法を用いて、子どものからだと心についての"証拠（Evidence）"を揃えて、以下に示すような"国民的科学運動"を展開しています。

●全国研究会議の開催

　年1回（毎年12月）、その年に各地で取り組んだ子どもの"からだと心"に関する調査や実践の成果と教訓を持ち寄って、「子どものからだと心・全国研究会議」を開催しています。

　この全国研究会議では、子どもの"からだと心"に現われている「おかしさ」を何とかくい止め、子どもたちを"いきいき"させるために、保育園・幼稚園・小学校・中学校・高等学校・大学などの教師や養護教諭、栄養士、調理師、医師、保健師はもちろん、親や子どもも参加して、議論が繰り広げられています。

●白書の発行

　上記、全国研究会議の討議資料として、毎年12月に『子どものからだと心 白書』を発行しています。

　この白書は、「生存」「保護」「発達」「生活」の観点をベースに、「第1部 "証拠"と"筋書き"に基づく今年の子どものからだと心（トピックス）」、「第2部 子どものからだと心の基本統計」、「第3部 講演録」で構成されており、子どもの"からだと心"に関する国内外の動向や公表されている政府統計等を連絡会議なりに分析した結果、さらには連絡会議独自の調査や会員による調査の結果が数多く盛り込まれています。

●ニュースの発行

　年1回の全国研究会議をつなぐために、「からだと心・ニュース」を年4回発行し、連絡会議の会員の皆さんに届けています。

　このニュースでは、時々刻々変化する子どもの"からだと心"に関する情報を即座に交流できる場として、会員の皆さんに活用されています。

　以上の活動の他にも、現地の会員と共に、全国各地での研究会議を開催したり、「子どもの権利条約」を批准している各国で、子どもの権利保障がどのような状況にあるのかを審査する「国連・子どもの権利委員会」に対して、日本の子どもの"からだと心"に関する権利保障の状況を報告書にまとめて届けたり、子どもの"からだと心"に関する必要な情報をブックレットというスタイルで発行したり、「子どものからだと心の全国的共同調査項目」を提案し、そのデータの収集と分析に努めたり、という活動も展開しています。

　本会は、どなたでも入会できるNGO団体です。興味をおもちくださいましたら、お気軽に下記事務局までご一報下さい。入会金は無料、年会費は4,000円（『子どものからだと心白書』代を含む）です。

　そして、21世紀を真の「子どもの世紀」にするために、子どもの"からだと心"が健やかに育つための運動を一緒に推進してくだされればと思います。

■子どものからだと心・連絡会議 事務局

　〒158-8508　東京都世田谷区深沢7-1-1　日本体育大学　野井研究室気付

　Tel & Fax：03-5706-1543　http://kodomonokaradatokokoro.com/index.html

編集後記

2020年3月23日、私たち夫婦のもとに2,976gの男の子がやってきました。彼は「はじめまして」の代わりに、涙を流しながら私が知らない言語で一生懸命に話しかけてくれました。その後の4月7日あたりから妻と彼とは別居となりましたが、現在は再び家族の形を取り戻しています。彼も、そして私も3kgほど体重が増加したことは、彼の元気と私の幸福の証です。

みなさんは、外出が困難であった期間どんな時間を過ごされたでしょうか？楽しく過ごせた方もいれば、いまいちだった方もいらっしゃるかもしれません。これまで「都内某所、華美な装飾を排除したシンプルが美しい喫茶店（2016年12月6日発行、編集委員会だよりから）」にてアットホームな雰囲気で開催していた白書編集委員会はというと、オンライン会議システムを介してではありますが、1カ月に1回程度今年の白書の内容について話し合いを行うことができていました。普段どおりとはいきませんでしたが、集まれること自体には感謝です。

『白書2020』は、"大変な状況に引っ張られず、白書らしく子どもの現状を伝え続ける"ことに注意しながら議論され、発刊されます。比較的多くのページを割く問題が日本と世界に起こりましたが、それに伴って、もともと日本にあった子どもに関する課題は解決されません。だからこそ、白書では引き続き現状を伝えていく。このことが何度も編集委員会で確認されていたことが、色濃く印象に残っています。今年もハロウィンよりは遅く、クリスマスよりは早く、白書が新たな色を纏ってみなさんの手元にやってきました。『白書2020』は、そんな編集委員会の姿も想像しながら読み進めていただければと思います。

最近、「子どもの頃に戻りたい」という気持ちが、当時の「早く大人になりたい」気持ちの何倍にも強くなっているのを感じます。今まさに子ども時代を過ごす子どもたちには、戻りたいと思える素敵な時間を過ごしてほしいと願っています。この白書がその一助になるのであれば、私はもう少し「大人」を頑張ろうと思います。

白書編集委員会　田中　良

編集委員　秋山聡美（成蹊小学校 養護教諭）
阿部茂明（日本体育大学 名誉教授）
和泉 航（世田谷区立武蔵丘小学校 教諭）
上野純子（日本体育大学 名誉教授）
内山有子（東洋大学 准教授）
小川佳代子（女子美術大学 特命講師）
奥田綾香（成蹊小学校 看護師）
小野喜栄子（調布市立飛田給小学校 特別支援教室専門員、元養護教諭）
坂本玄子（保健婦資料館 館長、NPO法人公衆衛生看護研究所 理事長）
鹿野晶子（日本体育大学 准教授）
関口晃子（順天堂大学女性スポーツ研究センター コーディネーター）
田中 良（日本体育大学大学 助教）
中島綾子（文教大学付属小学校 養護教諭）
◎野井真吾（日本体育大学 教授）
野口 司（世田谷区立砧南中学校 養護教諭）
星加紫織（横浜市立潮田小学校 養護教諭）

〈50音順・◎印は編集委員長〉

編集協力委員　榎本夏子（日本体育大学大学院博士後期課程 院生）
城所哲宏（公益財団法人明治安田厚生事業団 体力医学研究所 研究員）
武田信子（元武蔵大学 教授、臨床心理士）
橋本真琴（社会福祉法人あおぞら あおぞら谷津保育園 主任保育士）
久川春菜（NPO法人岡山市子どもセンター）

〈50音順〉

協力Staff　櫻田実希（日本体育大学　野井ゼミ3年生）
田村史江（日本体育大学大学院博士前期課程 院生）

〈50音順〉

子どものからだと心　白書2020
Annual Report of Physical and Mental Health among the Children in 2020

2020年12月5日
企画・編集・発行　子どものからだと心・連絡会議
　　　　　　　　　子どものからだと心白書2020・編集委員会
発　　　売　　有限会社ブックハウス・エイチディ
　　　　　　　〒164-8604　東京都中野区弥生町1-30-17
　　　　　　　TEL.03-3372-6251、FAX.03-3372-6250
　　　　　　　E-mail：bhhd@mxd.mesh.ne.jp
印　刷　所　　株式会社平河工業社